人体机能学实验

林建荣　喻格书　张国栋　主编

科学出版社

北　京

内 容 简 介

本书将医学基础课实验，按照功能相近、相关学科实验课进行优化重组的基础上编写而成。全书共分十章，有机融合了生理学、生物化学、药理学、免疫学和病理生理学实验教学内容，主要包括机能学实验常用仪器和手术器械、常用生理溶液的配制与使用、常用实验动物基本知识、基本验证实验、综合性实验、设计性实验（或探索性实验）、药物剂型及处方学和病案讨论。继承并发展基础医学的核心内容，在对学生进行系统、规范的实验技能训练的同时，更强调以学科群为单位，对教学内容进行整合、融合体现整体优化，注重三个层次的实验有机联系、相互渗透、相互融合，形成基本验证—综合实验—设计性实验相互支撑的实验教学体系。

本书主要供临床医学、护理学、药学等专业学生使用，也可供医药院校基础医学教师及相关人士参考。

图书在版编目（CIP）数据

人体机能学实验/林建荣，喻格书，张国栋主编. —北京：科学出版社，2014.1

　ISBN 978-7-03-039430-9

　Ⅰ.①人⋯　Ⅱ.①林⋯②喻⋯③张⋯　Ⅲ.①人体生理学-实验
Ⅳ.①R33-33

中国版本图书馆 CIP 数据核字（2013）第 310971 号

责任编辑：杨瑰玉　张　晨/责任校对：韩　杨
责任印制：赵　博/封面设计：苏　波

科 学 出 版 社 出版
北京东黄城根北街 16 号
邮政编码：100717
http://www.sciencep.com

天津市新科印刷有限公司印刷
科学出版社发行　各地新华书店经销

*

2014 年 1 月第　一　版　开本：787×1092 1/16
2015 年 7 月第二次印刷　印张：13
字数：295 000

定价：**32.00 元**
（如有印装质量问题，我社负责调换）

人体机能学实验

主　编　林建荣　喻格书　张国栋

副主编　喻　昕　胡　岗　黄　钢　李晓勇　程震勇

编　者　（按汉语拼音顺序排序）

曹梦娟　陈丽娟　陈玉华　陈志顺　谌　煜　程震勇

高　艳　胡　岗　黄　钢　柯萧韵　雷丹琼　李　茉

李晓勇　李仲娟　林建荣　毛春华　潘　茹　石金舟

宋世斌　苏　平　孙小琼　王　群　吴羽军　严彩红

杨朝令　喻格书　喻　昕　张国栋　赵贾漪　郑元梅

周筱瑾　左华泽

前　言

　　《人体机能学实验》是为适应基础医学教育改革，创新基础实验教学模式，将医学基础课实验，在按照功能相近、相关学科实验课进行优化重组的基础上编写完成的。突出"精"、"简"，兼顾实用性和先进性，从人体机能学实验所需要的基本知识、基本技能出发，系统地组织实验项目。

　　全书共分十章，有机融合了生理学、生物化学、药理学、免疫学和病理生理学实验教学内容，主要包括机能学实验常用仪器和手术器械、常用生理溶液的配制与使用、常用实验动物基本知识、基本验证实验、综合性实验、设计性实验（或探索性实验）、药物剂型及处方学和病案讨论。我们继承并发展基础医学的核心内容，在对学生进行系统、规范的实验技能训练的同时，更强调以学科群为单位，对教学内容进行整合、融合，体现整体优化，注重新技术的应用，注重学生创新能力的培养，注重三个层次的实验有机联系、相互渗透、相互融合，形成基本验证—综合实验—设计性实验相互支撑的实验教学体系。本书主要适用于高等医药院校医学、护理学和药学等本科及专科机能学教学使用。

　　《人体机能学实验》的编写是一项探索性工作。由于涉及学科较多，时间仓促，编者水平有限，难免有不足之处，恳请广大师生和读者不吝赐教，给予指正，以便下一版修订时进一步完善。

编　者

2013 年 5 月

目　　录

第一章　绪　论

　　人体机能学实验是一门研究和发展机能学理论的基本方法和途径的新兴的实验科学。主要内容包括生理学、病理生理学、药理学、生物化学和免疫学等学科的实验内容。

第一节　机能学实验的重要性

　　人体机能学实验是一门重要的医学综合实验性学科。继承并发展了生理学、生物化学、免疫学、药理学和病理生理学实验课程的核心内容，并且更加强调学科之间的交叉融合，更加重视新技术的应用，更加注重学生创新能力的培养。它通过大量的试验，将生理学、生物化学、免疫学、药理学和病理生理学的实验机能和相关理论知识融合成一个有机的整体，不仅增强了知识的连贯性和系统性，还可以共享资源，节约了大量的时间和资金。

　　通过本课程的学习，可使医学生掌握医学实验的基本规律，训练医学实验的基本技能，培养科学的思维方法，上述知识、技能和基本素质的获取将成为今后学习后续课程、进行临床医学实践和医学科学研究的坚实基础。了解和掌握医学实验的本质，就可把握医学科学的精髓。因此学好机能实验学对于一个医学生十分重要。

第二节　机能学实验课的目的

　　机能学实验课的目的在于通过实验，使学生了解机能学实验的基本方法和常用仪器装置；学习和掌握机能实验学的基本技能和基本操作；认识人体及其他生物体的正常功能、疾病模型及药物作用的基本规律；培养学生科学研究的基本素质，培养学生客观地对事物进行观察、比较、分析和综合的能力，以及独立思考、解决实际问题的能力。我们上实验课，就是要了解我们的前辈科学家们是怎样提出问题、分析问题并最终设计出科学的实验来验证或解决问题。也就是说，我们上实验课的目的是教会学生一种方法，一种科学的方法，一种获取知识的新手段。能否通过实验课培养学生的发现问题、分析问题和解决问题的能力，是我们实验课成败的关键，对学生来说，能否通过实验课培养自己严肃认真和实事求是的科学态度，使自己具有初步的科研能力，是医学生能否成才的关键问题。

第三节　机能学实验课的要求

一、实验前

　　应提前预习实验教材，明确实验的基本内容、目的、原理、要求、操作关键步骤及注意事项；结合实验内容，复习、准备相关的理论知识，力求提高实验课的学习效果；根据所学的知识对各个实验步骤的可能结果做出预测，并尝试予以解释；预估在实验过程中可能发生的问题及误差。

二、实验时

认真听讲，注意观察示教操作的演示，特别注意教师所指出的实验过程中的注意事项；爱护和节约实验动物、实验所用的仪器、器材和药品等，按规定摆放、操作，以保证实验过程的顺利进行；实验小组成员在不同实验项目中，应轮流担任各项实验操作，力求各人的学习机会均等，在做哺乳类动物实验时，组内成员要明确分工，相互配合，各尽其职，统一指挥；认真、细致地观察实验过程中出现的现象，准确记录药物反应的出现时间、表现及发展进程，联系课堂讲授内容进行思考；实验中若是遇到疑难之处，先要自己想方设法予以排除，解决不了时，应向指导教师汇报情况，请求给予协助解决；对于没有达到预期结果的实验，要及时分析原因，条件许可时可重复部分实验项目。

三、实验后

及时整理实验结果，保存好原始记录，并写出实验报告；清洁实验器材，保持室内卫生，存活或死亡的动物分送至指定地点。

第四节　实验结果的整理和实验报告的撰写

整理实验结果和撰写实验报告，是培养学生观察能力和分析综合能力的重要方法，对自己所完成的实验进行科学总结，是实验课的最重要的目的之一。通过认真地、科学地总结，可使我们把实验过程中获得的感性认识提高到理性认识，明确该实验已证明的问题及已取得的成果。实验中尚未解决的问题或发现的新问题，以及实验设计中或操作中的优缺点等，这些十分重要。实验报告反映了学生的实验水平及理论水平。实验报告也是向他人提供研究经验及供本人日后查阅的重要资料，可以为毕业后开展科研工作打下良好的基础。因此，应该充分认识到在校学习期间学会做这一项科学研究工作中关键性工序的重要性。

一、实验结果的整理

实验结束以后应对原始记录进行整理和分析。实验结果有测量资料（如血压值、心率、瞳孔大小、体温变化、生化测定数据和作用时间等）。计数资料（如阳性反应或阴性反应、死亡或存活数等）、描记曲线、心电图、脑电图、照片和现象记录等。凡属测量资料和计数资料，均应以恰当的单位和准确的数值作定量的表示，不能笼统提示。必要时应作统计处理，以保证结论有较大的可靠性，尽可能将有关数据列成表格或绘制统计图，使主要结果有重点地表达出来，以便阅读、比较和分析。作表格时，要设计出最能反映动物变化的记录表，记录单个动物的表现时，一般将观察项目列在表内左侧，由上而下逐项填写，而将实验中出现的变化，按照时间顺序，由左至右逐格填写。

将多个或多组动物实验结果统计时，一般将动物分组的组别列于表左，而将观察记录逐项列于表右。绘图时，应在纵轴和横轴上画出数值刻度，表明单位。一般以纵轴表示反应强度，横轴表示时间或药物剂量，并在图的下方注明实验条件。如果不是连续性变化，也可用柱形图表示。凡有曲线记录的实验，应及时在曲线图上标注说明，包括实验题目，实验动物的种类、性别、体重、给药量和其他实验条件等。对较长的曲线记录，可选取有典型变化的段落，剪下后粘贴保存。这里需要注意的是必须以绝对客观的态度来进行裁剪工作，不论预期内的结果或预期外的结果，均应留样。

二、实验报告的写作

每次实验后应写好报告，交负责教师批阅。实验报告要求结构完整、条理分明、用词规范、详略得宜、措辞注意科学性和逻辑性。一般包括下列内容。

1. **实验题目** 实验题目一般应包括实验药物、实验动物、实验主要内容等。如"普萘洛尔对麻醉犬的降压作用分析"，"普鲁卡因肌内注射对小鼠局麻作用及中毒抢救"，"奎尼丁抗电诱发的蛙心心律失常的作用"等。

2. **实验目的** 说明本次实验的目的。

3. **实验方法** 当完全按照实验指导上的步骤进行时，也可不再重述，如果实验方法临时有所变动，或者发生操作技术方面的问题，影响观察的可靠性时，应作简要说明。

4. **实验结果** 实验结果是实验报告中最重要的部分，需绝对保证其真实性。应随时将实验中观察到的现象在草稿本上记录，实验告一段落后立即进行整理，不可单凭记忆或搁置了长时间后再作整理，否则易致遗漏或差错。实验报告上一般只列经过归纳、整理的结果。但原始记录应予保存备查。

5. **讨论** 讨论应针对实验中所观察到的现象与结果，联系课堂讲授的理论知识，进行分析和讨论，不能离开实验结果去空谈理论。要判断实验结果是否为预期的。如果属于非预期的，则应该分析其可能原因。讨论的描述一般是：首先描述在实验中所观察到的现象，然后对此现象提出自己的看法或推论，最后参照教科书和文献资料对出现这些现象的机制进行分析，如实验观察到用药后动物出现了什么现象，提示了该药可能具有什么药理作用，文献曾报道该药可对什么受体有作用。因此，可初步推测该药的这种药理作用可能与其作用与什么受体有关。

6. **结论** 实验结论是从实验结果归纳出来的概括性判断，也就是对本实验所能说明的问题、验证的概念或理论的简要总结。不必再在结论中重述具体结果。未获证据的理论分析不能写入结论。

第五节 机能学实验室规则

实验是对学生进行基本技能训练和培养科学研究能力的手段，为保证实验效果，同时避免病原微生物的实验室内传染，保障实验操作者的安全，特制定如下规则。

（1）进入实验室要穿工作服，离室前脱下并反叠带走，经常清洗，保持清洁。

（2）尽量不带个人生活、学习用品进入实验室，必要的用具带入后，应放在远离操作的位置。

（3）在实验室内应保持安静、整洁，不得高声谈笑、随便走动或拆卸仪器、搬弄标本。

（4）实验室内严禁吸烟、进食、饮水，严禁用嘴舔钢笔、吸移液及润湿标签，尽量不要用手触摸头面部及身体其他暴露部位。

（5）实验室一旦发生意外，打破菌种管或使有菌材料污染皮肤、衣物、桌面等情况，应保持沉着，立即报告指导教师，切勿隐瞒或自行处理。

1）皮肤破伤：先除尽异物，用蒸馏水或生理盐水冲洗后，涂以2％碘酒。

2）灼伤：涂以凡士林油、5％鞣酸。

3）菌液进入口腔：应立即吐出、以大量清水漱口，必要时，根据菌类不同服用相关药物进行预防。

4）菌液流洒桌面：立即以抹布浸沾2‰～3‰来苏或5％苯酚液后，盖在污染部位半小时方可抹去。

（6）实验过程中切勿使乙醇、乙醚等易燃药品接近火焰，防止发生火灾。如遇火险，应关掉电源，再用湿布和沙土掩盖灭火。

（7）被污染过且需要回收的吸管、滴管、试管、玻片等物应用完后立即投入已准备的消毒液中，不得放在桌面上或水槽内。不乱倒废液、乱丢废物，凡具有传染性的培养物等，均要按要求处理，不得随便乱放和用水冲洗。

（8）每次实验需进行培养的材料，应标明自己的组别和处理方法，放于老师指定的地点进行培养。对于当时不能得到结果而需要连续观察的实验，则需记下每次观察的现象和结果，以便分析。

（9）因故损害仪器应报告指导教师并按规定予以赔偿，对情节严重者给予纪律处分。爱护公物，节约试剂材料，未经老师许可，不得将实验室菌种和物品私自带走。

（10）保持实验室整洁、卫生，实验完毕后应整理好器材、物品，关好水、电、煤气，舍弃物应根据不同性质作适当处理，并将实验室打扫干净。桌椅放回原处，洗手后离室。

第二章　机能学实验常用仪器和手术器械

第一节　BL-420E$^+$生物机能实验系统简介及应用

BL-420E$^+$生物机能实验系统是配置在微机上的 4 通道生物信号采集、放大、显示、记录与处理系统，可同时显示 4 道从生物体内或离体器官中探测到的生物机能信号的波形，并可对实验数据进行存储、分析及打印。

一、BL-420E$^+$生物机能实验系统的功能简介

（一）BL-NewCentury 生物信号显示与处理软件主界面（图 2-1）

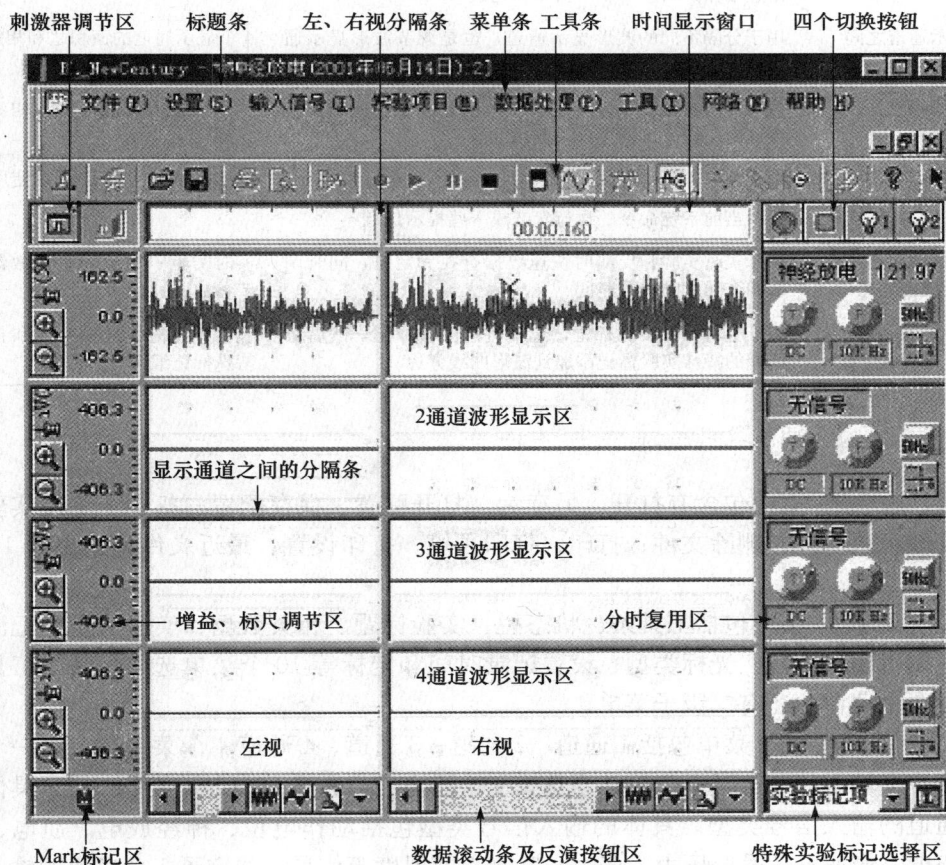

图 2-1　BL-NewCentury 生物信号显示与处理软件主界面

BL-NewCentury 软件主界面上各部分功能说明见表 2-1。

表 2-1　BL-NewCentury 主界面功能说明

名称	功能	备注
刺激器调节区	调节刺激器参数及启动、停止刺激	包括两个按钮
标题条	显示 BL-NewCentury 软件的名称以及实验标题等信息	
菜单条	显示所有的顶层菜单项,可以选择其中的某一菜单项以弹出其子菜单。最底层的菜单项代表一条命令	菜单条中一共有 9 个顶层菜单项
工具条	一些最常用命令的图形表示集合,它们使常用命令的使用变得方便与直观	共有 21 个工具条命令
左、右视分隔条	用于分隔左、右视,也是调节左、右视大小的调节器	左、右视面积之和相等
时间显示窗口	显示记录数据的时间	数据记录和反演时显示
四个切换按钮	用于在四个分时复用区中进行切换	
增益、标尺调节区	在实时实验过程中调节硬件增益,在数据反演时调节软件放大倍数。选择标尺单位及调节标尺基线位置	
波形显示窗口	显示生物信号的原始波形或数据处理后的波形,每一个显示窗口对应一个实验采样通道	
显示通道之间的分隔条	用于分隔不同的波形显示通道,也是调节波形显示通道高度的调节器	4 个显示通道的面积之和相等
分时复用区	包含硬件参数调节区、显示参数调节区以及通用信息区和专用信息区四个分时复用区域	这些区域占据屏幕右边相同的区域
Mark 标记区	用于存放 Mark 标记和选择 Mark 标记	Mark 标记在光标测量时使用
状态条	显示当前系统命令的执行状态或一些提示信息	
数据滚动条及反演按钮区	用于实时实验和反演时快速数据查找和定位,同时调节四个通道的扫描速度	实时实验中显示简单刺激器调节参数
特殊实验标记选择区	用于编辑特殊实验标记,选择特殊实验标记,然后将选择的特殊实验标记添加到波形曲线旁边	包括特殊标记选择列表和打开特殊标记编辑对话框按钮

(二) 菜单说明

1. "文件" 菜单包含有打开、另存为、打开配置、保存配置、打开上一次实验配置、高效记录方式、删除文件、打印、打印预览、打印设置、最近文件和退出等 12 个命令。

2. "设置" 菜单包括工具条、状态栏、实验标题、相关数据、实验人员、记滴时间、定制打印对话框、光标类型、设置记录时间和定标等 10 个菜单选项,其中工具条和定标两个菜单项还有二级子菜单。

3. "信号输入" 菜单包括 1 通道、2 通道、3 通道、4 通道 4 个菜单项,每一个菜单项有一个输入信号选择子菜单,当选择 1 个通道后,会弹出一个子菜单,用于具体指定该通道的输入信号类型。具体的输入信号类型包括动作电位、神经放电、肌电、脑电、心电、慢速电信号、压力、张力、呼吸以及温度等信号。选定了 1 个通道的输入信号类型后,可以再通过 "输入信号" 菜单继续选择其他通道的输入信号,当选定所有通道的输入信号类型之后，从"编辑"菜单中选择"启动"命令，或按工具条上的"启动"命令按钮，就可以启动数据采样，观察生物信号的波形变化。

4."实验项目" 菜单包含有 8 个菜单项，分别是肌肉-神经实验、循环实验、呼吸实验、消化实验、感觉器官实验、中枢神经实验、泌尿实验以及其他实验。这些实验项目组将生理及药理实验按性质分类，在每一组分类实验项目下又包含若干个具体的实验模块，当选择某一类实验时，如肌肉-神经实验，则会弹出一个包含该类具体实验模块的子菜单。从中选择一个，系统将会自动设置该实验所需的各项参数，包括信号采集通道、增益、时间常数、滤波以及刺激器参数等，并且将自动启动数据采样，使实验者直接进入到实验状态。当完成实验后，根据不同的实验模块，打印出的实验报告包含有不同的实验数据。

5."数据处理" 菜单中包括微分、积分、频率直方图、序列密度直方图、非序列密度直方图、频谱分析、X-Y 输入窗口、直线回归、两点测量、区间测量、细胞放电数测量、心肌细胞动作电位测量和数据输入等 13 个命令。

6."网络" 菜单中包括连接、发送消息、请求消息、请求数据、停止数据、网络关机和设置地址等 7 个命令。

7."帮助" 菜单中包括帮助主题、关于 BL-NewCentury 两个命令。帮助主题显示"帮助"对话框，包含有 BL-420E$^+$ 生物机能实验系统的全部使用说明书。

二、BL-420E$^+$ 生物机能实验系统操作步骤

（一）开机

首先将换能器、信号引入线连接于计算机 BL-420E$^+$ 系统面板上的各相应接口，启动计算机，鼠标双击"BL-NewCentury 机能实验系统"图标，进入"BL-NewCentury"生物信号采集处理系统主界面。

（二）引导电信号以及张力、压力等生物非电信号

1. 直接使用引导电极对生物体电信号进行引导　与 BL-420E$^+$ 生物机能实验系统相配套的引导电极为一黑色屏蔽引导电极，引导电极的一端是一个 5 芯插口，该插口与生物机能实验系统相连；另一端有 3 个不同颜色的鳄鱼夹，其中红色夹子引导正电信号，白色夹子引导负电信号，黑色夹子用于接地。这三个鳄鱼夹可以直接或通过其他小电极与生物体相连接，用于引导生物体电信号。

2. 通过传感器对生物体内非电信号进行引导　通过传感器将生物体内的非电信号转换为电信号，然后引导入生物机能实验系统进行观察，根据传感器引导信号的不同类型，可以将传感器分为不同的类型，如引导血压的称为压力传感器，引导张力的称为张力传感器，引导呼吸的称为呼吸传感器，引导温度的称为温度传感器等。

（三）生物机能信号的采样与显示

1. 实验项目菜单输入　如要做的实验在"实验项目"栏内有的，则鼠标单击菜单

条的"实验项目"菜单项，弹出下拉式菜单，移动鼠标，选定实验系统及内容，单击鼠标左键，系统自动进入已设置基本参数的该实验监视状态。

2. 输入信号菜单选择输入　如要做的实验在"实验项目"栏内没有的，则鼠标单击菜单条的"输入信号"菜单项，弹出下拉式菜单，移动鼠标，选定通道及输入信号类型（压力、张力、肌电等）并单击。如需要多通道输入，则重复以上步骤。通道参数根据实验内容自己完成设置。

此外，还可通过工具条上"打开上一次实验设置"按钮通过 BL-NewCentury 软件"文件"菜单中的"打开配置"命令启动波形采样。

（四）参数调节

系统初始参数的设置是在基本的生理理论基础，以及大量的生理实验基础上获得的，基本上能够满足实验者完成相应实验的要求，但是由于被实验生物机体本身存在的个体差异，使 BL-NewCentury 软件设置的初始实验参数可能并不能完全满足实验者的要求，为了让实验者能够获得最佳的实验效果，在实验过程中仍然可以调节各个实验通道的实验参数，如增益（G）、时间常数（T）、滤波（F）、扫描速度等参数，这些控制按钮都在 BL-NewCentury 软件主界面右边的参数控制区中。

1. 增益　增益是指生物机能实验系统的硬件放大倍数。在实时实验中，增益旋钮的调节将影响到硬件放大器的放大倍数；在数据反演时，它将影响到软件设定的放大倍数。

2. 滤波和时间常数　实质都是指滤波，但是不同性质的滤波。生物机能实验系统中的滤波是指高频滤波（低通滤波），它的作用是衰减生物信号中带入的高频噪声，而让低频信号通过。时间常数是指低频滤波（高通滤波），它的作用是衰减生物信号中所带入的低频噪声，而让高频信号通过。滤波和时间常数的目的就是为了将需要观察的生物机能信号从其他机能信号或噪声信号中分离出来。

（五）暂停或结束实验

如要仔细观察正在显示的某段图形，鼠标单击工具条上的暂停按钮，此时该段图形将被冻结在屏幕上。如需继续观察扫描图形，鼠标单击启动键即可。

当完成本次实验之后，选择工具条上的"停止"命令按钮，此时，BL-NewCentury软件将提示为本次实验得到的记录数据文件取一个名字以便于保存和以后查找，然后结束本次实验。

（六）实验标记的选择

在实验过程中常需要对发生的事件（如用药、刺激等）要作标记，以明确实验过程中的变化，它是实验后分析数据时对该事件的标志。在该系统中刺激标记有两种类型。一种是特殊实验标记，一般而言，当选择不同的实验项目时，BL-NewCentury 软件会根据需要自动选择一组相关特殊实验标记。但在绝大多数情况下，软件不会自动做这种选择，在这种情况下，需要自己选择一组所需要的特殊实验标记，需单击整个窗口右下角的"打开特殊标记编辑对话框"命令，即可打开"特殊标记编辑对话框"，在该对话框中，可以根据自己的需要选择一组特殊实验标记，如果在对话框中没有所需要的标记组，可以立刻生成一组自己需要的实验标记组。选定标记内容后，移动鼠标到显示区任意位置，左键点击即可；另一种是通用实验标记，通用实验标记对所有的实验效果相同，其形式为在通道显示窗口的顶部显示一向下箭头，箭头的前面有一个顺序标记的数字，比如1、2、5等，箭头的后方则显示添加标记的绝对时间。添加通用实验标记的操作非常简单，只需按下工具条上的"通用实验标记"命令按钮即可。

（七）刺激器设置

刺激器调节区位于 BL-NewCentury 软件主界面左上角，在工具条的下方，其内部包含两个与刺激器调节相关的按钮，分别是"打开刺激器调节对话框按钮"和"启动刺激器按钮"。BL-NewCentury 采用 Windows 系统的标准对话框的形式来设置刺激器的参数。在设置刺激器参数对话框中有"电刺激"和"程控"两个属性页，每一个属性页相当于一个子对话框。

1. "电刺激"属性页可设置如下内容

（1）模式：有四种刺激器模式供选择，分别是粗电压、细电压、粗电流及细电流。粗电压刺激模式的刺激范围为 0～35V，步长为 50mV；细电压刺激模式的刺激范围为 0～5V，步长为 5mV；粗电流刺激模式的刺激范围为 0～10mA，步长为 10μA；细电流刺激模式的刺激范围为 0～1mA，步长为 1μA。

（2）方式：调节刺激器的刺激方式。有 5 种刺激方式可供选择：单刺激（为默认选择）、双刺激、串刺激、连续单刺激与连续双刺激。

（3）延时：调节刺激脉冲发出之前的初始延时，单位为 ms，范围为 0～6s。每调节粗调按钮一次，其值改变 5ms，调节微调按钮一次，其值改变 0.05ms。

（4）波宽：调节刺激器脉冲的波宽，单位为 ms，范围为 0～200ms。每调节粗调按钮一次，其值改变 0.5ms，调节微调按钮一次，其值改变 0.05ms。

（5）波间隔：调节刺激器双刺激或串刺激中两个脉冲波之间的时间间隔，单位为 ms，其范围从 0～6s 可调。每调节粗调按钮一次，其值改变 0.5ms，调节微调按钮一次，其值改变 0.05ms。

（6）频率：调节刺激频率（适用于串刺激和连续刺激方式）。范围为 0～2000Hz。每调节粗调按钮一次，其值改变 10Hz，调节微调按钮一次，其值改变 0.1Hz。

（7）强度 1：调节刺激器脉冲的电压幅度（当刺激类型为双刺激时，则是调节双脉冲中第一个脉冲的幅度）或电流强度。

电压幅度的范围从 0～35V 可调。在粗电压模式下，每调节粗调按钮一次，其值改变 500mV，调节微调按钮一次，其值改变 50mV；在细电压模式下，每调节粗调按钮一次，其值改变 50mV，调节微调按钮一次，其值改变 5mV。

电流强度的范围从 0～10mA 可调。在粗电流模式下，每调节粗调按钮一次，其值改变 100μA，调节微调按钮一次，其值改变 10μA；在细电流模式下，每调节粗调按钮一次，其值改变 10μA，调节微调按钮一次，其值改变 1μA。

（8）强度 2：当刺激类型为双刺激时，它用来调节双脉冲中第二个脉冲的幅度。当刺激器类型为串刺激时，它用来调节串刺激的脉冲个数。

强度 2 的电压幅度或电流强度的范围和调节方式与强度 1 完全相同。

如果该参数用来调节串刺激的脉冲个数，其有效范围从 0～200 个可调。每调节粗调按钮一次，其值改变 10，调节微调按钮一次，其值改变 1。

2．"程控"属性页可设置如下内容

（1）程控方式：该命令为程控刺激方式选择子菜单，包括自动幅度、自动间隔、自动波宽、自动频率和连续串刺激等 5 种程控刺激方式。自动幅度方式按照设定的主周期自动对单刺激的刺激幅度进行改变；自动间隔方式按照设定的主周期自动对双刺激的刺激波间隔进行改变；自动波宽方式按照设定的主周期自动对单刺激的刺激波宽进行改变；自动频率方式按照设定的主周期自动对串刺激的刺激频率进行改变；连续串刺激方式按照设定的主周期自动、连续地发出串刺激波形。

（2）程控刺激方向：包括增大和减小两个选择按钮，它们控制着程控刺激器参数增大或减小的方向。

（3）程控增量：程控刺激器在程控方式下每次发出刺激后程控参数的增量或减量。

（4）主周期：指程控刺激两次刺激之间的时间间隔。

（5）停止次数：指停止程控刺激的次数，在程控刺激方式下，每发出一个刺激将计数一次，所发出的刺激数达到停止次数后，将自动停止程控刺激。

（6）程控刺激选择：包括程控和非程控两个选择按钮，通过这个选择按钮的选择，在程控刺激器和非程控刺激器之间进行选择。

（八）实验数据的保存、反演

1．保存实验数据　启动实验时，BL-NewCentury 软件会自动启动数据记录功能。在实验过程中，临时数据将存储在当前目录下的 temp. tme 文件中。

结束实验后，BL-NewCentury 软件会弹出一个存盘对话框，其默认的指定存盘位置为当前目录下的 data 子目录，当然也可以根据自己的需要随意改变最后正式存盘文件所在的目录。

2．反演数据　从工具条上选择"打开文件"命令，然后选择需要反演的文件名字，按"确定"按钮即可。对于反演的数据，可以拖动显示窗口下面的滚动条来选择不同时间段的数据进行观察和分析。也可以通过窗口下方的滚动条和反演按钮窗口中的查找命令按钮查找所需要的数据。还可以选择工具条上的"开始"命令按钮，让反演数据像实时采样数据那样移动起来。

（九）实验数据的测量与处理

1．数据测量　数据测量是指直接在实验的原始数据基础上计算一些值，如计算原始波形上某一点的值，一段波形的最大值、最小值和平均值。在 BL-NewCentury 软件中有多种数据的数据测量方法，分别为光标测量、加 Mark 标记的光标测量、区域测量、两点测量、区间测量、细胞放电数测量等，这些都是通用的数据测量方法；而如心肌细胞动作电位测量和血流动力学参数测量等数据测量方法则是针对具体实验模块的专用测量方法。

2. 光标测量　光标测量是使用测量光标测量波形曲线上指定某点数值结果的测量方法，是最简单的测量方法。测量光标是指在波形曲线上运动的一个小标记，其形状可以通过设置菜单中的"设置光标类型"命令进行设置。当测量光标在波形曲线上随鼠标的移动而移动时，它所在位置波形曲线的当前数值被测定出来并显示在参数控制区的右上角（或通用参数显示区的当前值栏中）。如果测量光标与 Mark 标记配合，那么当测量光标移动时，它测量的将是 Mark 标记和测量光标之间的波形幅度差值和时间差值（测量的结果前加一个 Δ 标记，表示显示的数值是一个差值），相当于简单的两点测量，测量的结果显示在通用显示区的当前值和时间栏中，这就是加 Mark 标记的光标测量。

3. 区域测量与区间测量　它们测量的参数完全一致，只是操作方法不一样，另外，区间测量采用人工频率计数线，在频率参数的测定上相对准确一些。

4. 数据处理　数据处理是指对原始的实验数据进行变换，如对原始波形进行平滑滤波、微分、积分等处理。在 BL-NewCentury 软件中有许多种数据的处理方法，如微分、积分、频率直方图、频谱分析及序列（非序列）密度直方图等。

（十）数据提取

在反演数据的过程中，我们可以从记录的原始实验数据中以某种形式（如图形、BL-420 格式数据、通用文本格式数据等）提取出有用的或我们感兴趣的某一段或多段数据，并将其存储为其他格式文件或插入到其他应用程序，如 Word、Excel 中，实现不同软件之间的数据共享，这就是数据提取。在 BL-420E$^+$ 生物机能实验系统中，有 4 种数据提取方式：数据导出、数据剪辑、图形剪辑和区间测量数据结果的导出。

1. 区域选择　在数据提取之前，需要进行区域选择。区域选择是指在一个或多个通道显示窗口中选择一块区域，并且该区域以反色方式显示。有两种方法：一是只在一个通道显示窗口中进行区域选择，即只选择一个通道显示窗口中的内容；二是同时选择所有通道显示窗口中相同时间段的一块区域。两种区域选择的操作方法基本相同，只是完成操作的窗口不同，前一种操作在通道显示窗口中完成，后一种操作在时间显示窗口中完成。区域选择的具体操作方法：在将要选择区域的左上角按下鼠标左键确定选择区域的左上角，然后在按住鼠标左键不放的情况下向右下方拖动鼠标以选择区域的右下角，当选择好区域的右下角后松开鼠标左键即完成区域选择操作。进行区域选择后，不需要执行任何命令，系统内部将自动完成选择区域的图形复制功能。

2. 数据导出　数据导出是指将选择的一段反演实验波形的原始采样数据以文本形式提取出来，并存入到相应的文本文件中。具体操作步骤：首先，在整个反演数据中查找需要导出的实验波形段；然后，将需要导出的实验波形段进行区域选择；在选择的区域上单击鼠标右键弹出通道显示窗口快捷菜单，选择数据导出命令，即完成选择段波形的数据导出。

3. 数据剪辑　数据剪辑是指将选择的一段或多段反演实验波形的原始采样数据按 BL-420 的数据格式提取出来，并存入到指定名字的 BL-420 格式文件中。这个命令只有在对某个通道的数据进行了区域选择之后才起作用。具体操作步骤：首先，在整个反演数据中查找需要剪辑的实验波形；然后，将需要剪辑的实验波形进行区域选择；最后，按下工具条上的数据剪辑命令按钮，或者在选择的区域上单击鼠标右键弹出快捷菜单并且选择数据剪辑功能，就完成了一段波形的数据剪辑；重复以上3步对不同波形段进行数据剪辑。在停止反演时，一个以"cut. tme"命名的数据剪辑文件将自动生成，以后，可以使用与打开反演数据文件同样的方法打开这个数据剪辑文件，然后进行反演，也可以对这个剪辑后的数据文件再一次进行数据剪辑。

4. 图形剪辑　图形剪辑窗口的方法有两种：一是执行图形剪辑操作后自动进入；二是选择工具条上的"进入图形剪辑窗口"命令按钮或选择"窗口"菜单上的"图形剪辑窗口"命令。退出图形剪辑窗口的方法只能是选择图形剪辑工具条上的退出命令按钮。图形剪辑的具体操作步骤：①在实时实验过程或数据反演中，按下"暂停"按钮使实验处于暂停状态，此时，工具条上的图形剪辑按钮处于激活状态，按下该按钮将使系统处于图形剪辑状态；②对感兴趣的一段波形进行区域选择（可选择一个通道的图形或同时选择多个通道的图形）；③进行区域选择以后，图形剪辑窗口出现，上一次选择的图形将自动粘贴进入到图形剪辑窗口；④选择图形剪辑窗口右边工具条上的退出按钮退出图形剪辑窗口；⑤重复步骤①、②、③、④剪辑其他波形段的图形，然后拼接成一幅整体图形，打印或存盘。

（十一）文件打印

1. 图形剪辑打印　当完成图形剪辑后，用鼠标单击工具条上的"打印"命令项，此时弹出定制打印对话框，其中有打印比例、位置等参数供选择。比例有50％、100％，选择50％可以在1页纸上打印4幅图形。

2. 数据图形打印　在实验进行或反演过程中，如果遇到有需要的图形，同样可以用鼠标单击工具条上的"打印"命令项，弹出定制打印对话框，选择打印比例、位置等参数，即可打印出有实验数据的图形。

三、使用中应注意问题

由于 BL-420E$^+$ 生物机能实验系统是一个实时的数据采集与处理系统，因此，在其工作时，最好不要使用其他的 Windows 应用软件，以免占用处理器的有效时间，使正在处于数据采集的 BL-420E$^+$ 系统出现问题。

1. 在 BL-420E$^+$ 系统正在进行数据采样与处理时　不要用太长的时间去移动 BL-NewCentury 主界面中的其他对话框窗口，如设置刺激器参数对话框，因为在移动这些对话框的同时，将全部占用处理机的时间，造成采样数据丢失或出现其他问题。

2. 当 BL-420E$^+$ 系统正在进行数据采样与处理时　最好不要启动其他实时监视程序，如实时病毒监视程序或其他实时监视程序。

4. 当 BL-420E$^+$ 系统正在进行数据采样与处理时　不要使用屏幕保护程序、高级电源管理程序、硬盘关闭程序等。

四、图示一般操作步骤

1. 开机　首先将换能器、信号引入线连接于计算机 BL-420E$^+$ 系统面板上的各相应接口，启动计算机，鼠标双击"BL-420 机能实验系统"图标，进入"BL-420"生物信号采集处理系统主界面。

2. 选择输入方式　在顶级菜单条上一共有 9 个菜单选项：文件、编辑、设置、输入信号、实验项目、数据处理、工具、窗口、帮助。从菜单条（图 2-2）进入，可从两种途径选择输入方式。

文件（F）　编辑（E）　设置（S）　输入信号（I）　实验项目（M）　数据处理（P）　工具（T）　窗口（W）　　帮助（H）

图 2-2　顶级菜单条

（1）鼠标单击菜单条"输入信号"，弹出下拉式菜单（图 2-3）。信号输入菜单中包括有 1 通道、2 通道、3 通道、4 通道 4 个菜单项，每一个菜单项都有一个输入信号选择子菜单，可根据需要选择各通道信号种类。

（2）鼠标单击菜单条"实验项目"，弹出下拉式菜单（图 2-4），可根据实验需要选择固定配套的使用项目。

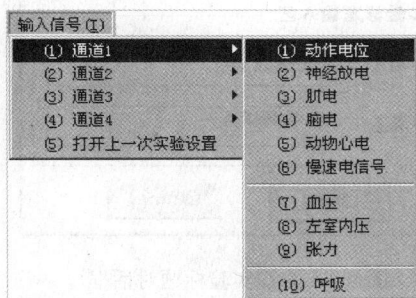

图 2-3　输入信号下拉式菜单　　　　　图 2-4　实验项目下拉式菜单

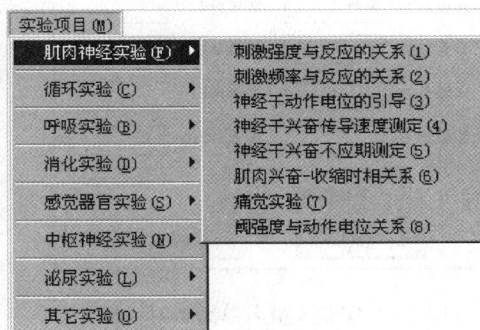

3. 编辑实验参数　鼠标单击顶级菜单条上的"编辑"菜单项，弹出"编辑"下拉式菜单（图 2-5），编辑菜单中包括复制、粘贴、显示剪辑页、实验标记编辑、实验人员名单编辑、记滴时间设置、实验标题编辑和实验相关数据编辑等 8 个命令，以下介绍其中常用的 4 个命令。

（1）实验标记编辑：选择实验标记选项会弹出"设置实验标记"对话框（图 2-6），可根据实验的需要编辑和选择所需的实验标记组或实验标记组内的特殊实验标记，包括添加、修改和删除实验标记组或实验标记组内的特殊实验标记。

（2）实验人员名单编辑：选择该命令，利用"实验人员名单编辑"对话框（图 2-7）输入参加实验的人员名字和实验组号，这一功能有利于学生从网络打印机中找到自己打印的实验图形。

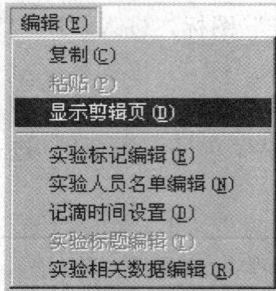

图 2-5　编辑下拉式菜单

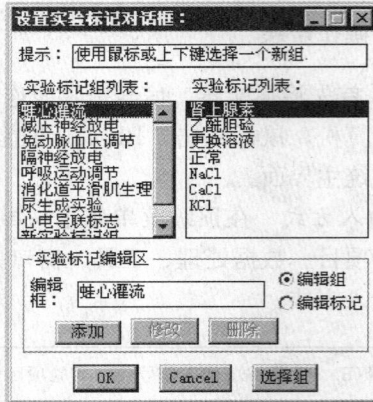

图 2-6　设置实验标记对话框

（3）实验标题编辑：选择该命令，可通过"改变实验标题"对话框（图 2-8）来改变实验题目，并且可以为同一个实验设置第二个实验标题，这样便于资料存档。

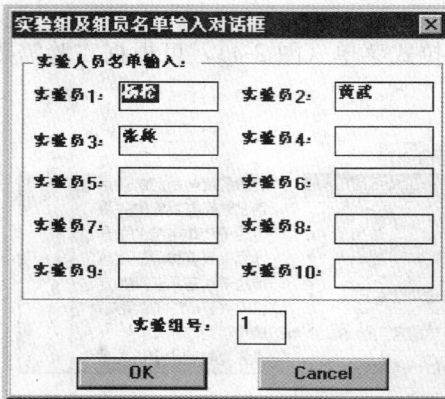

图 2-7　实验人员名单编辑对话框

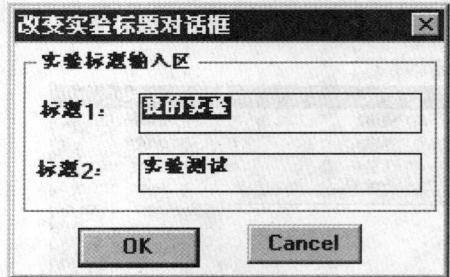

图 2-8　改变实验标题对话框

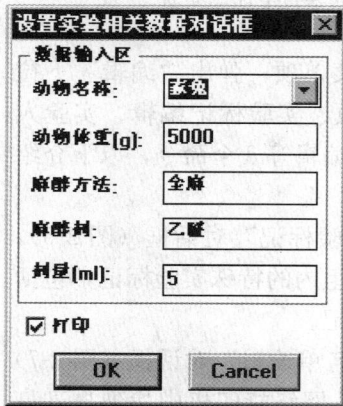

图 2-9　设置实验相关数据对话

（4）实验相关数据编辑：选择该命令，在"设置实验相关数据"对话框（图 2-9）中，可根据实验需要，设置实验动物的名称、体重、麻醉方法、麻醉剂名称、麻醉剂量等参数。动物名称的输入，可在动物名称下拉式列表中选择，也可直接输入，但限定在 5 个汉字内；麻醉方法和麻醉剂名称则限定在 10 个汉字内。

4. 观察与记录　在实验中观察与记录，可利用工具条（图 2-10）上的图形按钮进行选择，BL-420 工具条上从左到右一共有 24 个图形按钮，分别代表系统复位、自动回零、直流平衡增挡、直流平衡减挡、打开上一次实验设置、反演数据读取、打印当前通道图形、数据记录、启动波形显示、暂停波形显示、停止波形显示等命令。下面简单介绍常用的几个按钮。

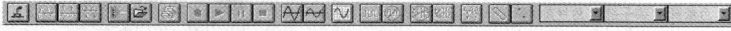

图 2-10 工具条

▶启动波形显示按钮，选择它可快捷进入波形显示。

Ⅱ暂停波形显示按钮，选择它将暂停波形显示。

●数据记录按钮，当按钮呈红色时，表示系统正在进行记录，再次选择它时呈绿色，表示系统停止记录。

■停止波形显示按钮，选择它将停止波形显示。

▣打印当前通道图形按钮，选择它可打印当前通道的图形。

▣反演数据按钮，选择它（与"文件"菜单中的"选择反演数据"命令功能相同）将弹出打开对话框（图 2-11），在文件名列表中选择一个文件或在文件名编辑框中直接输入需要反演的文件名，按"确定"按钮，即可启动反演数据文件。

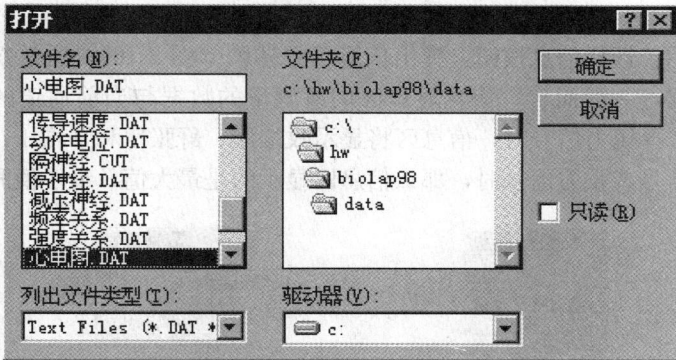

图 2-11 打开对话框

5. 数据的打印   鼠标单击菜单条"打印"菜单项，弹出下拉式打印菜单（图 2-12），该菜单包括 1 通道图形、2 通道图形、3 通道图形、4 通道图形、1、2 通道图形、1、2、3 通道图形、所有通道图形、打印比例、打印位置等 11 个命令。下面重点介绍打印比例和打印位置命令。

（1）打印比例：选择该命令时，弹出打印比例子菜单，包括 4 个子命令：100%、70%、50%、25%（图 2-13），分别表示原来图形的 100%、70%、50% 或 25% 进行打印，可以根据实验需要进行选择。默认的打印比例为 100%。

（2）打印位置：选择该命令时，弹出打印位置选择子菜单（图 2-14），子菜单包含 9 个子命令：左上角、右上角、左下角、右下角、上中、下中、横向左、横向右和 4

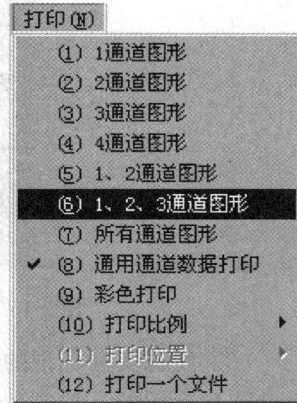

图 2-12 打印下拉式菜单

组/张，可根据实验需要选择打印位置。

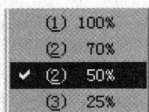

图 2-13　打印比例子菜单　　　　　图 2-14　打印位置子菜单

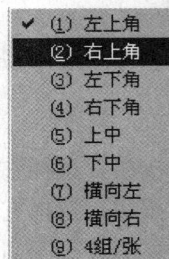

6. 实验参数设定与实验数据显示　BL-420 系统将实验参数设定与数据显示功能合并在一起，通过控制区与信息区的切换按钮进行切换显示，即控制区和信息区不能同时显示在屏幕上，当你在调节好实验参数后，可以切换到信息区同时观察 4 个通道的测量结果。

（1）参数设定：参数设置时，选择控制按钮，主界面上弹出控制区总体图（图 2-15），它包括 4 个通道的增益、时间常数、滤波、显示速度以及特殊标记选择区等，可根据实验需要设定实验参数和选择特殊标记。

（2）数据显示：选择信息按钮，弹出信息区总体图（图 2-16），通常每个通道可同时显示 6 个测量数据，一般而言，信息显示区内所测量的数据与当前通道的设置有关，例如，在输入信号选择压力信号时，信息区将显示收缩压、舒张压和平均压；如果选择输入信号选择的是电信号或张力信号时，那么信息区显示的是最大值、最小值和平均值。

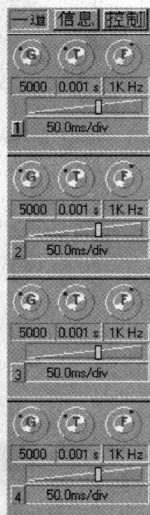

图 2-15　控制区总体图　　　　图 2-16　信息区总体图

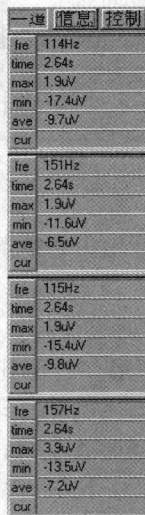

（3）特殊实验标记的选择：特殊实验标记选择区位于控制区的最下方，是一个选择特殊实验标记的下拉式列表（图 2-17），根据实验的需要可预先通过编辑菜单中的"特殊实验标记编辑"命令任意编辑一组实验模块，实验时将其选入特殊实验标记区中。

7. 数据编辑　对保存的实验数据进行编辑，可通过图形剪辑与数据剪辑的方式，删除无用数据，留下有效数据，将有效图形剪辑后粘贴到 Windows 操作系统下的其他文件中，为实验报告的整理和论文的撰写提供方便。

特殊实验标记选择区

兔动脉血压调节实验模块
特殊实验标记列表

图 2-17　特殊实验标记选择区

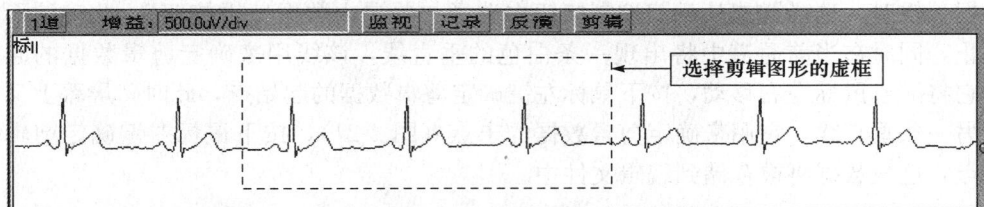

(1) 图形剪辑：图形剪辑是为了把不同实验阶段所显示的波形粘贴在一起，形成一张完整的图形，该图形不能进行测量，但可以与其他 Windows 的应用程序所共享。在进行图形剪辑时，选择▨或从反演控制按钮中选择"图形剪辑"，此时图形显示将被暂停，按下鼠标左键，确定需剪辑图形的左上角，按住鼠标不放，并向右拖动鼠标，此时，屏幕上将出现一个方形虚线框（图 2-18），虚线框内是准备剪辑的图形，当选择确定后，松开鼠标，这时会出现一张白色剪辑页（图 2-19），选定的图形将被放在该页的左下角，利用鼠标可随意调节图形的位置。

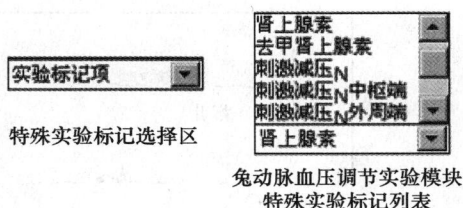

图 2-18　图形剪辑示意图

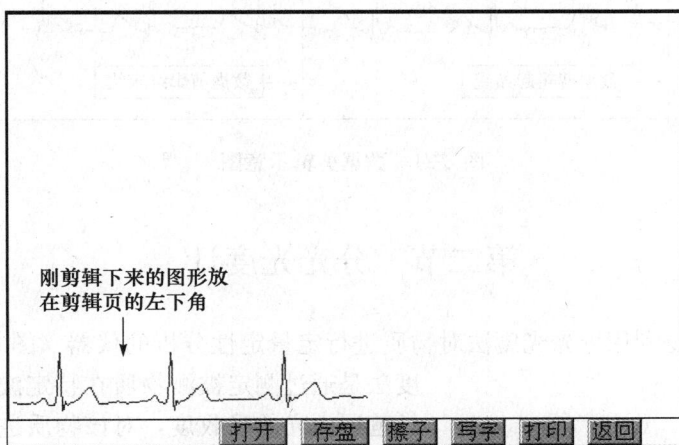

图 2-19　图形剪辑页

在反演过程中，可重复选择你需要的图形，最后，在剪辑页上形成一张剪辑的整体图形（图 2-20），用 Windows 操作系统平台，直接粘贴到其他文件中去，如 Word 文档、小画板等。

(2) **数据剪辑**：数据剪辑是针对数据进行剪辑，剪辑后的数据与原始记录的数据在

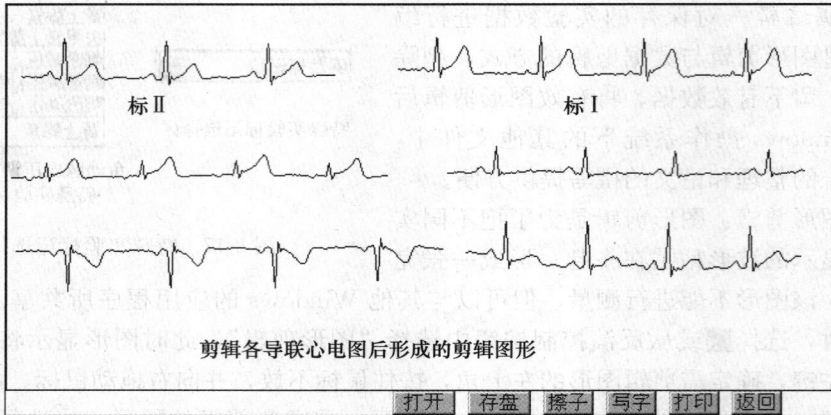

标Ⅱ　　　　　　　　　　　　　标Ⅰ

剪辑各导联心电图后形成的剪辑图形

打开　存盘　擦子　写字　打印　返回

图 2-20　图形剪辑后形成的剪辑页

格式上没有任何差别，它可以作为反演数据进行播放，也可以对其进行测量、分析。进行数据剪辑时，选择▓或从反演控制按钮中选择"单屏内数据剪辑按钮"，此时波形将被停止，同时在当前通道中将出现一条白色的垂直线，该线用来确定剪辑数据的起始点，它将随着鼠标左右移动，按下鼠标左键确定剪辑数据的起始点，此时，屏幕上又将出现另一条垂直线，它用来确定剪辑数据的末点（图 2-21），按下鼠标左键确定剪辑数据末点，这段数据将被存储到编辑文件中。

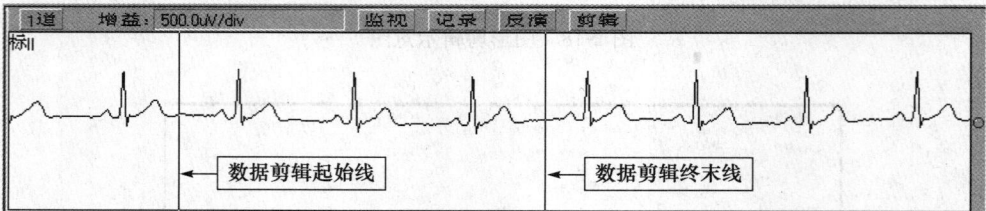

1道　增益：500.0uV/div　　　监视　记录　反演　剪辑
标Ⅱ

←数据剪辑起始线　　　　←数据剪辑终末线

图 2-21　数据剪辑示意图

第二节　分光光度计

分光光度计是利用分光光度法对物质进行定量定性分析的仪器（图 2-22）。分光光度法是通过测定被测物质在特定波长处或一定波长范围内光的吸收度，对该物质进行定性和定量分析。

一、测量原理

有色溶液颜色的深浅与其中呈色物质的含量成正比关系。在定量分析中，利用比较有色物质溶液的颜色深浅来测定物质含量的分析方法称为

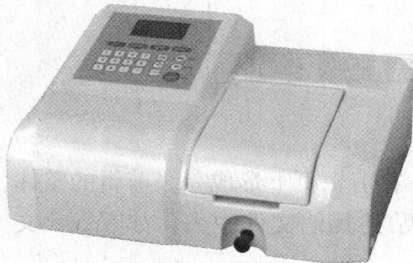

图 2-22　分光光度计

比色法。被测物质中，有的本身就是有色物质，但多数被测物质本身无色或颜色很浅，需加入某些化学试剂使被测物质与之发生反应，生成有色物质。

物质的颜色是由于物质吸收某种波长的光线以后，发射或反射出某种颜色的结果。当一定波长的单色光通过该物质的溶液时，该物质都能有一定程度的吸光作用，单位体积内的溶液中该物质的质点数越多，对光线吸收越多。利用物质对一定波长光线吸收的程度来测定物质含量的方法，称为分光光度法。

分光光度法依据 Lambert-Beer 定律。设一束单色光 I_0 射入溶液，由于部分光线被溶液吸收，通过的光线为 I_t，则 I_t/I_0 之比为透光度，若透光度表示为 T（％）。则

$$T = I_t/I_0 \times 100\% \tag{1}$$

透光度（T）的倒数（$1/T$）反映了物质对光的吸收程度。在实际应用时，取（$1/T$）的对数值，则吸光度用 A 表示，即：

$$A = \lg(1/T) = -LgT \tag{2}$$

吸收度（A）又称消光度（E）或光密度（OD）。

根据 Lambert-Beer 定律推导，当一束平行单色光通过均匀、无散射现象的溶液时，在单色光强度、溶液温度等条件不变条件下，溶液对光的吸收度（A）与溶液的浓度（C）及液层厚度（L）的乘积成正比。即：

$$A = KCL \tag{3}$$

在实际比色时，标准溶液与被测溶液使用相同的比色杯，即液层厚度（L）相同。K 为常数，测定同一种物质时，$K_{标} = K_{测}$。所以，将比简化为仅是溶液对光吸收度（A）与其浓度（C）之间的关系。即溶液的浓度越大，吸光度越大。可以通过测定吸光度求知某一溶液的浓度。

设：测定管的吸光度和浓度分别为 $A_{测}$ 和 $C_{测}$，标准管吸光度和浓度分别为 $A_{标}$ 和 $C_{标}$，根据（3）式 $A = KCL$ 得知：

$$A_{测} : A_{标} = C_{测} : C_{标}$$

则

$$C_{测} = A_{测}/A_{标} \times C_{标}$$

上式中 $C_{标}$ 为已知，$A_{测}$ 与 $A_{标}$ 可在比色时读出数值，把这些数值代入公式，即可求出测定管浓度。

二、操作方法

（1）接通电源，打开开关指示钮，打开比色箱盖，预热 20 分钟。

（2）预热后，选择所需波长、转动灵敏度旋钮选择适宜灵敏度。

（3）将空白液、标准液、测定液分别倒入 4 个比色杯中，将比色杯放入比色箱中，使空白液对准光路。

（4）打开比色箱盖，选择 T 测定，按动 T 按键，屏幕显示为 1.000，

（5）关闭比色箱盖，选择 A 测定，按动 A 按键，屏幕显示为 0.000。

（6）反复几次调节 $T = 1$，$A = 0$。

（7）轻轻拉动比色槽拉杆，先后将标准液、测定液对准光路，记录 $A_{标}$ 值和 $A_{测}$ 值。

（8）比色完毕，恢复各旋钮至原来位置，关闭电源拔下插头，取出比色杯，合上比色箱盖，套上布罩。将比色杯洗净后倒置晾干。

（9）计算 $C_{测}=A_{测}/A_{标}\times C_{标}$，根据公式算出 $C_{测}$ 数值。

第三节　血气分析仪

血气分析仪（blood gas analyzer）又称酸碱分析仪，是利用电极对人全血中的酸碱度（pH）、二氧化碳分压（PCO_2）和氧分压（PO_2）进行测定的仪器。根据所测得的 pH、PCO_2、PO_2 参数及输入的血红蛋白值，血气分析仪可进行计算而求出血液中的其他参数，例如，实际碳酸氢根浓度（AB）、标准碳酸氢根浓度（SB）、血液缓冲碱（BB）、血浆二氧化碳总量（$T-CO_2$）、血液碱剩余（BEblood）、细胞外液碱剩余（BEECF）、血氧饱和度（SO_2）等。

一、血气分析仪基本结构

血气分析仪种类型号很多，其基本结构均可分为 3 部分：电极系统、管路系统、电路系统。

1. 电极　电极是血气分析仪的电化学传感器。一般的血气分析仪使用四支电极：pH 电极、PCO_2 电极、PO_2 电极、pH 参比电极。

2. 血气分析仪的管路系统　比较复杂，是血气分析仪很重要的组成部分。功能有完成自动定标、自动测量、自动冲洗及抽取标本血样。管路系统结构，通常由气瓶、溶液瓶、连接管道、电磁阀、正压泵、负压泵、测量毛细管和转换装置等部分组成。

3. 电路系统　电路系统是将仪器测量信号进行放大和模数转换、对仪器实行有效控制、显示和打印出结果，并通过键盘输入指令。

二、血气分析仪的工作原理

血气分析方法是一种相对测量方法。在测量样品之前，需用标准液及标准气体确定 pH、PCO_2 和 PO_2 三套电极的工作曲线。通常把确定电极系统工作曲线的过程称为定标或校准（calibration）。每种电极都要有两种标准物质来进行定标，以便确定建立工作曲线最少需要的两个工作点。

三、血气分析仪的使用步骤

（1）在 READY 状态下，选择血液标本类型，动脉血标本选择 ARTERIALI。

（2）准备好检测样本，用专用动脉采血注射器采集动脉血，颠倒混合不少于 5 次，双手搓动混匀不少于 5 次，使血液标本充分肝素化。

（3）将针头取下，将注射器口处多余的血用吸水纸吸干净。

（4）当仪器的取样针抬起时，将注射器口插入，使取样针浸入标本内，按选择面板上的 OK 键，仪器开始吸取血样。

（5）当出现 REMOVE THE SAMPLE 时，移开注射器。

（6）出现输入患者信息的界面时，分别录入患者的 ID 号、姓名、吸入氧浓度、体温等。

（7）界面显示 WAITING FOR RESULTS 时，等候结果。

（8）约 1 分钟测定完成后仪器自动显示和打印结果。

（9）如果需要查询结果，按 DATABASE 菜单下的 Last Sample 10，结果书写在护理记录上，将报告单进行整理归入病历，以备查询。

四、血气分析仪的日常保养

（1）每天检查大气压力、钢瓶气体压力。

（2）每天检查定标液、冲洗液是否过期，检查气泡室是否有蒸馏水。

（3）每周更换一次内电极液，定期更换电极膜。

（4）每周至少冲洗一次管道系统，擦洗分析室。

（5）若电极使用时间过长，电极反应变慢，可用电极活化液对 pH、PCO_2 电极活化，对 PO_2 电极进行轻轻打磨，除去电极表面氧化层。

（6）仪器避免测定强酸强碱样品，以免损坏电极。若偏酸或偏碱液测定时，可对仪器进行几次一点校正。

（7）保持环境温度恒定，避免高温，以免影响仪器准确性和电极稳定性。

第四节　心电图机

心电图机是记录人体心电图的专用仪器，心电图机有严格的国际标准，心电图机由专业厂家设计、制造。人体心电图机种类繁多，从记录笔数分有单道心电图机和多道心电图机；从用途分有普通心电图机、心电监护仪和动态心电图机。有些心电图机带有示波屏，也称心电示波器。人体心电图机也可用来记录动物的心电图，其记录的心电图质量一般优于普通记录仪。

一、心电图机基本结构

1. 记录纸盒　装记录纸卷。

2. 笔位置控制旋　调节记录笔基线。

3. 导联选择按钮或开关　选择记录导联。

4. 50Hz 滤波按钮或开关　滤去 50Hz 干扰。

5. 灵敏度按钮或开关　选择记录灵敏度，灵敏度有 1/2、1 和 2 三档。

6. 走纸速度按钮或开关　走纸速度选择，走纸速度有 25mm/s 和 50mm/s 二档。

7. 1mV 定标按钮或开关　用于灵敏度校正，按下 1mV 定标电压，记录幅度为 10mm。

8. 记录和停止按钮或开关　控制记录，停止。

9. 电源开关

二、心电图机的使用范围

心电图机可用于分析鉴别各种心律失常；确诊心肌梗死及急性冠状动脉供血不足；协助诊断慢性冠状动脉供血不足、心肌炎、心肌病；判断有无心房、心室肥大；协助诊断心包疾病；观察某些药物对心肌的影响；协助诊断某些电解质紊乱，尤其是血钾、血钙的过高或过低；心电监护广泛应用于外科手术、心导管检查、人工心脏起搏、电击复律、心脏复苏以及其他危重疾病的抢救；心电图作为电信息的时间标记，常与超声心动图、心音图、阻抗血流图等同步记录。

三、心电图机的操作方法

1. 对环境的要求

（1）室内要求保持温暖（不低于18℃），以避免因寒冷而引起的肌电干扰。

（2）使用交流电源的心电图机必须接可靠的专用地线（接地电阻应低于0.5Ω）。

（3）放置心电图机的位置应使其电源线尽可能远离检查床和导联电缆，床旁不要摆放其他电器（不论通电否）及穿行的电源线。

（4）检查床的宽度不应窄于80cm，以免肢体紧张而引起肌电干扰，如床的一侧靠墙，则必须确定墙内无电线穿行。

2. 准备工作

（1）对初次接受心电图检查者，必须事先作好解释工作，消除其紧张心理。

（2）在每次作常规心电图之前受检者应经充分休息，解开上衣，在描记心电图时要放松肢体，保持平静呼吸。

（3）患者皮肤的准备：如果放置电极部位的皮肤有污垢或毛发过多，则应预先清洁皮肤或剃毛。局部最好涂导电膏，或用棉签蘸乙醇替代。

（4）心电图机的准备

1）严格按照国际统一标准，受检查者两腕及两踝上部涂抹导电膏或生理盐水，在胸前按规定位置涂抹导电膏或生理盐水，准确安放常规12导联心电图电极，具体电极的位置、标志和颜色见表2-2和图2-23。

表 2-2　电极的位置、标志及色码的配置

导联电极位置	电极标志符号	色码	在人体表面的位置
肢体	R	红	右臂
	L	黄	左臂
	F	绿	左腿
	BF	黑	右腿
前胸	V1	白/红	胸骨右缘第4肋间
	V2	白/黄	胸骨左缘第4肋间
	V3	白/绿	V2和V4中间第3肋上
	V4	白/棕	左锁骨中线第5肋间
	V5	白/黑	左腋前线上与V4同一水平
	V6	白/紫	左腋中线上与V4同一水平

2）机器电源打开，采用标准灵敏度（增益）：
（10±0.2）mm/mV；走纸速度采用 25mm/s；将抗干
扰均打开。操作开关自"关闭"转到"观察"时，基
线居于记录纸的正中部位，且基线漂移不大于 1mm；
并描记方波（"打标准"），即观察是否在输入 1mV
时，基线记录 10mm。并在每次变换增益时，重新描
记方波。

3. 描记心电图

图 2-23　电极的位置

（1）按照心电图机使用说明进行操作，常规心电
图应包括肢体的 I、II、III、aVR、aVL 和胸前导联的 V1～V6 共 12 个导联（部分心
电图机中，V1～V6 可标记为 C1～C6，意为 Chest Lead）。

（2）疑有或有急性心肌梗死患者首次作常规心电图检查时必须加做 V7、V8、V9，
并在胸壁各导联部位用色笔、甲紫或反射治疗标记用的皮肤墨水作上标记，使电极定位
准确以便以后动态比较。

（3）疑有右位心或右心梗死者，应加做 V2R、V3R、V4R 导联。

（4）用手动方式记录心电图时，每次切换导联后，必须等到基线稳定后再启动记录
纸，每个导联记录的长度不应少于 3～4 个完整的心动周期（即需记录 4～5 个 QRS 综
合波）。

（5）遇到下列情况时应及时做出处理

1）如果发现某个胸壁导联有无法解释的异常 T 或 U 波时，则应检查相应的胸壁电
极是否松动脱落，若该电极固定良好而部位恰好在心尖搏动最强处，则可重新处理该处
皮肤或更换质量较好的电极，若仍无效，则可试将电极的位置稍微偏移一些，此时若波
形变为完全正常，则可认为这种异常的 T 波或 U 波是由于心脏冲撞胸壁，使电极的极
化电位发生变化而引起的伪差。

2）如果发现 III 和（或）aVF 导联的 Q 波较深，则应在深呼气后屏住气时，立即重
复描记这些导联的心电图。若此时 Q 波明显变浅或消失，则可考虑横膈抬高所致，反
之若 Q 波仍较深而宽，则不能除外下壁心肌梗死。

3）如发现心率＞60 次/分而 PR＞0.22s 者，则应取坐位时再记录几个肢体导联心
电图，以便确定是否有房室阻滞。

（6）每检查完 1 人，应在图纸的 I 导联前或其上注明患者姓名及检查日期；每一导
联的起始处应注明导联名称及更改的定准电压、纸速等。

（7）检查完每个患者后，应将导联选择器拨回基点，取下电极板。心电图机使用完
毕，应及时切断电源。将电极板等擦拭干净。

四、使用心电图机的注意事项

（1）记录心电图前，不应剧烈运动、饱餐、饮茶、喝酒、吃冷饮或吸烟。

（2）分析心电图时，一定要结合患者的症状、体征、曾经用过的药物、实验室检查
结果及临床诊断，以便做出正确的心电图诊断。

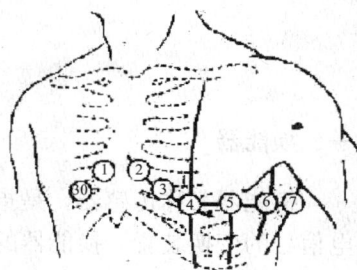

第五节　其他常用仪器

一、换能器

换能器又称传感器，是指将机体生理活动的非电信号转换成与之有确定函数关系的电信号的变换装置。换能器的种类繁多，机能学实验常用的主要有压力换能器和张力换能器两种。

1. 压力换能器　压力换能器主要用于测量血压、心内压、颅内压、胸腔内压、胃肠内压、眼内压等。选用惠斯登电桥原理工作。当外界压力作用于换能器时，敏感元件的电阻值发生变化，引起电桥失衡，导致换能器产生电信号输出。

2. 张力换能器　张力换能器主要用于记录肌肉收缩曲线，其工作原理与压力换能器相似。张力换能器把张力信号换成电信号输入。

二、刺激电极

刺激电极的种类很多，在生理实验中常用的有普通电极、保护电极、乏极化电极等。

1. 普通电极　刺激离体的组织时常用，电极的金属丝装嵌在有机玻璃套内，前端裸露少许金属丝，用于接触组织。

2. 保护电极　刺激在体深部组织时，避免电流刺激周围组织，常需用保护电极。电极的金属丝包埋在绝缘套内，前端仅有一侧槽露出电极丝作用于组织。

三、锌铜弓

锌铜弓常用以检查坐骨神经-腓肠肌标本功能是否良好。原理为锌的电极电位为－0.76V，铜的电极电位为＋0.34V，当弓顶锌与铜连接时，电流按铜→锌方向流动。当锌铜弓与湿润的活性组织接触时，锌失去电子成为正极，使细胞膜超极化；而铜得到电子成为负极，使细胞膜去极化而兴奋，电流按锌→活体组织→铜的方向流动，形成刺激。注意用锌铜弓测试时，活体组织表面必须湿润。

四、肌动器

肌动器用于固定和刺激蛙类神经-肌肉标本。常用的有槽式和平板式等。装有刺激电极、固定标本的孔和螺丝、杠杆等。

五、电热恒温水浴箱

电热恒温水浴箱为"水浴锅"、"水温箱"、"煮沸消毒箱" 3 种用途的综合产品，可用于蒸馏、干燥、浓缩及恒温加热化学药品，生物制品，生化实验，恒温培养，以及对器械进行煮沸消毒之用。

使用电热恒温水浴箱时必须先加水于水箱内，再接通电源，然后将温度选择开关拨向设置端，调节温度选择旋钮，同时观察数显读数，设定所需的温度值（精确到0.1℃），当设置温度值超过水温时，加热指示灯亮，表明加热器已开始工作，此时将选择开关拨向测量端，数显即显示实际水温，在水温达到你所需水温时，恒温指示灯亮，加热指示灯熄灭。此时加热器停止工作，由于水箱内水是静止的，故水温上下之间有一定差异，需经过加热，恒温转换后水温才能达到恒定的状态。

第六节　常用手术器械

任何手术操作，不论大小、复杂或简单，均离不开其工具——手术器械，动物实验中常用的手术器械根据结构特点不同而分为许多种类型和型号。只有掌握了各种手术器械的结构特点和基本性能，才能正确、灵活地使用，才能达到手术"稳、准、快、细"的基本要求。

一、手术刀

手术刀主要用于切开皮肤或脏器。常用手术刀有刀柄和刀片组合式，也有刀柄和刀片相连的。根据手术的部位与性质，可以选用大小、形状不同的手术刀片。常用的持刀方法有以下 4 种。

1. 执弓式　执弓式是常用的执刀法，拇指在刀柄下，食指和中指在刀柄上，腕部用力。用于较长的皮肤切口及腹直肌前鞘的切开等（图 2-24）。

2. 执笔式　执笔式动作的主要力在指部，为短距离精细换作，用于解剖血管、神经、腹膜切开和短小切口等（图 2-25）。

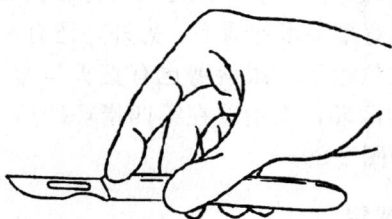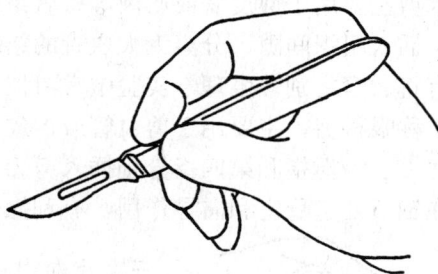

图 2-24　执弓式　　　　　　　　　　　图 2-25　执笔式

3. 抓持式　抓持式握持刀比较稳定。切割范围较广。用于使力较大的切开。如截肢、肌腱切开、较长的皮肤切口等（图 2-26）。

4. 反挑式　反挑式全靠在指端用力挑开，多用于脓肿切开，以防损伤深层组织（图 2-27）。

无论哪一种持刀法，都应以刀刃突出面与组织呈垂直方向，逐层切开组织，不要以刀尖部用力操作，执刀过高控制不稳，过低又妨碍视线，所以执刀高度要适中。图 2-28 所示都是错误的执刀姿势。

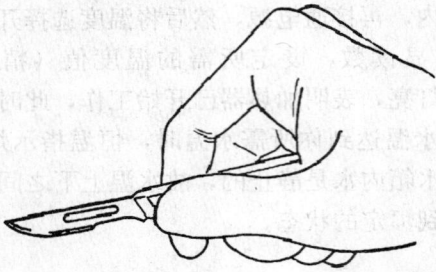

图 2-26　抓持式

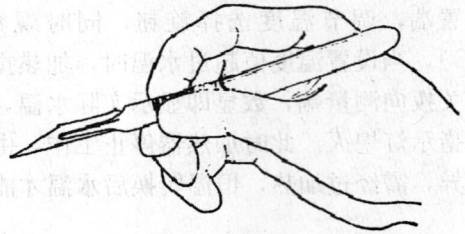

图 2-27　反挑式

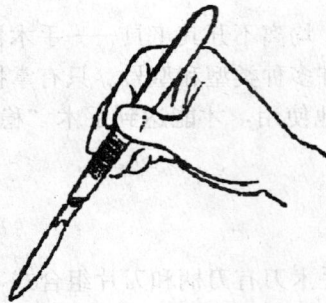

A

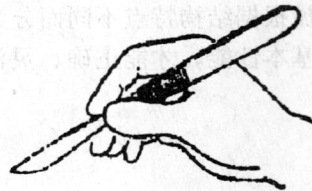

B

图 2-28　错误的执刀方式
A. 执筷式，且手的位置太高；B. 执刀太低

二、手术剪

手术剪主要用于剪皮肤或肌肉等松软组织。此外，也可用来分离组织，即利用剪刀的尖端，插入组织间隙，分离无大血管的结缔组织等。手术剪分为尖头剪和钝头剪。其尖端还有直、弯之别。生理学实验中常习惯于用弯型手术剪剪毛。另外，还有一种小型手术剪，称眼科剪，主要用于剪血管或神经等柔软组织。眼科剪也有直头与弯头之分。正确持剪刀法为拇指和第四指分别插入剪刀柄的两环，中指放在第四指环的剪刀柄上，食指压在轴节处起稳定和向导作用，有利操作如图 2-29。

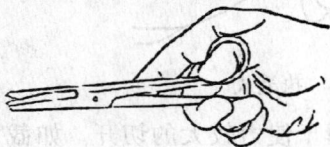

图 2-29　正确持手术剪的姿势

三、止血钳和咬骨钳

1. 止血钳　止血钳的主要作用是分离组织和止血，不同类型的止血钳又有不同的用途。执止血钳的姿势均与执剪刀的姿势相同。常用止血钳有以下 2 种。

（1）直止血钳：分长短两种类型，又有有齿和无齿之别。无齿止血钳主要用以夹住浅层出血点，以便止血，也可用于浅部的组织分离。有齿止血钳主要用于强韧组织的止血，提起皮肤等。

（2）弯止血钳：与直型的大同小异，也分长短两种，主要用于深部组织或内脏出血点的止血。血管钳使用基本同手术剪，但放开时用拇指和食指持住血管钳一个环口，中指和无名指挡住另一环口，将拇指和无名指轻轻用力对顶即可。如图 2-30。

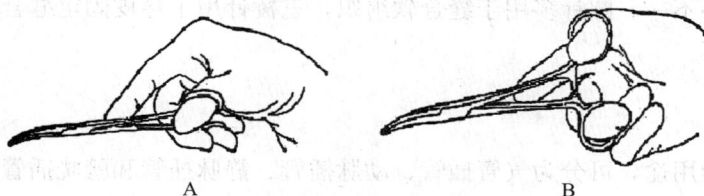

图 2-30 止血钳使用方法
A. 正确执钳法；B. 错误执钳法

注意：血管钳不得夹持皮肤、肠管等，以免组织坏死。止血时只扣上一、二齿即可，要检查扣锁是否失灵，有时钳柄会自动松开，造成出血，应警惕。使用前应检查前端横形齿槽两页是否吻合，不吻合者不用，以防止血管钳夹持组织滑脱。应尽量少钳血管周围组织；周围组织钳得过多是不正确的。

2. 咬骨钳　咬骨钳主要用于咬切骨组织。如打开颅腔或骨髓腔等。咬骨钳有剪刀式和小碟式及双关节咬骨钳，前者是用于剪开骨片，后者适用于咬断骨组织。

四、手术镊

手术镊主要用于夹持或牵拉切口处的皮肤或肌肉组织。眼科镊用于夹持细软组织。手术镊有圆头、尖头两种，又有直头和弯头、有齿和和无齿之别，而且长短不一，大小不等，可根据手术需要选用。通常，有齿镊主要用于夹持较坚韧或较厚的组织，如皮肤、筋膜、肌腱等；无齿镊主要用于夹持较细软的组织，如血管、黏膜等。正确持镊是用拇指对食指与中指，执两镊脚中、上部，类似于执笔式，较为灵活方便如图 2-31。

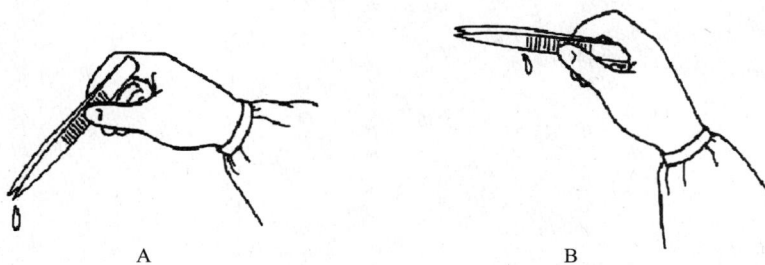

图 2-31 持镊法
A. 正确持镊；B. 错误持镊

五、针

1. 毁髓针　毁髓针专门用于毁坏蛙类脑和脊髓的器械。分为针柄部和针体部，持针姿势一般采用执笔式。

2. 玻璃分针　玻璃分针专用于分离神经与血管的工具。尖端圆滑，可为直头或弯头，分离时不易损坏神经与血管。玻璃分针尖端容易碰断，使用时要小心，如尖端破碎时会损伤组织，不可再使用。持玻璃分针的姿势同执笔式。

3. 缝针　缝针用于缝合各种组织。缝针有圆针和三棱针两种，又有直型和弯型之别，而且其大小不一。圆针多用于缝合软组织，三棱针用于穿皮固定缝合，弯针用于缝合深部组织。

六、插管

根据插管的用途，可分为气管插管、动脉插管、静脉插管和膀胱插管等 4 种。

第三章 常用生理溶液、试剂、药物的配制与使用

生理性溶液为代体液，用于维持离体的组织、器官及细胞的正常生命活动。它必须具备下列条件：①渗透压与组织也相等；②应含有组织、器官维持正常机能所必需的比例适宜的各种盐类离子；③酸碱度应与血浆相同，并具有充分的缓冲能力；④应含有氧气和营养物质。

第一节 常用生理溶液的成分及含量

动物实验中常用的生理盐溶液有生理盐水、任氏（Ringer）溶液、乐氏（Locke）溶液和台氏（Tyrode）溶液四种，其成分各异，如表3-1所示。

表3-1 几种常用生理盐溶液中的固体成分（g）的含量

溶液成分	任氏溶液（Ringer）	乐氏溶液（Locke）	台氏溶液（Tyrode）	生理盐水	
				两栖类	哺乳类
氯化钠（NaCl）	6.5	9.0	8.0	6.5	9.0
氯化钾（KCl）	0.14	0.42	0.2	—	—
氯化钙（$CaCl_2$ 无水）	0.12	0.24	0.2	—	—
碳酸氢钠（$NaHCO_3$）	0.20	0.1~0.3	1.0	—	—
磷酸二氢钠（NaH_2PO_4）	0.10		0.05	—	—
氯化镁（$MgCl_2$）	—	—	0.10	—	—
葡萄糖	2.0	1.0~2.5	1.0	—	—
加蒸馏水至毫升数	1000	1000	1000	1000	1000
pH	7.0~7.2	7.5	8.0		

第二节 配制生理溶液的方法

配制生理溶液的方法是先将各成分分别配成一定浓度的基础溶液（表3-2），然后按表所示分量将其混合。

表3-2 用基础溶液配制生理代用溶液方法

溶液成分	浓度（%）	任氏溶液（ml）	乐氏溶液（ml）	台氏溶液（ml）
氯化钠（NaCl）	20.0	32.5	45.0	40.0
氯化钾（KCl）	10.0	1.4	4.2	2.0
氯化钙（$CaCl_2$ 无水）	10.0	1.2	2.4	2.0
碳酸氢钠（$NaHCO_3$）	5.0	4.0	2.0	20.0
磷酸二氢钠（NaH_2PO_4）	1.0	1.0	—	5.0

续表

溶液成分	浓度（%）	任氏溶液（ml）	乐氏溶液（ml）	台氏溶液（ml）
氯化镁（$MgCl_2$）	5.0	—	—	2.0
葡萄糖	—	2.0g	1.0～2.5g	1.0g
加蒸馏水至毫升数		1000	1000	1000

注：$CaCl_2$ 和 $MgCl_2$ 不能先加，必须在其他基础溶液混合并加蒸馏水稀释之后，方可边搅拌边滴加 $CaCl_2$ 和 $MgCl_2$，否则溶液将产生沉淀。葡萄糖应在使用时加入，加入葡萄糖的溶液不能久置。最好能新鲜配制使用或在低温中保存，配制生理盐水的蒸馏水最好能预先充气。

第三节　常用生理盐溶液的用途

1. 生理盐水　即与血清等渗的氯化钠溶液，在冷血动物应用 0.6%～0.65%，在温血动物应用 0.85%～0.9%。

2. 任氏溶液　用于青蛙及其他冷血动物。

3. 乐氏溶液　用于温血动物的心脏、子宫及其他离体脏器。用于灌注液者须于用前通入氧气泡 15 分钟。低钙乐氏液（含无水氯化钙 0.05g）用于离体小肠及豚鼠的离体支气管灌注。

4. 台氏溶液　用于温血动物的离体小肠。

第四节　特殊试剂的保存方法

1. 氯乙酰胆碱　本试剂在一般水溶液中易水解失效，但在 pH 为 4 的溶液中则比较稳定。如以 5%（4.2mol/L）的 NaH_2PO_4 溶液配成 0.1%（6.1mol/L）左右的氯乙酰胆碱溶液储存，用瓶子分装，密封后存放在冰箱中，可保持药效约 1 年。临用前用生理盐水稀释至所需浓度。

2. 盐酸肾上腺素　肾上腺素为白色或类白色结晶性粉末，具有强烈的还原性，尤其在碱性液体中，极易氧化失效，只能以生理盐水稀释，不能以任氏液或台氏液稀释。盐酸肾上腺素的稀溶液一般只能存放数小时。如在溶液中添加微量（10mmol/L）抗坏血酸，则其稳定性可显著提高。肾上腺素与空气接触或受日光照射，易氧化变质，应储藏在遮光、阴凉、减压环境中。

3. 磷酸组胺　本品为无色长菱形的结晶，在日光下易变质，在酸性溶液中较稳定。可以仿照氯乙酰胆碱的储存方法储存，临用前以生理盐水稀释至所需浓度。

第四章　常用实验动物基本知识

第一节　实验动物的基础知识

一、实验动物科学的基本概念

1. **实验动物与实验用动物**　实验动物又称狭义实验动物，是指经人工培育和人工改造，对其携带的微生物和遗传、营养、环境实行控制，遗传背景明确或来源清楚，用于科学研究、教学、生物制品或药品生产、鉴定，以及其他科学实验的动物。实验用动物又称广义实验动物，泛指用于科学实验的各种动物，它包括实验动物、家畜（禽）和野生动物。

2. **遗传与变异**　子代在形态、生理、生化等方面的特征与亲代的一致性，称为遗传。子代与亲代的不一致性，称为变异。

3. **突变**　遗传物质发生可遗传的改变就是突变。突变可分为染色体畸形和基因突变两类，根据发生突变的原因又分为自然突变和人工诱变两类。

4. **近交系动物**　近交系是指至少连续 20 代的同胞兄妹交配培育而成，品系内所有个体都可追溯到起源于第 20 代或后代数的一对共同祖先。

5. **重组近交系**　重组近交系指由两个近交系杂交后，经连续 20 代以上兄妹交配育成的近交系。

6. **同源突变近交系**　两个近交系，除了在一个指明点位等位基因不同外，其他遗传基因全部相同，简称同源突变。

7. **同源导入近交系**　通过杂交-互交或回交等方式将一个基因导入到近交系中，由此形成的一个新的近交系与原来的近交系只是在很小的一个染色体片段上的基因不同，称为同源导入近交系（同类近交系），简称同源导入系（同类系）。

8. **转基因动物**　转基因动物是指通过实验手段将新的遗传物质导入到动物胚细胞中，并能稳定遗传，由此获得的动物称为转基因动物。

9. **封闭群动物**　封闭群亦称远交群，指以非近亲交配方式进行繁殖生产的一个实验动物种群，在不从其外部引入新个体的条件下，至少连续繁殖 4 代以上。

10. 我国实验动物微生物学等级分类

(1) 基础级（普通级）动物：不携带所规定的人畜共患病病原和动物烈性传染病的病原。

(2) 清洁动物：除普通动物应排除的病原外，不携带对动物危害大和对科学研究干扰大的病原。

(3) 无特定病原体动物：除清洁动物应排除的病原外，不携带主要潜在感染或条件致病和对科学实验干扰大的病原。

（4）无菌动物：无可检出的一切生命体。

11. **悉生动物**　悉生动物又称已知菌动物或已知菌丛动物，是指在隔离系统内饲育的，经检测其体内外仅有经人工计划接种的、已知的微生物或寄生虫的动物。

12. **标准化操作规程**　标准化操作规程（standard operating procedures，SOP）通常是指常规实验室操作要求如何进行，而以书面文件制定的规程，对于书面文件制定的规程要有可操作性、实用性。

13. **动物模型设计应遵循的基本原则**　动物模型设计应遵循下列基本原则：①相似性；②重复性；③可靠性；④实用性；⑤易行性和经济性。

14. **免疫缺陷动物**　免疫缺陷动物是指由于先天性遗传突变或用人工方法造成动物一种或多种免疫系统组成成分缺陷的动物。

二、相关指标、参数

相关指标、参数详见表 4-1～表 4-4。

表 4-1　小鼠、大鼠、豚鼠所需居所最小空间

项目	小鼠			大鼠			豚鼠		
	单养<20g	单养>20g	群养	单养<150g	单养>150g	群养	单养<350g	单养>350g	群养
地板面积/m²	0.0067	0.0092	0.042	0.04	0.06	0.09	0.03	0.065	0.76
笼内高度/m	0.13	0.13	0.13	0.18	0.18	0.18	0.18	0.21	0.21

表 4-2　兔、犬、猴所需居所最小空间

项目	兔			犬			猴		
	单养<2.5kg	单养>2.5kg	群养	单养<10kg	单养10～20kg	单养>20kg	单养<4kg	单养4～8kg	单养>8kg
底板面积/m²	0.18	0.2	0.42	0.04	0.06	0.09	0.03	0.065	0.76
笼内高度/m	0.35	0.4	0.4	0.08	0.10	0.11	0.8	0.85	1.1

表 4-3　动物与人体的每公斤体重剂量折算系数表

折算系数 W		A组动物或成人						
		小鼠 0.02kg	大鼠 0.2kg	豚鼠 0.4kg	兔 1.5kg	猫 2kg	犬 12kg	成人 60kg
B 种 动 物 或 成 人	小鼠 20g	1.0	1.6	1.6	2.7	3.2	4.8	9.01
	大鼠 0.2kg	0.7	1.0	1.14	1.88	2.3	3.6	6.25
	豚鼠 0.4kg	0.61	0.87	1.0	1.65	2.05	3.0	5.55
	兔 1.5kg	0.37	0.52	0.6	1.0	1.23	1.76	2.30
	猫 2.0kg	0.30	0.42	0.48	0.81	1.0	1.44	2.70
	犬 12kg	0.21	0.28	0.34	0.56	0.68	1.0	1.88
	成人 60kg	0.11	0.16	0.18	0.304	0.371	0.531	1.0

表 4-4 实验动物繁殖生理数据

动物种类	发情性质	发情后排卵时间	妊娠期（天）	哺乳期（天）	产仔数（只）	寿命（年）
小白鼠	全年，多发性	2～3 小时	19（18～21）	21	6（1～18）	2～8
大白鼠	全年，多发性	8～10 小时	20（19～22）	21	8（1～12）	4～8
豚鼠	全年，多发性	10 小时	68（62～72）	21	3.5（1～6）	7
兔	全年均有交配可能	交配后刺激排卵、交配后 10.5 小时	30（29～35）	45	6（1～10）	8
狗	单发情、每年春秋 2 次	1～8 天	60（58～63）	60	2～8	10
猫	季节的多发性，每年 2 次	交配后 24 小时	63（60～68）	60	4	7～8
猴	单发情 11 月～3 月	月经开始后 9～20 天	164（149～180）	8 个月	1	30
绵羊	多发情，秋	12～18 小时	150（149～160）	4 个月	1～2	
山羊	多发情，秋	9～19 小时	151（140～160）	3 个月	1～3	

三、动物保护

1. **概念** 动物福利是保证动物康乐的外部条件。康乐是指动物"心里愉快"的自身感受状态，包括无疾病，无行为异常，无心理紧张、压抑和痛苦等。保证动物康乐是动物福利的基本原则。

2. **动物福利的基本内容** ①不受饥渴之苦；②不受困顿不适之苦；③不受疼痛疾病之苦；④不受恐惧与心理伤害之苦；⑤有一定的活动空间，能自由进行各种正常活动。

3. **试验设计** 应遵守 3R 原则：减少（reduce）、优化（refine）、替代（replace）。减少是指减少动物数量；优化是指对实验方案进行精心设计；替代是指用低等生物、组织或器官甚至计算机模拟等替代动物实验。

4. **环境** 温度、湿度、压差、尘埃粒子、NH_3、落下菌数饲养密度等。

5. **饲养过程中（除特殊要求外）** 通常应依照动物的生物学特性进行饲养和监护，营造舒适和谐的饲养环境，给予全价饲料和合格的饮水，减少应激。

6. **实验过程中** 采用合适的实验方法（动物的抓取、固定、给药、采血、注射、麻醉等方法），尽可能减少动物的痛苦、恐惧心理。

7. **手术后** 给予良好的术后护理。

8. **处死动物时** 采用快捷、有效、少痛苦（最好无痛苦）的方法，杜绝用粗暴、残忍的方法处死动物，必要时可给予安乐死，并妥善处理尸体（严禁动物处死后乱扔乱放）、污染物，防止波及其他生物。

第二节 实验动物的基本操作技术

一、实验动物的选择及捉拿固定

正确掌握动物捉拿固定的方法，可以防止动物过度挣扎或受损伤而影响实验观察效果，并可避免实验者被咬伤，从而保证实验顺利进行。下面介绍药理学实验课中常用的几种动物的捉拿固定方法。

1. 小鼠　小鼠性情温顺，一般不会主动咬人，但抓取时动作也要轻缓。抓取时先将小鼠放在粗糙物（如鼠笼）上面，用右手提起鼠尾，将小鼠轻轻向后拉，这样可使小鼠前肢抓住粗糙面不动，用左手拇指和食指捏住鼠头皮肤和双耳，其余三指和掌心夹住其背部皮肤及尾部，这样小鼠便可被完全固定在左手中（图 4-1），此时右手可进行注射或其他实验操作，也可将小鼠固定在特制的固定器中。

2. 大鼠　捉拿固定的方法基本上与小鼠相同。由于大鼠比小鼠牙尖性猛，不易用袭击的方式抓取，捉拿时较难一些，为防大鼠在惊恐或激怒时咬伤手指，实验者应带上棉手套或帆布手套，先用右手将鼠尾提起，放在粗糙物上，向后轻拉鼠尾，使其不动，再用左手拇、食指捏住头颈部皮肤，其余三指和手掌固定鼠体，使其头、颈、腹呈一直线（图 4-2），这时右手可进行注射，若需进行手术，则应对大鼠进行麻醉后固定于手术台上。如需尾静脉取血或注射，可将大鼠放入固定盒内或用小黑布袋装大鼠，使其只露尾巴。

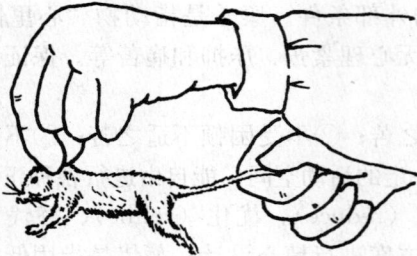

图 4-1　小鼠的捉拿方法　　　　　　图 4-2　大鼠的捉拿方法

3. 豚鼠　豚鼠胆小易惊，性情温和，不咬人，抓取幼小豚鼠时，只需用双手捧起来，对体型较大或怀孕的豚鼠，先用手掌迅速扣住鼠背，抓住其肩胛上方，以拇指和食指环握颈部，另一只手托住其臀部（图 4-3）。

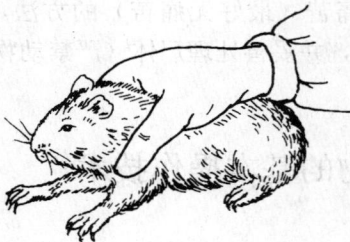

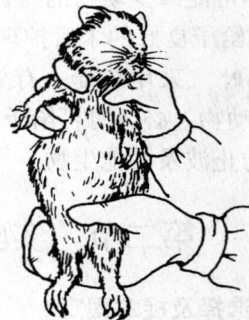

图 4-3　豚鼠的捉拿方法

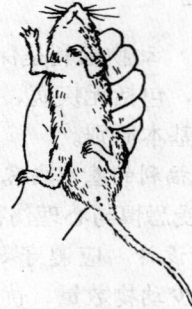

4. 家兔　家兔比较容易驯服，一般不会咬人，但脚爪较尖，应避免抓伤。抓取时轻轻将兔提起，另一手托其臀部，使其躯干的重量大部分集中在该手上，然后按实验需要将兔固定成各种姿势（图4-4）。注意抓兔时不要单提两耳，因为兔耳不能承受全身重量，易造成疼痛而引起挣扎，因此单提兔耳，捉拿四肢，提抓腰部和背部都是不正确的抓法。

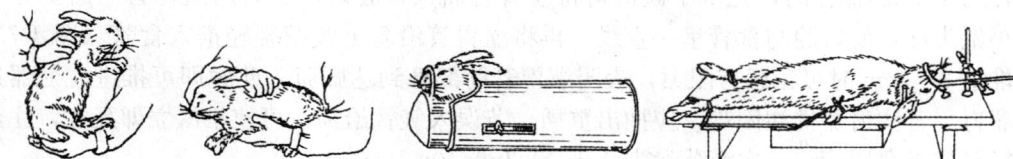

图 4-4　家兔的捉拿与固定

5. 青蛙和蟾蜍　用左手握住动物，以食指和中指夹住一侧前肢，大拇指压住另一前肢，用右手协助，将两后肢拉直，左手无名指和小指将其压住固定（图4-5）。注意在抓取蟾蜍时，切勿挤压其两侧耳部突起的毒腺，以免毒液喷出射入眼中。

二、实验动物的编号

在动物实验时，常常需要编号分组，将动物做上不同的标记加以区别。标记的方法很多，常用的编号标记方法有染色法、挂牌法和烙印法。家兔等较大动物可用特制的号码牌固定于耳上，而小动物则常用染色法。染色法是药理学实验课中最常使用的方法，通常用化学试剂涂染动物背部或四肢一定部位的皮毛，代表一定的编号，常用染色的化学试剂有：①黄色：3％～5％苦味酸溶液；②咖啡色：20％硝酸银溶液；③红色：0.5％中性红或品红溶液；④黑色：煤焦油的乙醇溶液。

1. 1～10号标记法　编号的原则是先左后右，从前到后，如将动物背部的肩、腰、臀部按左、中、右分为九个区，从左到右标记1～9号，第10号不作标记（图4-6）。

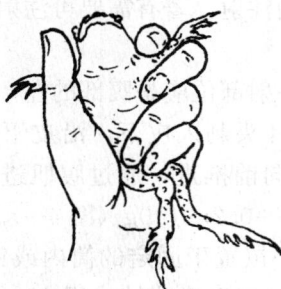

图 4-5　蟾蜍的捉拿与固定　　　　　图 4-6　大鼠、小鼠标记法

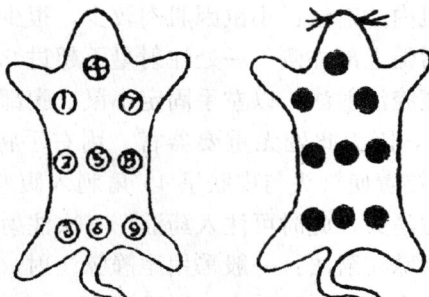

2. 10～100号标记法　在上述编号的同一部位，用各种不同颜色的化学试剂擦上斑点，就可代表相应的十位数，例如，涂上黄色的苦味酸代表1～10号，涂上红色的中性红代表11～20号，涂上咖啡色的硝酸银代表21～30号，以此类推。

三、实验动物的给药方法

1. 小鼠

（1）灌胃法：以左手捉住小鼠，使其腹部朝上，右手持灌胃器（以 1～2ml 注射器上连接细玻璃灌胃管或把注射针头磨钝稍加弯曲制成的灌胃针头），灌胃管长 4～5cm，直径约 1mm。操作时，先从小鼠口角将灌胃管插入口腔内，然后用灌胃管向后上方压迫小鼠头部，使口腔与食管呈一直线，再将灌胃管沿着上颚壁轻轻推入食管（图 4-7），当推进 2～3cm 时可稍感有阻力，表明灌胃管前部已到达膈肌，此时即可推进注射器进行灌胃，若注射器推注困难，应抽出重插，若误入气管给药，可使小鼠立即死亡，注药后轻轻拔出灌胃管，一次灌药量为 0.1～0.3ml/10g。

（2）皮下注射法：通常选择背部皮下注射，操作时轻轻拉起背部皮肤，将注射针刺入皮下，把针尖向左右摆动，易摆动说明针尖确已刺入皮下，然后注射药液，拔针时，以手捏住针刺部位，防止药液外漏（图 4-8），注射药量为 0.1～0.3ml/10g。

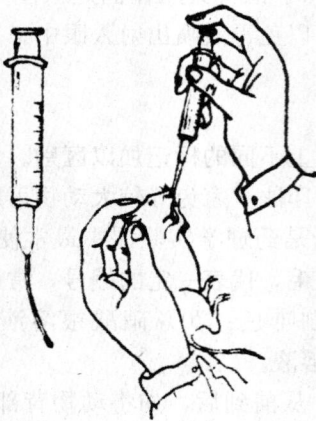

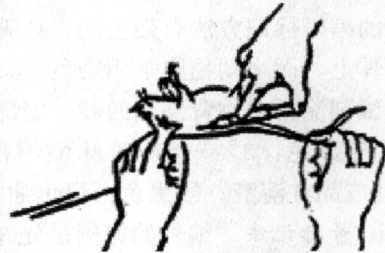

图 4-7　小鼠灌胃法　　　　　　图 4-8　小鼠皮下注射法

（3）肌内注射法：小鼠因肌肉较少，很少采用肌内注射，若有需要可注射于股部肌肉，多选后腿上部外侧，一处注射量不超过 0.1ml。

（4）腹腔注射法：以左手固定小鼠，腹部向上，注射部位应是腹部的左、右下外侧 1/4 的部位，因为此处无重要器官。用右手将注射器针头刺入皮下，沿皮下向前推进 3～5mm，接着使针头与皮肤呈 45°角刺入腹肌，继续向前推进，通过腹肌进入腹腔后感觉抵抗力消失，此时可注入药液，一次注射量为 0.1～0.2ml/10g（图 4-9）。

（5）静脉注射法：一般采用尾静脉注射，事先将小鼠置于固定的筒内或铁丝罩内，或扣于烧杯内，使尾巴露出，尾巴于 45～50℃的温水中浸泡半分钟或用 75％的酒精棉球擦拭，使血管充血，选择尾巴左右两侧静脉注射，如针头确已在血管内，推注药液应无阻力，注射时若出现隆起白色皮丘，阻力增大，说明未注入血管，应拔出针头重新向尾根部移动注射。注射完毕后，把尾巴向注射部位内侧折曲而止血。需反复静脉注射时，应尽可能从尾端开始，按次序向尾根部移动注射。一次注射量为 0.05～0.1ml/10g

（图 4-10）。

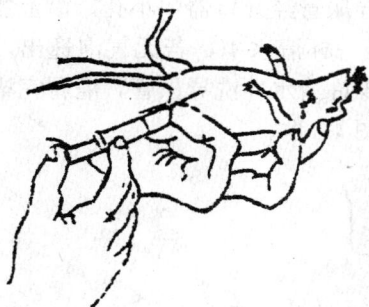

图 4-9 小鼠腹腔注射法　　　　图 4-10 小鼠尾静脉注射法

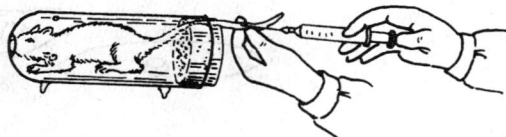

2. 大鼠

（1）灌胃法：用左手以捉拿固定法握住大鼠（若两人合作时，助手以左手捉住大鼠用右手抓住后肢和尾巴），灌胃方法与小鼠相类似，仅采用安装在 5～10ml 注射器上的金属灌胃管（长 6～8cm，直径 1.2mm，尖端为球状的金属灌胃管）。一次灌药量为 1～2ml/100g。

（2）皮下注射法：注射部位可选择背部或大腿外侧，操作时轻轻拉起注射部位皮肤，将注射针刺入注射部位皮下，一次注射药量为 1ml/100g。

（3）肌内注射与腹腔注射法同小鼠。

（4）静脉注射法：清醒大鼠可采用尾静脉注射，方法同小鼠，麻醉大鼠可从舌下静脉给药，也可将大鼠腹股沟切开，从股静脉注射药物。

3. 豚鼠

（1）灌胃法：用左手拇指和食指固定豚鼠两前肢，其余手指握住鼠身（两人操作时，助手以左手从动物的背部把后腿伸开，并把腰部和后腿一起固定，用左手的拇指和食指捏住两前肢固定），灌胃管与灌胃方法同大鼠。亦可采用插管灌胃法，用木或竹制开口器，把导尿管或塑料管通过开口器中央的小孔插入胃内，回注射器针栓，无空气抽回时即可注入药液。

（2）皮下注射法：注射部位多选择大腿内侧、背部、肩部等皮下脂肪少的部位。通常在大腿内侧注射，一般需两人合作，一人固定豚鼠，一人握住侧后肢，将注射器针头与皮肤呈 45°角方向刺入皮下，确定针头在皮下后注射，注射完毕后以指压刺入部位片刻，以防药液外漏。

（3）肌内注射与腹腔注射法同小鼠。

（4）静脉注射法：注射部位可选择前肢皮下头静脉、后肢小隐静脉、耳壳静脉或雄鼠的阴茎静脉，偶尔也可用心脏穿刺给药。一般用前肢皮下头静脉穿刺较用后肢小隐静脉成功率高，而后肢小隐静脉下部比较固定，比起明显可见但不固定的上部穿刺成功率要高。也可在胫前部将皮肤切开一小口，暴露出胫前静脉后注射，一次注射量不超过 2ml。

4. 兔

（1）灌胃法：给家兔灌胃需要两人合作，助手就座，将家兔的躯体夹于两腿之间，左手紧握双耳固定头部，右手抓住双前肢固定前身。术者将木或竹制的开口器横放在家兔的上下颌之间，固定于舌头之上，然后把合适的导尿管经开口器中小孔，沿上颚壁慢慢插入食管 15～18cm，此时可将导尿管外口端置于一杯清水中，若无气泡逸出，说明确已插入食管，这时可用注射器注入药液，然后用少许清水冲洗导尿管，灌胃完毕，应先捏闭导尿管外口，拔出导尿管，再取出开口器（图 4-11）。

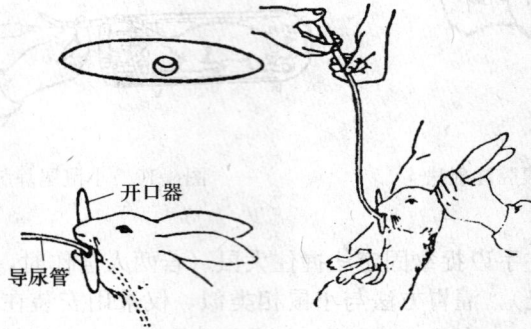

图 4-11　家兔灌胃法

（2）皮下、肌内、腹腔注射法：基本方法与鼠类相同，选用的针头可以大一些。给药的最大容量分别为 0.5ml/kg、1.0ml/kg 和 5.0ml/kg。

（3）静脉注射法：注射部位一般采取耳缘静脉，兔耳外缘的血管为静脉，中央的血管为动脉（图 4-12）。可用酒精棉球涂擦耳部边缘静脉部位的皮肤，或用电灯泡烘烤兔耳使血管扩张，以左手食指放在耳下将兔耳垫起，并以拇指按住耳缘部分，右手持注射器，针头经皮下，沿皮下向前推进少许再刺入血管，注射时若无阻力或无发生局部皮肤发白隆起现象，说明针头在血管内即可注射药液，注射完毕压住针眼，拔去针头，继续压迫数分钟止血（图 4-13）。

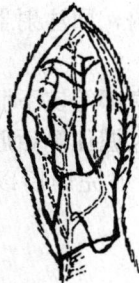
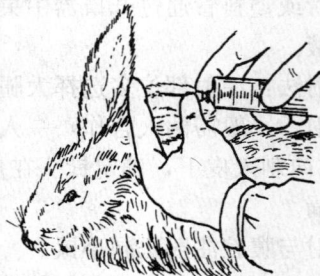

图 4-12　兔耳缘血管分布　　　　图 4-13　兔耳缘静脉注射法

5.青蛙和蟾蜍　淋巴囊内注射：蛙及蟾蜍皮下有多个淋巴囊，对药物易吸收，但皮肤无弹性，药液容易从穿刺孔逸出。因此，给任何一个淋巴囊注药均不能直接刺入。如作腹淋巴囊注射时，将针头从股部上端刺入肌层，进入腹壁皮下淋巴囊再注药，作胸部淋巴囊注射时，针头由口腔底部穿下颌肌层而达胸部皮下；作股淋巴囊注射时，应从小腿皮肤刺入，通过膝关节而达大腿部皮下。注入药液量一般为 0.25～

0.5ml（图 4-14）。

四、动物的麻醉和取血

（一）实验动物的麻醉

在一些动物实验中，特别是手术等实验，为减少动物的挣扎和保持其安静，便于操作，常需对动物采取必要的麻醉。由于动物属间的差异等情况，所采用的麻醉方法和所选用的麻醉剂也有所不同。

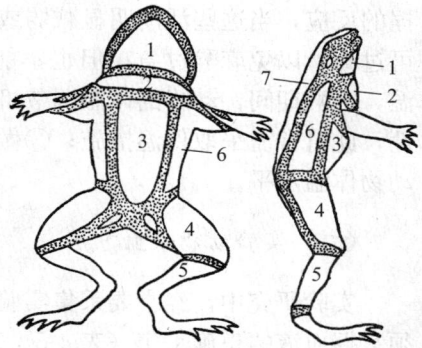

图 4-14　蛙的皮下淋巴囊

1. 颌下囊；2. 胸囊；3. 腹囊；4. 股囊；
5. 胫囊；6. 侧囊；7. 头背囊

1. 常用的麻醉剂　动物实验中常用的麻醉剂分为三类，即挥发性麻醉剂、非挥发性麻醉剂和中药麻醉剂。

（1）挥发性麻醉剂：这类麻药包括乙醚、氯仿等。乙醚吸入麻醉适用于各种动物，其麻醉量和致死量差距大，所以安全度也大，动物麻醉深度容易掌握，而且麻醉后苏醒较快。其缺点是对局部刺激作用大，可引起上呼吸道黏膜液体分泌增多，再通过神经反射可影响呼吸、血压和心跳活动，并且容易引起窒息，故在乙醚吸入麻醉时必须有人照看，防止麻醉过深而出现上述情况。

（2）非挥发性麻醉剂：这类麻醉剂种类较多，包括巴比妥钠、戊巴比妥钠、硫喷妥钠等巴比妥类的衍生物，氨基甲酸乙酯和水合氯醛。这些麻醉剂使用方便，一次给药可维持较长的麻醉时间，麻醉过程较平衡，动物无明显挣扎现象。其缺点是苏醒较慢。

（3）中药麻醉剂：动物实验有时也用到像洋金花和氢溴酸冬莨菪碱等中药麻醉剂，但由于其作用不够稳定，而且常需加佐剂麻醉效果才能理想，故使用过程中不能得到普及，因而，多数实验室不选用这类麻醉剂进行麻醉。

2. 动物的麻醉方法

（1）全身麻醉

1）吸入法：用一块圆玻璃板和一个钟罩或一个密闭的玻璃箱作为挥发性麻醉剂的容器，多选用乙醚做麻药。麻醉时用数个棉球，将乙醚倒入其中，迅速转入钟罩或箱内，让其挥发，然后把待麻醉动物投入，间隔 4～6 分钟即可麻醉，麻醉后应立即取出，并准备一个蘸有乙醚的棉球小烧杯，在动物麻醉变浅时套在鼻上使其补吸麻药。本法最适于大鼠、小鼠的短期操作性实验的麻醉。

2）腹腔和静脉给药麻醉法：非挥发性和中药麻醉剂均可用作腹腔和静脉注射麻醉，操作简便，是实验室最常采用的方法之一。腹腔给药麻醉多用于大鼠、小鼠和豚鼠，较大的动物（如兔、狗等）则多用静脉给药进行麻醉。因为各种麻醉剂的作用长短以及毒性的差别，所以在腹腔和静脉麻醉时，一定要控制药物的浓度和注射量。

（2）局部麻醉：局部麻醉一般应用 0.5%～1.0% 盐酸普鲁卡因注射；眼、鼻、咽喉、黏膜表面麻醉可 2% 盐酸可卡因溶液，滴入后数秒钟即可进入麻醉。

麻醉注意事项：①静脉注射必须缓慢，同时观察肌肉紧张性、角膜反射和对皮肤夹捏的反应，当这些活动明显减弱或消失时，立即停止注射。配制的药液浓度要适中，不可过高，以免麻醉过急；但也不能过低，以减少注入溶液的体积；②麻醉时需注意保温，麻醉期间，动物的体温调节机能往往受到抑制，出现体温下降，可影响实验的准确性，此时常需采取保温措施；③做慢性实验时，在寒冷冬季，麻醉剂在注射前应加热至动物体温水平。

（二）实验动物采血方法

实验研究中，经常要采集实验动物的血液进行常规检查或某些生物化学分析，故必须掌握血液的正确采集（表 4-5、表 4-6）。

表 4-5　不同动物采血部位与采血量的关系

采血量	采血部位	动物品种
取少量血	尾静脉	大鼠、小鼠
	耳静脉	兔、狗、猫、猪、山羊、绵羊
	眼底静脉丛	兔、大鼠、小鼠
	舌下静脉	兔
	腹壁静脉	青蛙、蟾蜍
	冠、脚蹼皮下静脉	鸡、鸭、鹅
取中量血	后肢外侧皮下小隐静脉	狗、猴、猫
	前肢内侧皮下头静脉	狗、猴、猫
	耳中央动脉	兔
	颈静脉	狗、猫、兔
	心脏	豚鼠、大鼠、小鼠
	断头	大鼠、小鼠
	翼下静脉	鸡、鸭、鸽、鹅
	颈动脉	鸡、鸭、鸽、鹅
取大量血	股动脉、颈动脉	狗、猴、猫、兔
	心脏	狗、猴、猫、兔
	颈静脉	马、牛、山羊、绵羊
	摘眼球	大鼠、小鼠

表 4-6　常用实验动物的最大安全采血量与最小致死采血量

动物种类	最大安全采血量（ml）	最小致死采血量（ml）
小鼠	0.2	0.3
大鼠	1	2
豚鼠	5	10
兔	10	40
狼狗	100	500
猎狗	50	200
猴	15	60

第三节 动物实验常用麻醉药的用法与用量表

在动物实验中，手术前均将动物麻醉，以减轻或消除动物的痛苦，以保持安静。动物实验常用麻醉药的用法与用量见表4-7。

表 4-7 动物实验常用麻醉药的用法与用量

药物 （常用溶液浓度）	动物	给药途径、剂量（mg/kg）		麻醉维持时间和特点
戊巴比妥钠 （3%～5%）	犬、猫、兔	iv	25～40	2～4小时；中途补充5mg/kg，可维持1小时以上，对呼吸、血压影响较小，肌肉松弛不完全，但麻醉稳定，常用
		ip	30～40	
		SC	50	
	豚鼠、大鼠、小鼠	ip	40～50	
10%异戊巴比妥钠 （阿米妥钠）	兔、鼠	iv	40～50	2～4小时，对呼吸、血压影响小，肌松不全，麻醉不够稳定
		ip	30～100	
硫喷妥钠（5%）	犬、猫	iv	15～50	维持15～30分钟，iv宜缓，以免呼吸抑制。抑制呼吸严重，肌松不全
		ip	25～50	
	兔	iv	13～80	
		ip	50～80	
	大鼠	iv		
		ip	50	
乌拉坦（20%）	兔、猫	iv、ip	900～1250	2～4小时，对心功能影响较小，对呼吸及生理神经反射抑制作用小，毒性小，较安全，但作用弱
		PO	1000～1450	
	鼠	ip	1000～1500	
		im	1300	
	蛙	淋巴囊	2000	
苯巴比妥钠（10%）	犬	iv	30～100	约8小时，对呼吸血压影响较小，肌松不全，少用
		ip	80～100	
	猫	iv		
		ip	80～100	
氯醛糖 （2%）	犬	PO	100	约6小时，对血压及神经反射影响小、安全，但肌松不全，听觉抑制不深，适宜于心血管药物实验
		SC	100～150	
		iv	60～100	
	猫	SC	15～80	
		im	34	
	兔	iv	50～100	
	大鼠	ip	50～80	

注：SC＝皮下注射；iv＝静脉注射；ip腹腔注射；PO＝口服；im＝肌内注射。

第四节　实验标本的采集方法

一、血液的采集

常用的采血方法有割（剪）尾采血、眼眶静脉丛采血、断头采血、心脏采血、颈静脉（动脉）采血、股动脉（静脉）采血、耳静脉采血、前肢头静脉采血、后肢小静脉采血等。

二、尿液的采集

1. 代谢笼采集　代谢笼用于收集实验动物自然排出的尿液，是一种特别设计的为采集实验动物各种排泄物的密封式饲养笼，有的代谢笼除可收集尿液外，还可收集粪便和动物呼出的 CO_2。一般简单的代谢笼主要用来收集尿液。

2. 导尿法收集　施行导尿术，较适宜于犬、猴等大动物。一般不需要麻醉，导尿时将实验动物仰卧固定，用甘油润滑导尿管。对雄性动物，实验人员用一只手握住阴茎，另一只手将阴茎包皮向下，暴露龟头，使尿道口张开，将导尿管缓慢插入，导尿管推进到尿道膜部时有抵抗感，此时注意动作轻柔，继续向膀胱推进导尿管，即有尿液流出。雌性动物尿道外口在阴道前庭，导尿时于阴道前庭腹侧将导尿管插入阴道外口，其后操作同雄性动物导尿术。用导尿法导尿可采集到没有污染的尿液。如果严格执行无菌操作，可收集到无菌尿液。

3. 输尿管插管采集　一般用于要求精确计量单位时间内实验动物排尿量的实验。剖腹后，将膀胱牵拉至腹腔外，暴露膀胱底两侧的输尿管。在两侧输尿管近膀胱处用线分别结扎，于输尿管结扎处上方剪一小口，向肾脏方向分别插入充满生理盐水的插管，用线结扎固定插管，即可见尿液从插管滴出，可以收集。采尿过程中要用 38℃ 热生理盐水纱布遮盖切口及膀胱。

4. 压迫膀胱采集　实验人员用手在实验动物下腹部加压，手法要既轻柔又有力。当增加的压力使实验动物膀胱括约肌松弛时，尿液会自动流出，即可完成尿液收集。

5. 穿刺膀胱采集　实验动物麻醉固定后，剪去下腹部耻骨联合之上腹正中线两侧的被毛，消毒后用注射针头接注射器穿刺。取钝角进针，针头穿过皮肤后稍微改变角度，以避免穿刺后漏尿，然后刺向膀胱方向，边缓慢进针边回抽，直到抽到尿液为止。

6. 剖腹采集　剖腹暴露膀胱，直视下穿刺膀胱抽取尿液。也可于穿刺前用无齿镊夹住部分膀胱壁，从镊子下方的膀胱壁进针抽尿。

7. 反射排尿法采集　鼠类被人抓住尾巴提起即出现排尿反射，以小鼠的这种反射最明显。当鼠类被提起尾巴排尿后，尿滴挂在尿道外口附近的被毛上，不会马上流走，操作人员应迅速用吸管或玻璃管接住尿滴。

8. 膀胱插管法　将膀胱翻出腹外后，用丝线结扎膀胱颈部，阻断它同尿道的通路。然后在膀胱顶部避开血管剪一小口，插入膀胱漏斗，用丝线做以荷包缝合固定。漏斗最好正对着输尿管的入口处。注意不要紧贴膀胱后壁而堵塞输尿管。下端接橡皮管插入带刻度的容器内以收集尿液。

三、胸腔积液和腹水的采集

（一）胸腔积液的采集

收集胸腔积液常采用穿刺法。如果实验不要求动物继续存活，也可用处死动物剖胸取胸腔积液。穿刺部位在动物脊侧腋后线胸壁第 11～12 肋间隙穿刺较安全。此部位是肺最下界的外侧，既可避免损伤肺组织造成气胸，又易采集在隔肋窦的胸腔积液。此外，也可在腹侧胸壁近胸骨左侧缘第 4～5 肋间隙穿刺。

实验动物取立位或半卧位固定，局部皮肤去毛、消毒、麻醉，穿刺针头与注射器之间接三通连接装置，实验人员以左手拇指、食指绷紧局部皮肤，右手用带夹的橡皮管套上 12～14 号针头，沿肋骨前缘小心地垂直刺入（紧靠肋骨下缘处垂直进针），穿刺肋间肌时产生一定阻力，当阻力消失有落空感时，说明已刺入胸膜腔，用左手固定穿刺针，打开三通连接装置，缓慢抽取胸腔积液。

（二）腹水的采集

1. 抽取狗等大动物腹水　让狗按自然站立位固定，穿刺部位在耻骨前缘与脐之间，腹中线两侧。剪毛消毒，局部浸润麻醉。操作者左手拇指、食指紧绷穿刺部位的皮肤，右手控制穿刺深度做垂直穿刺。注意不可刺的太深，以免刺伤内脏。

2. 抽取大鼠、小鼠的腹水　用左手拇指及食指捏住动物颈部皮肤，无名指、小手指及手掌夹住其尾巴固定好动物，使其腹部略朝上，在腹股沟和腹中线之间，消毒皮肤，用 8 号针头刺入腹腔，如腹压高腹水自然流出，如腹水太少，可借助注射器抽取。

四、分泌液的采集

（一）阴道分泌物的采集

1. 滴管冲洗法　用消毒滴管吸取少量生理盐水仔细、反复冲洗被检雌性动物阴道，将冲洗液吸出滴在载玻片上晾干后染色镜检。也可直接将冲洗液置于低倍显微镜下观察，根据细胞类型变化鉴别实验动物动情周期中的不同时期。

2. 棉拭子法　用消毒棉拭子旋转插入动物阴道内，然后在阴道内轻轻转动几下后取出，即可进行涂片镜检。

3. 刮取法　用光滑的玻璃小勺或牛角制的小刮片慢慢插入阴道内，在阴道壁轻轻刮取一点阴道内含物，进行涂片镜检。

（二）精液的采集

1. 人工阴道套采精液法　本法适用于犬、猪、羊等大动物，采用特制的人工阴道套套在实验动物阴茎上采集精液。采精时，一手捏住阴道套，套住雄性动物的阴茎，以完全套住雄性动物的阴茎为佳，插入阴道套后，若实验动物发出低叫声，表明已经射精。

2. 阴道栓采精法　　本法是将阴道栓涂片染色，镜检凝固的精液。阴道栓是雄性大鼠、小鼠的精液和雌性阴道分泌物混合，在雌鼠阴道内凝结而成白色稍透明、圆锥形的栓状物，一般交配后 2～4 小时即可在雌鼠阴道口形成，并可在阴道停留 12～24 小时。

（三）乳汁的采集

选用哺乳期的实验动物，在早上采集乳汁量最多，用手指轻轻按摩实验动物乳头，使乳汁自然流出，如乳汁不能自然流出，可张开手掌从乳房基底部朝乳头方向按摩、挤压整个乳房，即可挤出乳汁。

五、消化液的采集

（一）唾液

1. 直接抽取法　　在急性实验中，可用吸管直接插入动物口腔或唾液腺导管抽吸唾液，此法简单，但易污染。

2. 制造腮腺瘘法　　在慢性实验中，收集狗的唾液，要用外科手术方法将腮腺导管开口移向体外，即以腮腺导管为中心，切成一直径 2～3cm 的圆形黏膜片，将此黏膜片，与周围组织分开，穿过皮肤切口引到颊外，将带有导管开口的黏膜片与周围的皮肤缝合，腮腺分泌的唾液就流出颊外。这种方法可以收集到较纯净的唾液。

（二）胃液

1. 直接收集胃液法　　急性实验时，先将动物麻醉，将插胃管经口插入胃内，在灌胃管的出口连接一注射器，用此注射器可收集到胃液，此法适用于狗等大型动物。

2. 制备胃瘘法　　在慢性实验中，收集胃液多用胃瘘法。制备小胃是将动物的胃分离出一小部分，缝合起来形成小胃，主胃与小胃互不相通，主胃进行正常消化，从小胃可收集到纯净的胃液。

（三）胰液和胆汁

在动物实验中，主要是通过对胰总管和胆总管的插管而获得胰液或胆汁。有时也可通过制备胰瘘和胆囊瘘来获得胰液和胆汁。

六、脑脊液的采集

（一）脊髓穿刺法

脊髓穿刺法主要用于狗、兔脑脊液的采集，穿刺部位在两髂连线中点稍下方第 7 腰椎间隙。动物轻度麻醉后，侧卧位固定，使头部及尾部向腰部尽量弯曲，剪去第 7 腰椎周围的被毛。消毒后在动物背部用左手拇指、食指固定穿刺部位的皮肤，右手持腰穿刺针垂直刺入，当有落空感及动物的后肢跳动时，表明针已达椎管内（蛛网膜下腔），抽去针芯，即见脑脊液流出。

（二）枕大孔直接穿刺法

枕大孔直接穿刺法主要用于大鼠脑脊液的采集，在大鼠麻醉后，头部固定于定向仪上。头颈部剪毛、消毒，用手术刀沿纵轴切一纵向切口（约 2cm），用剪刀钝性分离颈部背侧肌肉。为避免出血，最深层附着在骨上的肌肉用手术刀背刮开，暴露出枕骨大孔。由枕骨大孔进针直接抽取脑脊液。抽取完毕缝好外层肌肉、皮肤。

七、骨髓的采集

1. 大鼠、小鼠骨髓的采集　用颈椎脱臼法处死动物，剥离出胸骨或股骨，用注射器吸取少量的 Hank 平衡盐溶液，冲洗出胸骨或股骨中全部骨髓液。如果是取少量的骨髓作检查，可将胸骨或股骨剪断，将其断面的骨髓挤在有稀释液的玻片上，混匀后涂片晾干即可染色检查。

2. 大动物骨髓的采集　狗等大动物骨髓的采集可采取活体穿刺方法。先将动物麻醉、固定、局部除毛、消毒皮肤，然后估计好皮肤到骨髓的距离，把骨髓穿刺针的长度固定好。操作人员用左手把穿刺点周围的皮肤绷紧，右手将穿刺针在穿刺点垂直刺入，穿入固定后，轻轻左右旋转将穿刺针钻入，当穿刺针进入骨髓腔时常有落空感。狗骨髓的采集，一般采用髂骨穿刺。狗等大动物常用的骨髓穿刺点，胸骨：穿刺部位是胸骨体与胸骨柄连接处；肋骨：穿刺部位是第 5～7 肋骨各点的中点；胫骨：穿刺部位是股骨内侧、靠下端的凹面处。如果穿刺采用的是肋骨，穿刺结束后要用胶布封贴穿刺孔，防止发生气胸。

第五节　实验后动物处理

一、大鼠和小鼠的处死方法

1. 脊椎脱臼法　右手抓住鼠尾用力向后拉，同时左手拇指与食指用力向下按住鼠头。将脊髓与脑髓拉断，鼠便立刻死亡，这是小鼠最常用的处死方法。

2. 断头法　用剪刀在鼠颈部将鼠头剪掉，迅速将鼠身倒置放血，由于剪断脑脊髓和大量失血，会很快死亡。但易引起肺淤血，因此，重点观察肺部病变的实验，不宜采用此法。

3. 击打法　右手抓住鼠尾，提起，用力摔击其头部，鼠痉挛后立即死亡。或用小木槌用力击打鼠头部也可致死。

4. 急性失血法　可采用鼠眼眶动脉和静脉急性大量失血方法使鼠立即死亡。左手拇指和食指尽量将鼠头部皮肤捏紧，使鼠眼球突出。右手持弯头小镊，在鼠右侧眼球根部将眼球摘去，并将鼠倒置，头向下，此时血液很快从眼眶内流出。

5. 化学致死法　吸入 CO，大鼠、小鼠在 CO 浓度为 $0.2\%～0.5\%$ 环境中即可致死。

6. 其他　另外，皮下注射士的宁（小鼠 $0.76～2.0\text{mg/kg}$，大鼠 $3.0～3.5\text{mg/kg}$），吸入乙醚、氯仿均可致死。

二、家兔和狗的处死方法

1. 空气栓塞法　向动物静脉内注入一定量的空气，使动物发生空气栓塞，形成严重的血液循环障碍而死亡。一般家兔注入 20~40ml 空气，狗注入 80~150ml 空气即可致死。本法优点是处死方法简单、迅速，缺点是由于动物死于急性循环，各脏器淤血十分明显。

2. 急性失血法　先使动物麻醉，暴露股三角区或腹腔，再切断股动脉或腹主动脉，立即喷出血液。用一块湿纱布不断擦去切口周围处的血液和血凝块，同时不断地用自来水冲洗流血，使切口处保持通畅，动物在 3~5 分钟内即可死亡。采用本法动物十分安静，对脏器无损害，但器官贫血比较明显，是目前活杀采集病理标本较好的方法。

3. 其他　对家兔也可用木槌用力锤击其后脑部，损坏延脑，造成死亡。也可注入一定量的化学药物，如氰化钾溶液、甲醛溶液、士的宁等造成死亡。

三、动物尸体的处理

（1）凡是染色体变异或基因突变的生物、毒理学实验动物、病理学实验动物必须杀死后置入动物尸体焚烧炉焚烧并深埋，坑深在 1 米以上，同时撒上消毒药液如烧碱、漂白粉等。

（2）对带有病菌动物的尸体的处理必须在远离人群、不影响环境卫生、不构成环境污染的指定地点进行深埋，坑深在 1 米以上，同时撒上消毒药液如烧碱、漂白粉等。

（3）对于健康的实验动物，处死后按指定地点进行深埋，坑深在 0.5 米以上。

第五章 药理学实验的统计处理原则

第一节 计量资料的统计分析

计量资料，又称量反应资料，是对每个观察对象测量某项指标的数值大小所得的资料，如动物的体重、血压、心率、尿量、平滑肌收缩幅度等；其内涵的信息比计数资料丰富，是药效统计分析中最常用的资料类型。

一、总则

（1）一般用 t 检验或方差分析法检验。

（2）应写出各组均值、标准差及例数。

（3）不用标准误，必要时可用95％可信限。

统计处理之前注意点，①有无应舍数据：数据在 $X \pm 3\, SD$ 之外者可考虑舍弃；②有无方差不齐：可用方差齐性检验，如两组的标准差相差一倍以上时，不必检验即可判断为方差不齐；③有无明显偏态：可用正态性 D 检验，如均数两侧例数之差大于 $2 \times \sqrt{n}$ 时，不必检验即可判断为明显偏态；④有无不定值：有 <10、>30 等不定值的资料时，不宜用均数作 t 检验，可改用中位数表达，作 Mann-Whitney 秩和检验、等级和检验或序值法检验；⑤有无时序关系：有用药前及用药后（包括各时间）的资料，应以各组用药前后的变化值或变化率进行两组 t 检验，不宜用用药后实测值进行检验。

二、方法的选择

1. 同批资料

无明显偏态
- 两组对比
  - 方差相齐——t 值法
  - 方差不齐——t' 值法
- 多组对比
  - 综合对比——方差分析
  - 组间两两对比——t 值法

有明显偏态或有不定值——秩和检验，序值法

注意事项：有配对关系的用药前后比较，只有在确知对照组用药前后实测值无明显变化时，采用配对 t 检验才有意义。一般仍然采用两组用药前后的变化值或变化率作组间 t 检验。

2. 多批资料　一般仍然采用方差分析和 t 值法，必要时可采用析因 t 检验。

第二节　计数资料的统计分析

计数资料，又称质反应资料；这种资料中每个观察对象要先按类别、性质进行划分（如阳性、阴性，痊愈、未愈等），然后清点各区中观察对象的例数而获得数据资料。由于阳性率是对这类资料进行统计分析的最常用指标，也可称为"阳性率资料"。

一、总则

(1) 一般用 χ^2 检验或 u 检验。

(2) 应写出各组例数、阳性例数及阳性率。

(3) 药效统计中样本均不很大，以用 $\chi^2(2\times2)$ 法为好。

统计处理之前注意点，①样本是否太小：如两组总例数少于 40 且其中有数据小于 5，或数据中有 0 或 1 时，应改用精确概率法；②有无配对关系：当每一对象接受两种处理（两个疗程或左右两侧用药），应改用配对 χ^2 检验；③有无等级关系：有等级关系的资料（如痊愈、显效、有效、无效，＋＋＋、＋＋、＋、－等），应采用等级序值法，或 Ridit 法检验。

二、方法的选择

1. 两率对比

$$
\text{无配对关系}
\begin{cases}
\text{样本较大——}\chi^2(2\times2)\text{ 法}\\
\text{样本较小——精确概率法}
\end{cases}
$$

有配对关系——配对 χ^2 法

2. 多率对比

$$
\text{无等级关系}
\begin{cases}
\text{多率综合对比——}\chi^2(R\times C)\text{ 法}\\
\text{组间两两对比——}\chi^2(2\times2)\text{ 法}
\end{cases}
$$

有等级关系——Ridit 法，等级序值法

注意事项：①两率多组资料，应在组间两两对比；②两率多院资料，应分别算出各医院的有效率，再用合适方法计算总有效率，采用加权合并 χ^2 法较为严谨。

第三节　药效和剂量依赖关系（相关性）的统计分析

通常用剂量的对数值与药效强度做量效关系分析。如剂量选择适当，数据近似直线关系，可用各实测数据进行直线回归分析，写出回归方程式、回归系数及其显著性检验。

一、直线回归及其特点

如果两个变量（x, y）有相关关系，且相关系数的显著性测验有显著性，则可以

根据实验数据的各（x，y）值，归纳出由一个变量 x 的值推算另一个量 y 的估计值之函数关系，找出经验公式，这就是回归分析。若相关是直线相关，且要找的经验公式是直线方程。则称为直线回归分析。它是应用最广的一种，呈直线关系或能直线化的函数规律的资料都可进行直线回归分析。

把实验资料描成散点图时，各点并不恰在一直线上，要选择一条最合适的直线作为这种函数关系的代表，就要符合回归方程算出的理论 y_e 值与各实际 y 值越接近，则直线越合适的原则。于是规定：$\Sigma(y-y_e)^2$ 为最小的直线为回归直线，也就是实验 y 值与理论 y_e 值差值的平方和为最小（或各点与直线的纵距离的平方和为最小）是决定回归线的条件，这种方法称为最小二乘方或"最小二乘法"。其直线方程称直线回归方程，简称回归方程。

二、回归方程与回归系数

直线回归方程的通式是 $y_e=a+bx$，其中 y_e 是由 x 推算的估计值（理论值），故标为 y_e，a 是回归线在 y 轴上的截距，b 为回归系数（由 x 推算 y 的回归系数），即回归线的斜率，反映 y 随 x 变化的变化率。

三、回归与相关的关系

回归反映两变量间的依存关系，相关反映两变量间的互依关系，两者都是分析两变量间数量关系的统计方法，其实际的因果关系要靠专业知识判断，不要对实际毫无关联的事物进行回归或相关分析。

相关系数 r 与回归系数 b 的正负号一致，正值说明正比，负值说明反比，而且 b 或 r 与 0 的差异有否显著性的 t 测验是等值的，即 $t_r=t_b$。因 t_r 易算，故可用 t_r 代替 t_b 进行显著性测验，而且对任一个样本的 b 或 r 都应进行显著性测验，以说明 x 与 y 间有无直线关系。

四、等级相关分析

如果两个变量均为随机变量，但不服从正态分布，特别是其中有率或构成比等相对数的变量，或本来就是等级变量，要研究其相关性，可用等级相关分析（spearman 法），简介如下。

先将两变量从小到大分别排序，得出它们的序值。如果其中有相等的值，其序值都取其平均值。比如排序为 3，4 的两个 X 值相等，它们的序值均为 3.5。然后计算每对变量的序值之差，依次记为 d_1，d_2，d_3，…，d_n。按以下公式求等级相关系数 r_s。

$$r_s = 1\text{-}6\Sigma d^2/N(N^2-1)$$

等级相关系数 r_s 在等级相关分析中的意义与相关分析中的相关系数 r 一样，可反映两变量间是否存在相关性。

第四节　两药药效的等效性分析

要证明两药的药效相近，绝不能仅以 $P>0.05$ 为依据，必须作双向单侧 t 检验。下

面介绍一种简便、适用的"等效界值法":

$$L = D \times Ms - T \times Se$$
$$f = n_1 + n_2 - 2$$

说明:①式中 D 为等效性检验标准,通常生化指标取 5%,生理指标取 10%,药动学指标取 20%;②Ms 为标准药物组的均数,T 是自由度 f 下的单侧 t 值,Se 是两组的共同标准误;③先按计算公式算出等效界值 L,然后计算两组均数之差。如果均数差小于 L,表示等效性合格。

第六章 机能学基础性实验

实验一 坐骨神经-腓肠肌标本制备

【实验目的】

　　学习生理学实验基本的组织分离技术；学习和掌握制备蛙类坐骨神经-腓肠肌标本的方法；了解刺激的种类。

【实验原理】

　　蛙类的一些基本生命活动和生理功能与恒温动物相似，若将蛙的神经-肌肉标本放在任氏液中，其兴奋性在数小时内可保持不变。若给神经或肌肉一次适宜刺激，可在神经和肌肉上产生一个动作电位，肉眼可看到肌肉收缩和舒张一次，表明神经和肌肉产生了一次兴奋。在生理学实验中常利用蛙的坐骨神经-腓肠肌标本研究神经、肌肉的兴奋、兴奋性；刺激与反应的规律和肌肉收缩的特征等，制备坐骨神经-腓肠肌标本是生理学实验的一项基本操作技术。

【实验对象】

　　蟾蜍或蛙。

【实验器材和试剂】

　　任氏液、蛙类手术器械一套、金属探针（解剖针）、玻璃分针、蛙板（或玻璃板）、蛙钉、细线、培养皿、滴管、锌铜弓（或电子刺激器）。

【实验方法和步骤】

　　1. **破坏脑、脊髓**　取蛙一只，用自来水冲洗干净。左手握住蛙，使其背部向上，用大拇指或食指使头前俯。右手持探针由头颅后缘的枕骨大孔处垂直进针（图 6-1）。然后将探针向前刺入颅腔，左右摆动探针数次，捣毁脑组织。再将探针退回至枕骨大孔，使针尖转向后，刺入椎管，捣毁脊髓。若脑和脊髓破坏完全，蛙呼吸运动消失，四肢完全松软，失去一切反射活动。如蛙仍有反射活动，表示脑和脊髓破坏不彻底，应重新如上法破坏。

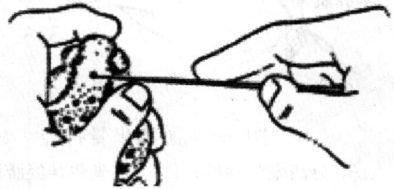

图 6-1　捣毁蟾蜍脊髓

　　2. **剪除躯干上部及内脏**　用左手捏住蟾蜍的脊柱，右手持粗剪刀在骶髂关节水平以上 0.5～1.0cm 处横断脊柱，连同皮肤、腹肌、脊柱一并剪断，然后左手握住蛙后肢，用拇指压住骶骨，使其头与前肢自然下垂，沿脊柱两侧剪除蛙的一切内脏及头胸部，注意不要伤及坐骨神经干。

　　3. **剥皮**　左手捏住脊柱的断端，右手捏住其皮肤的边缘，向下剥去全部后肢的皮肤（图 6-2）。将标本放在盛有任氏液的培养皿中。将手及使用过的探针、剪刀全部冲洗干净。

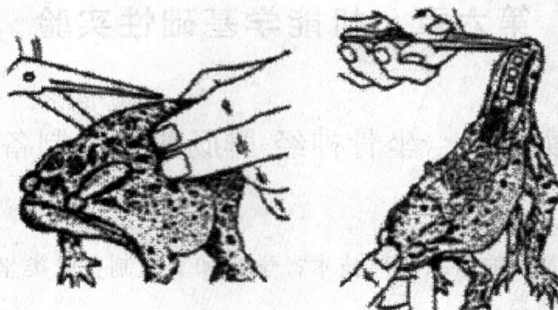

图 6-2　剪除躯干及内脏

4. **分离两腿**　分离脊柱两侧坐骨神经干，左手捏住脊柱断端，右手用粗剪刀剪去突出的骶骨，然后沿耻骨联合将脊柱盆骨分为两半。将一半后肢标本置于盛有任氏液培养皿中备用，另一半放在蛙板上备用。

5. **游离坐骨神经**

（1）制成坐骨神经-小腿的标本：左手捏住脊柱断端，将坐骨神经连同 2～3 节脊椎用粗剪刀从脊柱上剪下来。用镊子轻轻提起脊柱，自上而下剪去神经分支，直至腘窝（图 6-3A），并搭放在腓肠肌上。沿膝关节剪去股骨周围的肌肉，并将股骨刮净，用粗剪刀剪断股骨中部，制成坐骨神经-小腿的标本。

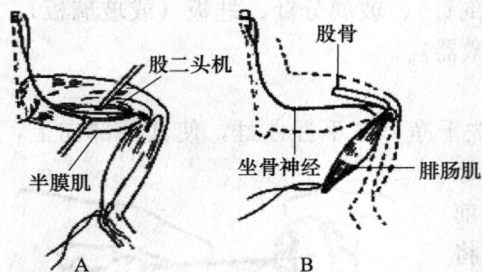

图 6-3　游离坐骨神经
A. 分离坐骨神经；B. 分离坐骨神经腓肠标本

（2）完成坐骨神经—腓肠肌标本：将脊柱和坐骨神经从腓肠肌上取下，分离小腿腓肠肌，用结扎线固定跟腱部。用粗剪刀剪去膝关节以下部分，保留腓肠肌，便制成了坐骨神经-腓肠肌标本（图 6-3B）。

6. **检验标本活性**　用沾有任氏液的锌铜弓触及一下（或电刺激刺激）坐骨神经或用镊子夹持坐骨神经中枢端，如腓肠肌收缩，说明标本的兴奋性良好。标本浸入盛有任氏液的培养皿中备用。

【注意事项】

（1）避免蛙血液污染标本，压挤、损伤和用力牵拉标本，不可用金属器械触碰神经干。

（2）在操作过程中，应给神经和肌肉滴加任氏液，防止表面干燥，以免影响标本的兴奋性。

（3）标本制成后须放在任氏液中浸泡数分钟，使标本兴奋性稳定，再开始实验效果会较好。

【思考题】

用各种刺激检验标本兴奋性时，为什么要从中枢端开始？

实验二 反射弧的分析

【实验目的】

掌握做脊蛙的方法。用脊蛙分析反射弧的各组成部分。

【实验原理】

在中枢神经系统参与下，机体对刺激的规律性应答称为反射。反射活动的结构基础是反射弧。反射弧包括5个基本组成部分：感受器、传入神经、神经中枢、传出神经和效应器。较复杂的反射需要较高级中枢部位的整合，而较简单的反射只需要通过中枢神经系统的低级部位就能完成。反射弧的结构和功能完整是实现反射活动的重要条件，其任何一个部分受到破坏，均不能实现反射活动。

【实验对象】

蟾蜍或蛙。

【实验器材和试剂】

蛙类手术器械一套、铁支架、肌夹、电刺激器、培养皿、烧杯、0.5%硫酸溶液、棉球、纱布等。

【实验方法和步骤】

1. 脊蛙的制备 取蛙一只，用金属探针破坏蛙的脑，保留脊髓。

2. 实验步骤 将动物俯卧位固定在蛙板上，于右侧大腿背侧纵行剪开皮肤，在股二头肌和半膜肌之间的沟内找到坐骨神经干，在神经干下穿一条细线备用。手术完成后，用肌夹夹住动物下颌，悬挂在铁支柱上（图6-4）。

【观察项目】

（1）用培养皿中的 0.5% H_2SO_4 浸没蛙左脚趾，观察有无曲肌反射活动。出现反应后，立即用清水洗净脚趾，再用纱布轻轻揩干。

（2）在左踝关节处做一环形切口，剥去左脚趾皮肤，重复前一项操作，并观察结果。

（3）用 0.5% H_2SO_4 溶液浸没右脚趾端，观察有无屈肌反射发生。刺激后用清水洗净。

（4）剪断右腿坐骨神经，然后重复项目（3），结果如何？

（5）将浸泡 1% H_2SO_4 溶液的纸片贴于蛙的腹部皮肤，观察四肢反应。

肌夹

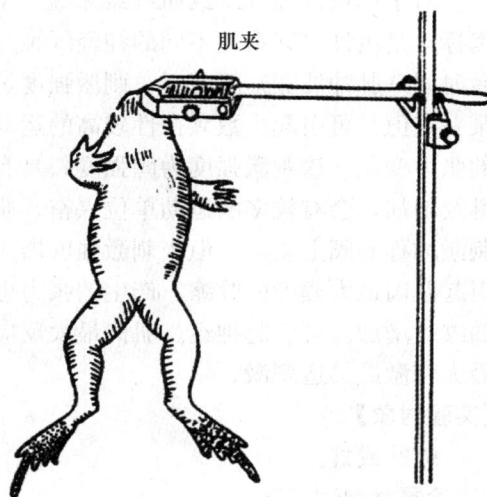

图 6-4 脊蛙的制备

（6）用探针插入脊蛙椎管，捣毁脊髓，重复上述第（5）项实验，观察四肢反应。

【注意事项】

（1）剥脱脚趾皮肤要完全，若剩留皮肤会影响实验结果。

（2）分离坐骨神经应尽量向上、并尽量剪断与其相连的分支。

【观察结果】

将实验结果填入表 6-1。

表 6-1　实验结果

实验项目	实验结果
0.5% H_2SO_4 浸没蛙左脚趾	
左踝关节处做一环形切口，剥去左脚趾皮肤，再用 0.5% H_2SO_4 浸没蛙左脚趾	
0.5% H_2SO_4 溶液浸没右脚趾端	
剪断右腿坐骨神经	
1% H_2SO_4 溶液的纸片贴于蛙的腹部	
探针捣毁脊髓，1% H_2SO_4 溶液的纸片贴于蛙的腹部	

【思考题】

分析实验项目栏中第 2、4、6 各项目结果产生的原因是什么？

实验三　刺激强度对肌肉收缩的影响

【实验目的】

观察刺激强度与肌肉收缩之间的关系；掌握阈刺激、阈下刺激、阈上刺激、最大（最适）刺激等概念。

【实验原理】

对于单根神经纤维或肌纤维来说，对刺激的反应具有"全或无"的特性。神经-肌肉标本是由许多兴奋性不同的神经纤维（细胞）-肌纤维（细胞）组成，在保持足够的刺激时间（脉冲波宽）不变时，刺激强度过小，不能引起任何反应；随着刺激强度增加到某一定值，可引起少数兴奋性较高的运动单位兴奋，引起少数肌纤维收缩，表现出较小的张力变化。该刺激强度为阈强度，具有阈强度的刺激叫阈刺激。此后随着刺激强度的继续增加，会有较多的运动单位兴奋，肌肉收缩幅度、产生的张力也不断增加，此时的刺激均称为阈上刺激。但当刺激强度增大到某一临界值时，所有的运动单位都被兴奋，引起肌肉最大幅度的收缩，产生的张力也最大，此后再增加刺激强度，不会再引起反应的继续增加。可引起神经、肌肉最大反应的最小刺激强度为最适刺激强度，该刺激称为最大刺激或最适刺激。

【实验对象】

蟾蜍或蛙。

【实验器材和试剂】

任氏液、肌槽、张力换能器（50～100g）、BL-420E+ 生物机能系统、刺激电极；蛙类手术器械一套、金属探针（解剖针）、玻璃分针、蛙板（或玻璃板）、蛙钉、细线、培养皿、滴管、双凹夹。

【实验方法和步骤】

1. 坐骨神经—腓肠肌标本的制备　方法有两种，其一制作成离体的坐骨神经-腓肠肌标本，见实验一（标本的制备）。

2. 仪器及标本的连接（图 6-5）　对于离体标本：将肌槽、张力换能器均用双凹夹固定于支架上；标本的股骨残端插入肌槽的小孔内并将其固定；腓肠肌跟腱上的连线连于张力换能器上。将坐骨神经轻轻平搭在肌槽的刺激电极上。将张力换能器和刺激电极连到生物机能系统上。打开计算机，启动生物机能系统信号采集处理系统，进入"刺激强度对骨骼肌收缩的影响"实验菜单。

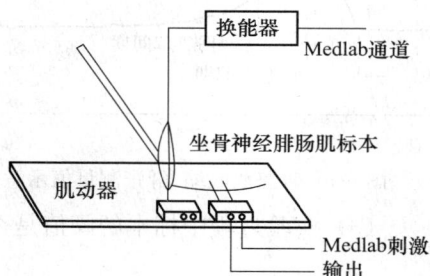

图 6-5　肌肉收缩的记录装置图

3. 使用单刺激方式，设置刺激参数　波宽调至并固定在 1ms，刺激强度从 100mV 开始逐渐增大；首先找到能引起肌肉收缩的最小强度，该强度即为阈强度。将刺激强度逐渐增大，观察肌肉收缩幅度是否随之增加，描记收缩曲线。继续增大刺激强度，直至肌肉收缩曲线的幅度不再随刺激增高为止，刚好引起最大收缩的刺激强度，即为最适刺激强度。

【注意事项】

（1）刺激之后必须让标本休息 0.5~1 分钟。实验过程中标本的兴奋性会发生改变，因此还要抓紧时间进行实验。

（2）整个实验过程中要不断给标本滴加任氏液，防止标本干燥，保持其兴奋性。

（3）标本制成后须放在任氏液中浸泡数分钟，使标本兴奋性稳定，再开始实验效果会较好。

【实验结果】

（1）描记"刺激强度与肌肉收缩张力之间的关系"曲线（图 6-6）。

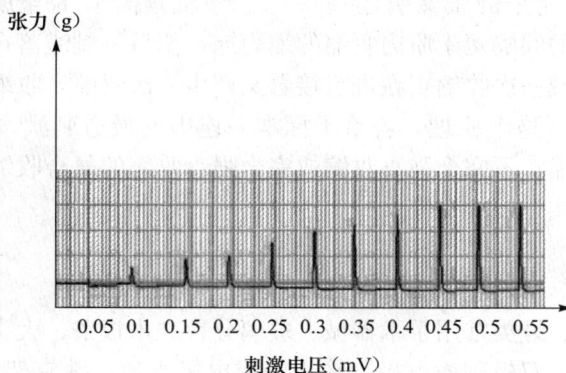

图 6-6　刺激强度与肌肉收缩之间的关系

（2）骨骼肌收缩包括收缩和舒张两个时期，可测量的值有峰值（最大值）、张力增量（发展张力）、收缩期和舒张 1/2 间期（图 6-7）。本实验要求统计全班各组的结果以平均值±标准差表示，并绘制不同刺激强度与腓肠肌收缩张力增量的关系曲线。

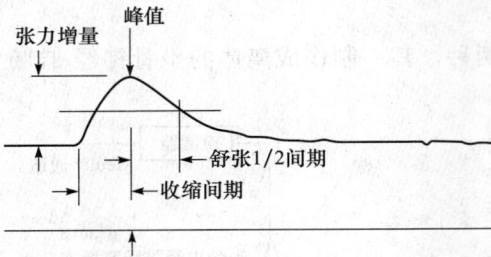

图 6-7　骨骼肌收缩/舒张测量值示意图

（3）实验过程中标本的阈值是否会改变？为什么？

【思考题】

（1）引起组织兴奋的刺激必须具备哪些条件？

（2）何为阈下刺激、阈刺激、阈上刺激和最适刺激？在阈刺激和最适刺激之间为什么肌肉的收缩随刺激强度增加而增加？

实验四　刺激频率对肌肉收缩的影响

【实验目的】

观察用不同频率的最适刺激刺激坐骨神经对腓肠肌收缩形式的影响及其特征。了解和掌握单收缩、复合收缩、强直收缩特征和形成的基本原理。

【实验原理】

蛙的坐骨神经肌肉标本单收缩的总时程约为 0.11s，其中潜伏期、缩短期共占 0.05s，舒张期占 0.06s（图 6-8）。若给予标本相继两个最适刺激，使两次刺激的间隔小于该肌肉收缩的总时程时，则会出现一连续的收缩，称为复合收缩（或收缩总和）。若两个刺激的时间间隔短于肌肉收缩总时程，而长于肌肉收缩的潜伏期和缩短期时程，使后一刺激落在前一刺激引起肌肉收缩的舒张期内，则出现一次收缩尚未完全舒张又引起一

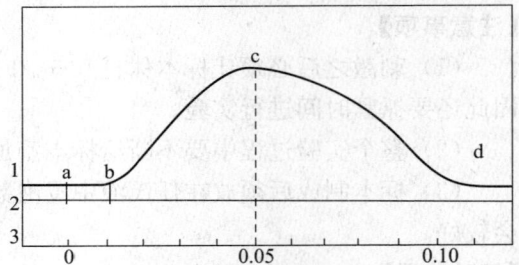

图 6-8　单收缩

ab 潜伏期，bc 缩短期，cd 舒张期

次收缩；若两次刺激的间隔短于肌肉收缩的缩短期，使后一刺激落在前一次刺激引起收缩的缩短期内，则出现一次收缩正在进行接着又产生一次收缩，收缩的幅度高于单收缩的幅度（图 6-9）。根据这个原理，若给予标本一连串的最适刺激，则因刺激频率不同会得到一连串的单收缩、不完全强直收缩或完全强直收缩的复合收缩（图 6-10）。

【实验对象】

蟾蜍或蛙。

【实验器材和试剂】

任氏液、液滴管、蛙类常用手术器械、玻璃分针、木板条、大头钉、蛙心夹、蛙心套管、细钢丝、纱布、双极刺激电极、橡皮泥或电极支架、铁支架、BL-420E$^+$生物机能系统、张力换能器等。

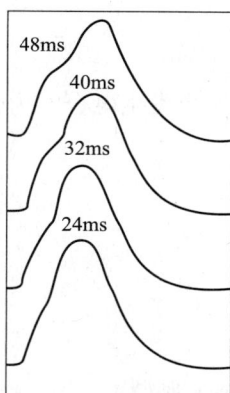

图 6-9 相继两个刺激引起的收缩
总和曲线上数字为两次刺激间隔时间

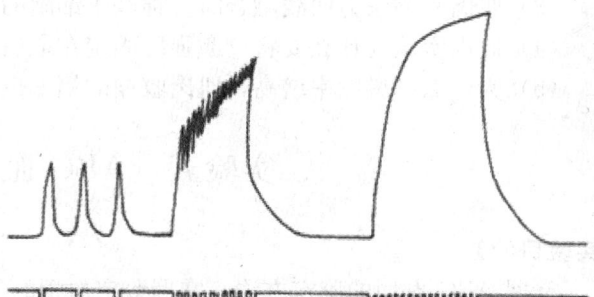

图 6-10 不同刺激频率对肌肉收缩的影响

【实验方法和步骤】

（1）坐骨神经—腓肠肌标本的制备。

（2）仪器及标本的连接见实验二；当用计算机生物信号采集处理系统进行实验时，则打开计算机，启动生物信号采集处理系统，进入"刺激频率对骨骼肌收缩的影响"模拟实验菜单。

（3）以波宽为 1ms，从最小刺激强度开始逐渐增加刺激强度对肌肉进行刺激，找到刚刚引起肌肉最大收缩的刺激强度，即为该标本的最适刺激强度，整个实验过程中均固定在此刺激强度上（一般为 5～7.5V）。

（4）用单刺激作用于坐骨神经，可记录到肌肉的单收缩曲线。

（5）用双刺激作用于坐骨神经，使两次刺激间隔时间为 0.06～0.08s，记录复合收缩曲线（纸速 25～50mm/s）。

（6）将刺激方式置于"连续"，其余参数固定不变，用频率为 1、6、10、15、20、30Hz 的连续刺激作用于坐骨神经，可记录到单收缩、不完全强直收缩和完全强直收缩曲线（纸速 2～10mm/s）。

【注意事项】

（1）经常给标本滴加任氏液，保持标本良好的兴奋性。

（2）连续刺激时，每次刺激持续时间要保持一致，不得超过 3～4s（为什么？），每次刺激后要休息 30s 以免标本疲劳。

（3）若刺激神经引起的肌肉收缩不稳定时，可直接刺激肌肉。

（4）可根据实际需要调整刺激频率。

【实验结果】

标记不同的收缩曲线，然后进行剪辑、粘贴（或打印）。统计全班各组的结果，以平均值±标准差表示，绘制不同刺激频率与腓长肌收缩张力增量（最大时）的关系曲线。

【思考题】

（1）何为单收缩？单收缩的潜伏期包括了哪些时间因素？对有神经和无神经的标本

有何差异？

（2）何为不完全强直收缩、完全强直收缩？它们是如何形成的？

（3）肌肉收缩张力曲线融合时，神经干细胞的动作电位是否也发生融合？为什么？

（4）此次实验为什么要将刺激强度固定在最适刺激强度？

（5）为什么刺激频率增高，肌肉收缩的幅度也增高？

实验五　ABO 血型鉴定

【实验目的】

掌握 ABO 血型的鉴定方法，掌握鉴定血型的意义，了解本人血型。

【实验原理】

血型是根据红细胞膜上的特异抗原的类型而定的。抗原与对应抗体结合，会产生抗原抗体反应。将受试者红细胞分别加入标准 A 型血清与标准 B 型血清，观察有无凝集现象，从而测知红细胞膜上是否有 A 型或 B 型凝集原，判断血型。

【实验对象】

血液。

【实验器材和试剂】

采血针、玻片、滴管、1ml 吸管、小试管、牙签、试管架、标准 A 型血清与标准 B 型血清、生理盐水、75％乙醇、碘酒、棉球、消毒棉签。

【实验方法和步骤】

（1）用 75％酒精棉球消毒左手无名指及采血针，用消毒采血针刺破皮肤，滴 1 滴血于盛有 1ml 生理盐水的小试管中，制成红细胞混悬液。

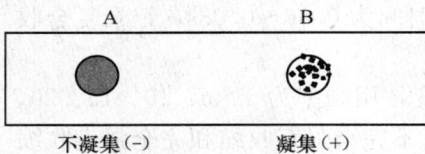

图 6-11　A 凝集素与 B 凝集素滴在玻片

（2）将标准抗 A 凝集素与抗 B 凝集素各 1 滴，滴在玻片两侧，分别标明（图 6-11）。

（3）用滴管吸取红细胞混悬液分别滴一滴于玻片两侧血清上，用两支牙签分别混匀。

（4）15 分钟后观察玻片有无凝集现象（表 6-2）。

表 6-2　血型鉴定试验结果与判定

血型	诊断血清的凝集反应	
	抗 A	抗 B
A	+	−
B	−	+
AB	+	+
O	−	−

【注意事项】

（1）红细胞悬液不能太浓或太淡，否则可出现假阴性反应。

（2）吸取凝集素和红细胞混悬液时应使用不同的专用滴管。

（3）抗 A 凝集素与抗 B 凝集素不能混合。

【思考题】

血型相同为什么还要做交叉配血试验？

实验六　影响血液凝固的因素

【实验目的】

了解影响血液凝固的因素。

【实验原理】

血液凝固分为内源性凝血和外源性凝血两条途径，内源性凝血是指参与血液凝固的因子全部存在于血浆中，而外源性凝血是在组织因子的参与下血液凝固的过程。本实验直接从静脉抽血，血液几乎没和组织因子接触，凝血过程主要是内源性凝血。血液凝固受许多因素影响，包括凝血因子、温度、接触面的光滑程度等。

【实验对象】

血液。

【实验器材和试剂】

试管架、5ml 注射器 2 副、小烧杯、秒表、冰块、液状石蜡、肝素、草酸钾、木屑灰、干净小试管 10 支。

【实验方法和步骤】

（1）准备 5 支干净试管，分别放入草酸钾、枸橼酸盐、液状石蜡、棉花及有冰块的小烧杯中。

（2）用干洁注射器取血，当血液进入空针时开始计时，抽血 10ml，分别装于以上 5 支准备好的试管和一支不加任何物质的干洁试管中。每过 30s 倾斜试管 1 次，观察血液是否凝固，直至血液不再流动为止，记录血液凝固的时间。

【注意事项】

（1）加强分工合作，计时需及时准确。最好由一位同学负责将血液加入各试管，其他同学各掌握 1 支试管，每隔半分钟观察 1 次。

（2）手不可接触试管底部。

（3）试管、注射器及小烧杯必须清洁干燥。

【思考题】

内源性凝血和外源性凝血有哪些区别？

实验七　红细胞渗透脆性

【实验目的】

通过观察红细胞对不同浓度的低渗盐溶液的抵抗力，加深理解细胞外液渗透张力对维持红细胞正常形状与功能的重要性，学习测定红细胞渗透脆性的方法。

【实验原理】

红细胞对低渗盐溶液具有一定的抵抗力，这种抵抗力的大小，可以作为红细胞渗透脆性的指标。抵抗力小，表示渗透脆性大；反之则表示渗透脆性小。同一个体的红细胞，其渗透脆性并不完全相同。将血液滴入不同浓度的低渗 NaCl 溶液中，开始出现溶血现象的 NaCl 溶液浓度，为该血液红细胞的最小抵抗力，即最大脆性值（正常为 0.40%～0.44% NaCl 溶液）；出现完全溶血时的低渗 NaCl 溶液的浓度，则为该血液红细胞的最大抵抗力，即最小脆性值（正常为 0.32%～0.36%NaCl 溶液）。生理学上将能使悬浮于其中的红细胞保持正常体积和形状的溶液称为等张溶液。等张溶液一定是等渗溶液，但等渗溶液不一定是等张溶液，如 1.9%尿素溶液。

【实验对象】

人或动物。

【实验器材和试剂】

1% NaCl 溶液，0.85% NaCl 溶液，蒸馏水，1.9%尿素溶液，75%乙醇，碘酒；试管架，小试管（10mm×75mm）15 支，2ml 吸管 4 支，显微镜，载玻片，盖玻片，消毒的 5ml 注射器及 8 号针头，棉签。

【实验方法和步骤】

1. 制备各种浓度的低渗盐水溶液　取干净小试管 12 支，依次编号排列在试管架上，按表 6-3 分别用 2 支 2ml 吸管向各小试管内加入 1% NaCl 溶液和蒸馏水，混匀，配制成从 0.68%～0.24%12 种不同浓度的 NaCl 低渗溶液（表 6-3）。

表 6-3　各种浓度的低渗盐水溶液配制表

试管编号	1	2	3	4	5	6	7	8	9	10	11	12
1% NaCl (ml)	1.70	1.60	1.50	1.40	1.30	1.20	1.10	1.00	0.90	0.80	0.70	0.60
蒸馏水 (ml)	0.80	0.90	1.00	1.10	1.20	1.30	1.40	1.50	1.60	1.70	1.80	1.90
NaCl 浓度（%）	0.68	0.64	0.60	0.56	0.52	0.48	0.44	0.40	0.36	0.32	0.28	0.24

另取 3 支小试管，编号 13～15，分别用 2ml 吸管加入 0.85%NaCl、1.9%尿素溶液和蒸馏水 2.5ml。

2. 采血　如用人血，先用碘酒、乙醇消毒皮肤后，再用灭菌干燥的注射器从肘正中静脉取血 1ml；如用狗血，可不必消毒注射器和针头，由小腿皮下静脉采血；如用兔血，可由心室或耳缘静脉取血。

3. 混合　取血后立即依次向 15 支试管内各加血一滴，血滴大小要尽量保持一致，轻轻颠倒混匀，切勿用力振摇。进行下列观察。

【观察项目】

（1）观察第 13、14、15 管的变化，比较其溶血情况，并分析原因。其余 12 管在室温下静置 1 小时。根据混合液的颜色和浑浊度的不同区分为下列三种现象：①小试管内液体完全变成透明红色，管底无细胞，说明红细胞全部破裂，称为全部溶血；②小试管内液体下层为混浊红色，表示有未破裂的红细胞，而上层出现透明红色，表示部分红细胞破裂，称为不完全溶血；③小试管内液体下层为混浊红色，上层为无色透明的液体，说明红细胞完全没有破裂。

（2）记录所测定的红细胞脆性范围（即开始出现溶血时的 NaCl 溶液浓度与完全溶血时的 NaCl 溶液浓度）。

（3）取第 6 管和第 13 管混合液各一滴，放在载玻片上，加上盖玻片，在显微镜观察红细胞形态，比较其差别。

【注意事项】

（1）配制不同浓度的 NaCl 溶液时应力求准确无误。

（2）抽取静脉血液速度应缓慢；向试管滴加血液时要靠近液面，使血滴轻轻滴入溶液中，避免人为造成红细胞破裂而出现溶血假象。

（3）为使各管加血量相同，加血时持针角度应一致。

（4）观察结果应在光明亮处，必要时吸取试管底部悬液一滴，在显微镜下观察。

实验八　肺通气量的测定

【实验目的】

了解人体肺通气量的测定方法和正常通气量。

【实验原理】

为了维持机体正常的新陈代谢，肺需要不断地与外界大气进行气体交换，即肺通气。测定肺通气量是评定肺功能的指标之一。肺通气量的测定主要包括潮气量、补吸气量、补呼气量、肺活量、时间肺活量和最大通气量的测定，尤以肺活量和时间肺活量更具有临床意义。

【实验对象】

人。

【实验器材和试剂】

FJD-80 单筒肺量计、橡皮吹嘴、鼻夹、75％乙醇。

【实验方法和步骤】

1. 仪器的安装及检查　将肺量计安放平稳，水筒内加水至水位标志线。装好记录纸和笔，安上螺纹管和三通管，调 0 位调节旋钮至 0 位，使筒无摩擦。浮筒内充气使记录笔移动至 5 刻度线作为基线位置，关上放气阀，装上消毒后的橡皮吹嘴，接通电源。整个装置见图 6-12。

2. 潮气量、补吸气量、补呼气量和肺活量的测定　受试者闭眼静坐，衔好消毒的橡皮吹嘴，用鼻作平静呼吸。而后夹鼻，用口呼吸。待适应后，旋三通活门使受试者呼吸筒内气体。同时按下鼓速开关"3"（慢速），即可记录出不同呼吸状态下的呼吸曲线。

（1）潮气量：正常平静呼吸，每次吸或呼出的气量，约 500ml。

（2）补吸气量：记录 3～5 次平静呼吸后，在吸气末，再尽力吸气所能吸入的气量，可吸入 1500～2000ml。

（3）补呼气量：在平静呼气末，再尽力呼气所能呼出的气量，可呼出 900～1200ml。

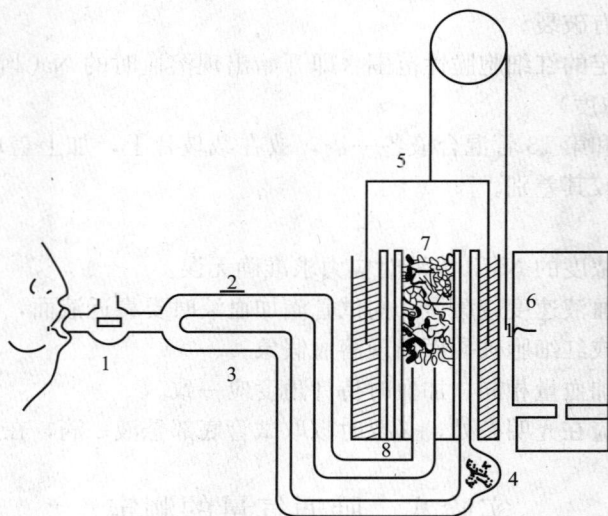

图 6-12　肺量计

（4）肺活量：在平静呼吸后，命受测者用最大能力深吸气，继之以最大能力深呼气，所呼出气量，男性约 3500ml，女性约 2500ml。

待上述项目完成后，关上记录开关，放开鼻夹，旋三通活门与大气相通。数据可从记录纸上所标数字读取出来。呼吸曲线参见图 6-13。

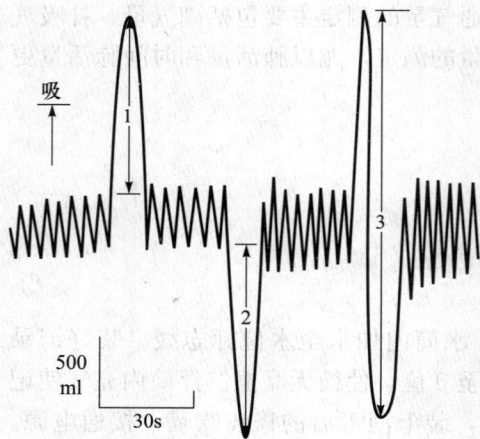

图 6-13　肺活量组成成分的分析
1. 补吸气量；2. 补呼气量；3. 肺活量

3. 时间肺活量的测定　肺量计内重新充新鲜空气 5L。受试者预试后（同上述项目），在平静呼吸 3～4 次后，命其最大限度深吸气，然后以最快的速度、最大能力深呼气，鼓速开关选用"1"（快速），记录其第一秒、第二秒和第三秒钟内呼出的气量，并计算出它们占全部呼出气量的百分比。正常人各为 83％、96％和 99％。

4. 最大通气量的测定　受试者戴鼻夹呼吸筒内新鲜空气数次，然后令其以最深最快的速度呼吸 15s，用鼓速开关"2"（中速）记录其呼吸曲线。根据曲线高度计算 15s 内的呼出气或吸入气的总量，然后乘以 4，即为每分钟最大通气量。

【观察项目】

（1）观察第 13、14、15 管的变化，比较其溶血情况，并分析原因。其余 12 管在室温下静置 1 小时。根据混合液的颜色和浑浊度的不同区分为下列 3 种现象：①小试管内液体完全变成透明红色，管底无细胞，说明红细胞全部破裂，称为全部溶血；②小试管内液体下层为混浊红色，表示有未破裂的红细胞，而上层出现透明红色，表示部分红细胞破裂，称为不完全溶血；③小试管内液体下层为混浊红色，上层为无色透明的液体，说明红细胞完全没有破裂。

（2）记录所测定的红细胞脆性范围（即开始出现溶血时的 NaCl 溶液浓度与完全溶血时的 NaCl 溶液浓度。）

（3）取第 6 管和第 13 管混合液各一滴，放在载玻片上，加上盖玻片，在显微镜观察红细胞形态，比较其差别。

【注意事项】

（1）实验前应检查浮筒有无漏气、漏水现象。

（2）受试者应按要求测试，不能看着描记呼吸。

（3）受试者被测试前应预先练习，以期适应。

【思考题】

分析肺活量和时间肺活量的意义有何不同？

实验九　呼吸运动的调节

【实验目的】

本实验学习描记哺乳动物呼吸运动的方法；观察某些因素对呼吸运动的影响。

【实验原理】

呼吸运动能有节律地进行，并能适应机体代谢的需要，有赖于呼吸中枢的调节作用，体内外各种刺激可以作用于中枢或通过不同的感受器反射性地影响呼吸运动，使肺通气发生适应性改变。

【实验对象】

兔子。

【实验器材和试剂】

哺乳动物手术器械一套、兔手术台、气管套管、注射器（20ml、5ml 各一副）、50cm 长的橡皮管一条、机械换能器、20％乌拉坦、3％乳酸、生理盐水、纱布、棉线。

【实验方法和步骤】

1. 麻醉与固定　兔称重后，由耳缘静脉注射 20％乌拉坦溶液（5ml/kg），待麻醉后，固定于兔台上。

2. 手术　剪去颈部的兔毛，于颈部正中切开皮肤，切口长 5～7cm，用止血钳钝性分离皮下软组织，暴露气管，在喉下将气管和食管分开，然后在气管上做"倒T"型切口，插入 Y 型气管套管，用棉线结扎固定。在两侧颈总动脉旁分离出迷走神经，在其下方穿线备用，最后用热生理盐水纱布覆盖手术野。

3. 膈肌运动描记　在剑突下方沿腹白线做一长约 4cm 切口，将剑突表面组织剥离（图 6-14），用有齿镊

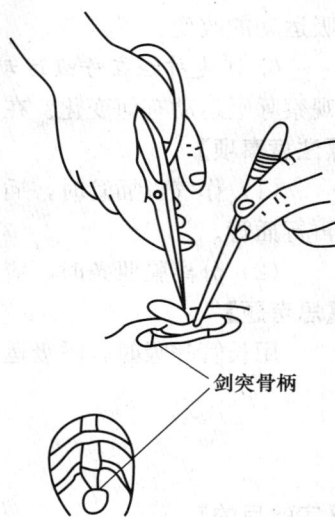

剑突骨柄

图 6-14　膈肌运动描记

夹住剑突软骨的边缘，将其提起，可见剑突内侧附着的膈肌条，于膈肌条的远端穿一长线将其结扎，剪断剑突软骨将其游离。然后将结扎线与机械换能器相连，由生理记录仪描记呼吸运动曲线。

【观察项目】

　　1. 描记正常呼吸运动曲线（图 6-15）

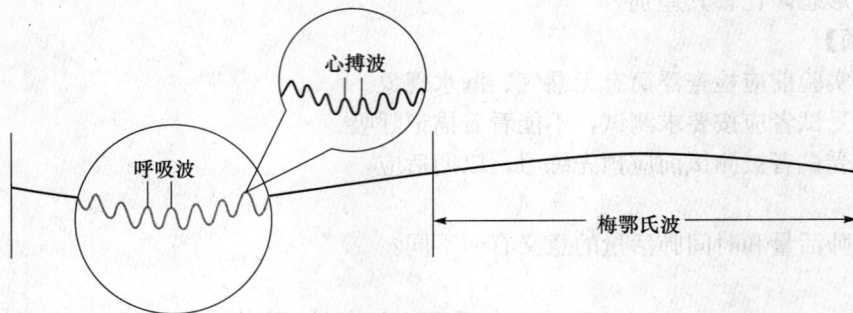

图 6-15　正常呼吸运动曲线

　　2. CO_2 对呼吸运动的影响　　将装有 CO_2 的球胆管口对准气管套管的一侧管开口，并将球胆管上的螺旋逐渐打开，观察呼吸运动的变化。

　　3. 缺氧对呼吸运动的影响　　将气管套管的一侧管通过一只钠石灰瓶与盛有一定量空气的球胆相连，操作者用食指堵塞气管套管的另一侧管，使动物呼吸球胆内的空气，此时，动物呼出的 CO_2 可被钠石灰吸收，球胆内的空气越来越少，观察其对呼吸运动的影响。

　　4. 增大无效腔对呼吸运动的影响　　用止血钳将气管套管的一侧夹闭，描记一段运动，然后在另一侧连接一长 50cm 的橡皮管，使无效腔增大，观察其对呼吸运动的影响。

　　5. 血液酸碱度对呼吸运动的影响　　由耳缘静脉注入 3％乳酸溶液 1～2ml，观察呼吸运动的改变。

　　6. 迷走神经在呼吸运动中的作用　　描记一段呼吸曲线后，先切断一侧迷走神经，观察呼吸运动有何变化？在切断另一侧迷走神经，呼吸频率有何改变？

【注意事项】

　　（1）作气管插管时，插管前应注意对气管剪口处进行止血，并将气管内清理干净，再行插管。

　　（2）分离膈肌条时，应避免气胸的发生。

【思考题】

　　用长管呼吸时，呼吸运动有何变化？为什么？

实验十　蛙心灌流

【实验目的】

　　（1）学习离体蛙心的灌流方法。

（2）观察灌流液中几种离子浓度的改变，相应受体的激动剂和阻滞剂对心脏收缩活动的影响。

【实验原理】

心肌细胞具有自动节律性，离体心脏在无神经支配情况下，能维持一定时间节律性跳动，但必须保持一个适宜环境，包括理化环境的稳定和营养物质的供应，如离子浓度、温度、酸碱度、渗透压、氧和营养物质的供应等。本实验利用离体心脏灌流方法，以任氏液人工灌流心脏，通过仪器描记心脏活动曲线，观察 Na^+、K^+、Ca^{2+} 以及肾上腺素、乙酰胆碱的单一作用，硫酸阿托品和乙酰胆碱共同作用等因素对离体心脏的影响。说明正常心脏活动有赖于内环境的相对稳定。

【实验对象】

蟾蜍或蛙。

【实验器材和试剂】

蛙手术器械一套，蛙心夹，蛙心灌流套管，铁支架，蛙板，滴管，丝线，两个烧杯，张力换能器，生物机能实验系统 BL420-E$^+$；任氏液，0.65％ NaCl，1％ KCl，1％ CaCl$_2$，0.01％肾上腺素，0.01％乙酰胆碱，3％乳酸，阿托品 0.5mg/ml，2.5％ NaHCO$_3$。

【实验方法和步骤】

1. 实验准备操作

（1）对蛙行双刺毁，仰卧固定于蛙板上，用铁剪刀剪去胸壁，再用眼科剪小心地剪开心包膜，暴露心脏，识别心脏动脉球、静脉窦（背面）等结构（图 6-16 甲、乙、丙）。用蛙心夹夹住蛙心尖部，蛙心夹用线固定在蛙板上，松紧以动脉、心房、心室拉直呈水平位为合适。于主动脉分支下预埋一条棉线做一虚结备用。把主动脉左支上端结扎，在近动脉球处剪一向心斜切口（注意要剪破血管内膜，每次心脏收缩时有血自切口涌出，但不要把血管剪断。剪口位置视套管尖端长度与心脏大小而定），左手用眼科镊提起切口缘，右手将注有任氏液的斯氏套管插入动脉干内，然后左手持左侧血管分支上的结扎线向外拉，右手将蛙心套管送入动脉球；把蛙心夹上的连线从固定物上取下，提起心尖，使心室与动脉球呈 100°～200°的钝角，然后当心室缩紧时把套管平直往心室方向推进。当感觉套管进入心室后再把心尖放平，随即将套管稍向心室推进，调整合适位置，可见套管内液面随心跳而升降。即将已作虚结的丝线把血管和套管固定起来，余线则扎于套管的玻璃小钩上，以免心脏滑脱。提起套管，剪断与心脏相连的血管和组织（注意勿损伤静脉窦及左右心房），摘出心脏。用任氏液洗去心内外的余血后，注入新鲜任氏液备用。可在套管的下 1/3 处结一线作为标志，每次换任氏液时使液面与此线相平。

（2）接好生物机能系统和张力换能器（图 6-17），选用适当参数，待记录。

2. 实验项目

（1）描记正常心跳曲线并分析其疏密、规律性、幅度、顶点及基线的含义。

（2）温度的影响：把套管内换成 4℃任氏液，同时做好标记，观察曲线变化，待效应明显后，即换入室温任氏液。待曲线恢复正常后，再进行下一项目。以下均如此。换入 40℃的任氏液，如上观察。本项也可改以冰块、40℃热水接触静脉窦，效果更明显。

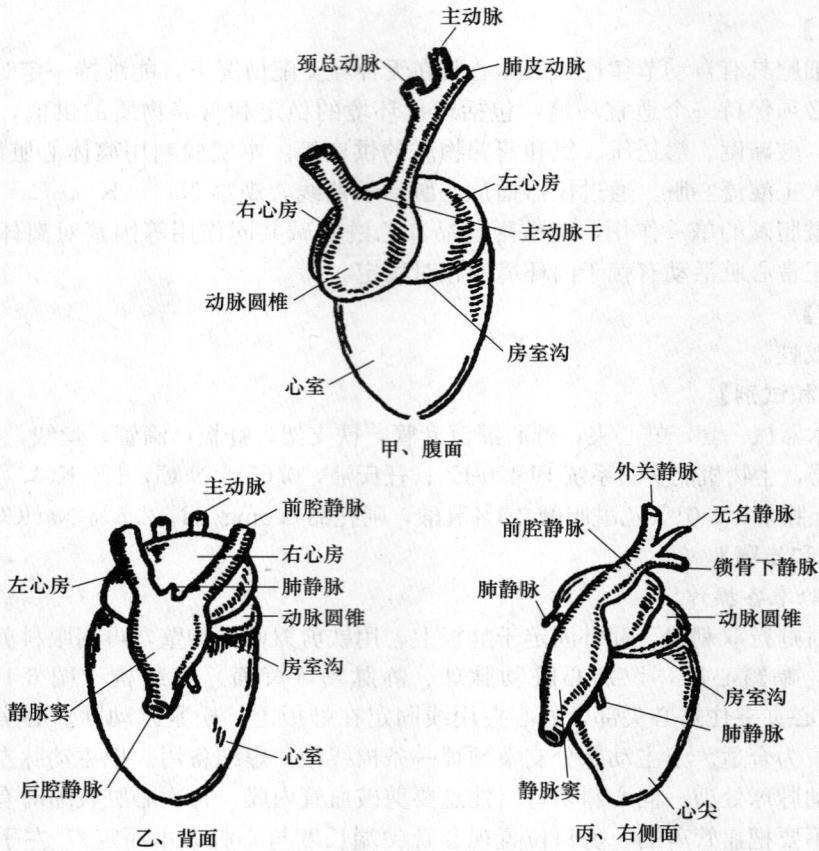

图 6-16 蛙心的外形

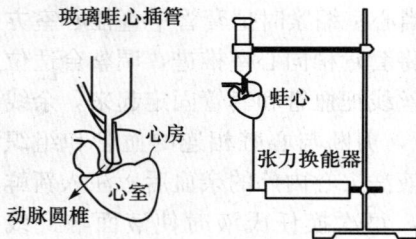

图 6-17 蛙心插管示意图

（3）离子的影响：换入 0.65% NaCl；任氏液中加入 1～2 滴 1% $CaCl_2$ 混匀；加 1～2 滴 1% KCl 于新换的管内全部任氏液中，混匀。观察各自的效应。

（4）酸碱的影响：加 2.5% $NaHCO_3$ 1 滴，混匀；加 3% 乳酸 1 滴，待效应明显后，再加 1 滴 2.5% $NaHCO_3$，观察曲线的变化。

（5）递质的作用：加 0.01% 肾上腺素 1～2 滴，混匀，观察曲线的变化；加 0.01% 乙酰胆碱 1 滴，混匀，观察曲线的变化。

【注意事项】

（1）制备标本时，应按指导试探着插管，尽量避免损伤心脏（包括静脉窦）。

（2）勿混用滴加试剂的试管；加试剂应由少到多，作用不明显再补加；加后立即用滴管搅匀，使之迅速发挥作用；出现明显效应后，应立即吸出全部灌流液，并以新鲜任氏液换洗，直至恢复正常。

（3）随时滴加任氏液于心脏表面，使之保持湿润状态。

（4）固定换能器时应稍向下倾斜，以免自心脏滴下的水流入换能器内造成短路。

【思考题】

（1）保证记录连续，及时在曲线上加以注释，分析各现象产生的原因。

（2）分析有的蛙心标本套管内液面升降不明显的原因并提出相应的对策。

（3）实验过程中套管内液面为什么每次都应保持一定的高度？

（4）高 Ca^{2+} 任氏液与肾上腺素引起的心脏活动变化有何不同？为什么？

实验十一　心肌兴奋性的变化及蛙心起搏点的确定

【实验目的】

学习记录在体蟾蜍心脏活动的描记方法，并通过观察记录期前收缩和代偿间歇，了解心肌兴奋性的特征；通过改变心脏不同部位的温度和通过结扎阻断窦-房或房-室兴奋传导，观察蛙心起搏点和心脏不同部位自律性的高低。

【实验原理】

两栖动物心脏的起搏点位于静脉窦，此处的自动节律最高，心房和心室的细胞虽然也有自动节律性，但比较低，正常情况下服从静脉窦的节律。如果高位兴奋下传的途径被阻，则低位心肌细胞的自动节律性也能引起心脏的搏动。心肌的另一特性是其有效不应期特别长，约相当于心动周期的整个收缩期和舒张早期，在此期内给心肌以任何刺激，都不会引起反应；而在其后的相对不应期（约相当于心脏的舒张中期）给心肌一次阈上刺激，便可以在正常节律性兴奋到达心室之前，引起一次扩布性的兴奋和收缩，即期前收缩。而正常的节律性兴奋到达时，心肌正好处于期前收缩的有效不应期内，因此心室不发生反应，须待静脉窦传来下次兴奋才能发生反应，所以在期前收缩之后就会出现一个较长的舒张间歇期，即代偿间歇。

【实验对象】

蟾蜍或蛙。

【实验器材和试剂】

任氏液、蛙类手术器械、张力换能器、刺激器、蛙心夹。

【实验方法和步骤】

（1）毁损脑与脊髓及暴露心脏。

（2）用蛙心夹于舒张期夹住心尖，该蛙心夹通过一根细丝线与张力换能器的金属弹片相连，将心脏机械活动转换为电信号输入到生物信号处理系统（图6-18）。

（3）运行生物信号处理系统，选择相应电脑实验程序。

【观察项目】

1. 期前收缩和代偿间歇

（1）描记正常心搏曲线，测算心动周期时程，分清曲线的收缩相和舒张相。

（2）选择一适当的刺激强度（约5V，1ms），分别在心室收缩期和舒张早期、中

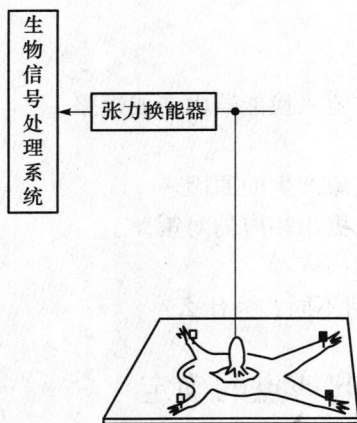

图 6-18　实验装置示意图

期、晚期对心室施加同样的电刺激，注意观察是否引起期前收缩和代偿间歇。

（3）增加刺激强度，在心缩期给予心肌一次刺激，观察心肌曲线是否发生变化。

2. 蛙心起搏点

（1）观察心脏的解剖。

（2）用眼科镊在主动脉干下穿一线备用，用玻璃分针将心尖翻向头端，暴露心脏背面，然后将预先穿入的线沿着半月形白色条纹的近心房侧迅速结扎，以阻断静脉窦和心房之间的传导，此为斯氏（Stannius）第一结扎。观察静脉窦、心房、心室的搏动情况。经过一段时间后，再记录心房、心室的搏动情况。

（3）在心房和心室的交界处（房室沟）作第二次结扎，即斯氏第二结扎，观察心房、心室的搏动。经过一段时间后，再记录心室搏动。

【注意事项】

（1）实验过程中经常用任氏液湿润心脏，以防干燥。

（2）连接蛙心夹和张力换能器的线要垂直，且紧张度适当。

（3）每刺激一次心室后，要让心脏恢复正常搏动后，再进行下一次刺激。

（4）结扎后如心房和心室停跳时间过长，可用玻璃钩给心房和心室一机械刺激或加温处理，促进心房、心室恢复跳动。

实验十二　家兔血压调节

【实验目的】

（1）掌握测定动脉血压直接法及动脉插管方法。

（2）了解温血动物的麻醉、固定及手术方法。

（3）观察心血管活动的某些影响因素。

【实验原理】

心脏受交感神经和迷走神经支配。心交感神经兴奋，对心脏产生正性变时、变力、变传导作用，从而使心输出量增加。心迷走神经兴奋，对心脏产生负性变时、变力、变传导作用，从而使心输出量减少。支配血管的自主神经主要是交感缩血管神经，其兴奋时主要引起缩血管效应，外周阻力增加。中枢通过反射活动调节心血管的活动，改变心输出量及外周阻力，从而调节动脉血压。

心血管活动尚受体液因素的调节。其中主要有肾上腺素和去甲肾上腺素。

本实验是以动脉血压为指标，在整体条件下，施加某些因素，观察神经、体液因素对心血管的调节作用。

【实验对象】

家兔。

【实验器材和试剂】

BL-420 生物机能系统，血压换能器、动脉插管、双凹夹、万能支台、三通管、电子刺激器、保护电极。兔手术台、哺乳类手术器械、注射器、有色丝线、纱布、棉花。20％氨基甲酸乙酯、1％肝素、0.1M 枸橼酸钠，生理盐水、1：10 000 去甲肾上腺素、1：10 000 肾上腺素。

【实验方法和步骤】

1. 仪器连接和调试

(1) 血压换能器：将血压换能器固定于万能支台上，换能器的位置应大致与心脏在同一水平。将血压换能器头端的两个小管分别与三通管连接，其中一个三通管连接动脉插管。旋动三通管的旋柄，使换能器腔通过动脉插管与大气相通；用注射器将枸橼酸钠通过另一个三通管缓慢注入换能器和动脉插管内，将换能器和动脉插管内的空气排尽，随即旋动旋柄，将该三通管关闭。然后将换能器的输出线接至 BL-420 生物机能系统"输入"插口。

(2) BL-420 生物机能系统：接好换能器后 BL-420 生物机能系统的电源接通，打开电源开关，拨通后级放大器开关，调节移位旋钮使描笔水平。打开血压放大器的输出开关，调节调零旋钮保持描笔在原水平状态。然后将描笔向下移 1cm，以此水平线作为记录血压的零位线。

定标：将校对选择定在 12kPa，血压放大器灵敏度调至 12kPa/cm，按下校对按钮，检查描笔是否向上移动 1cm。

走纸速度一般选择 0.5～1mm/s。

(3) 电子刺激器：接通电源，将刺激输出线接至刺激器的"输出"插口，保护电极与刺激输出线相连。

刺激器参数：强度 10V 以下、频率 32Hz、波宽 1～2ms。

2. 手术

(1) 麻醉和动物固定：兔称重后，按 1g/kg 体重的剂量由兔耳缘静脉缓慢注入 20％氨基甲酸乙酯溶液将动物麻醉。注射过程中注意观察动物的肌张力、呼吸频率及角膜反射的变化，防止麻醉过深。麻醉好的动物仰卧固定于手术台上，注意颈部必须放正拉直。

(2) 分离颈部血管和神经（图 6-19）：用弯剪刀剪去颈部的毛，作长 5～7cm 的正中切口，钝性分离皮下组织和肌肉，即可见到气管，将气管两旁的肌肉拉开，便可在气管两侧的深部找到颈动脉鞘，内有颈总动脉、迷走神经、减压神经和交感神经。仔细辨认并小心分离，在左侧减压神经和交感神经下穿不同颜色湿丝线备用。然后分离双侧的迷走神经和颈总动脉，穿线备用。

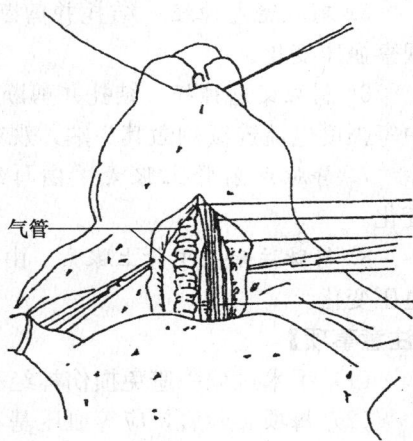

图 6-19 兔颈部神经、血管的解剖位置
图右侧自上而下依次为交感神经、
颈总动脉、迷走神经、减压神经

（3）动脉插管：分离右侧颈总动脉 3cm 左右，近心端用动脉夹夹闭，远心端用线结扎。耳缘静脉注入肝素 1ml，然后在结扎的近端剪一斜口，向心脏方向插入动脉插管，用线将插管与动脉扎紧，防止滑脱。放开动脉夹，记录动脉血压。

【观察项目】

1. 观察正常血压曲线（图 6-20）　血压曲线有时可以看到三级波。

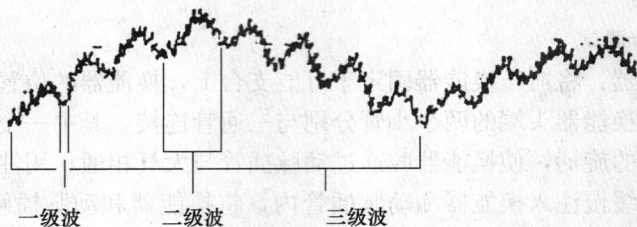

图 6-20　血压曲线

一级波（心搏波）：由于心室的舒缩活动引起的血压波动。心室收缩时上升；心室舒张时下降。其频率与心率一致。

二级波（呼吸波）：由于呼吸运动引起的血压波动。吸气时先是下降，继则上升；呼气时先是上升，继则下降。其频率与呼吸频率一致。

三级波：不常见到。是一种低频率的缓慢波动，可能与心血管中枢的紧张性周期有关。

2. 牵拉颈总动脉　手持右侧颈总动脉远心端的结扎线，向心脏方向牵拉 5～10s，观察血压变化。

3. 夹闭颈总动脉　用动脉夹夹闭左侧颈总动脉 5～10s，观察血压变化。

4. 刺激减压神经　先用保护电极刺激完整的左侧减压神经，观察血压变化。然后结扎并在结扎的近心端剪断，以中等强度电流连续刺激其中枢端，观察血压变化。

5. 刺激迷走神经　结扎并剪断双侧迷走神经，观察血压变化。刺激右侧外周端，观察血压变化。

6. 刺激交感神经　结扎并剪断左侧交感神经，观察左侧耳部血管的变化，然后用中等强度电流连续刺激其头端，观察左侧耳部血管变化。

7. 静脉注射肾上腺素　由耳缘静脉注入 1∶10 000 肾上腺素 0.3ml，观察血压变化。

8. 静脉注射去甲肾上腺素　由耳缘静脉注入 1∶10 000 去甲肾上腺素 0.3ml，观察血压变化。

【注意事项】

（1）手术过程中避免损伤神经和血管。

（2）每项实验后，应等血压基本恢复并稳定后再进行下一项实验。

【思考题】

（1）解释各项试验结果。

（2）试比较肾上腺素和去甲肾上腺素的作用有何不同？为什么？

实验十三　消化道平滑肌生理特性

【实验目的】

观察离体家兔回肠平滑肌的一般生理特性，分析不同药物对哺乳动物消化道平滑肌的作用及其机制。

【实验原理】

胃肠道平滑肌受交感神经和迷走神经的双重支配。迷走神经兴奋时，通过其节后纤维末梢释放的神经递质乙酰胆碱与平滑肌细胞膜上的 M 受体结合，产生兴奋性效应，使胃肠运动加强。交感神经兴奋时，通过其节后纤维末梢释放的神经递质去甲肾上腺素与平滑肌细胞膜上的 β_2 受体结合，产生抑制性效应，使胃肠运动减弱。

【实验对象】

家兔（3kg 左右）。

【实验器材和试剂】

台氏液、肾上腺素、去甲肾上腺素、乙酰胆碱、阿托品、恒温平滑肌槽、张力换能器、微调夹、铁支架、双凹夹、延伸棒、鳄鱼夹、S 型钩、BL-420 生物机能系统、手术线、手术缝针、持针钳、量筒、烧杯、培养皿、手术器械等。

【实验方法与步骤】

1. **标本制作**　用木槌猛击家兔头的枕部使其昏迷后，迅即剖开腹腔，找到回盲部，在离其 2～3cm 处剪取长 20～30cm 的回肠一段，置于通氧的 37℃左右的台氏液内轻轻漂洗；待肠腔内容物基本洗净后，将其分成数段，每段长约 2cm，置上述台氏液中备用。

2. **实验装置**　于实验前检查并调试以及仪器连接（图 6-21），张力换能器连接于生

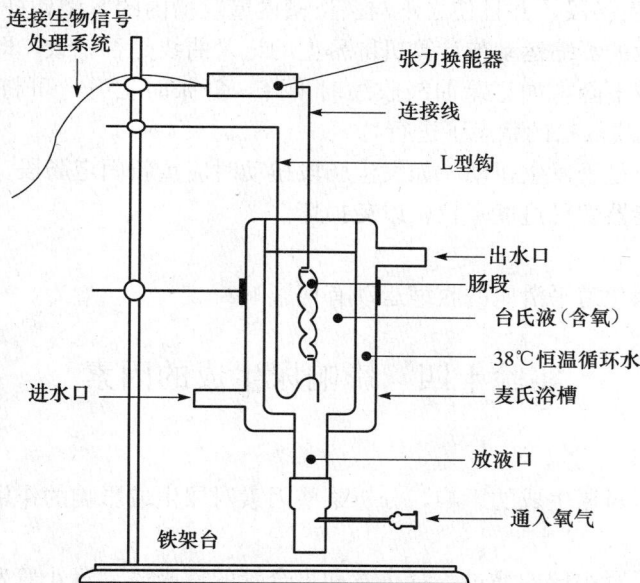

图 6-21　离体肠段实验装置示意图

物机能系统。药浴槽内盛入台氏液，并恒温于 37℃，标记液面高度。取上述备用回肠一段，两端均用缝针穿线，其一端连线固定于 S 形钩上，然后迅速移置于药浴槽中，将另一端连线系于张力换能器上并保持连线处于垂直位置和适宜的松紧度（切忌用力牵拉张力换能器），并使肠段保持约 1g 后负荷的张力。向药浴槽缓慢通气（每秒钟 1～2 个小气泡，通氧速度过快会影响肠的活动），以提高台氏液的含氧量。

3. 运行生物信号处理系统　选择"消化道平滑肌生理特性"，单击"确定"。

4. 观察温度对肠平滑肌运动的影响

（1）将药浴槽内台氏液温度维持在 37℃，观察并记录正常肠段运动，作对照。

（2）用 25℃的台氏液更换浴槽内 37℃台氏液，观察并记录肠段运动的变化。

5. 观察药物作用对肠平滑肌运动的影响　每次给药前先记录正常肠张力变化曲线，记录药物作用明显时的肠张力变化，然后用台氏液洗涤两次（下称换液），待前面一个药物作用完全消失后，再给下一个药物。每一步操作均在程序中做好标记。给药顺序如下。

（1）加入 1∶10 000 肾上腺素 0.2ml 于药浴槽中，待作用充分发挥后，取 37℃的新鲜台氏生理溶液洗两次。待肠张力恢复正常后加入 1∶10 000 去甲肾上腺素 0.2ml，观察并记录反应。换液。

（2）加入 1∶10 000 乙酰胆碱 0.2ml 于药浴槽中，待作用达最高峰时，立即加入 1∶1000 阿托品溶液 0.2ml，观察并记录反应。

【注意事项】

（1）制备好的离体肠段标本，必须注意保温、通氧，台氏生理溶液的成分及 pH 等各种条件是否合乎规定，在转移肠段的过程中要动作迅速，不能较长时间脱离台氏液，台氏液中要始终通氧。

（2）肠段标本与张力换能器之间的连线要保持垂直，松紧适当（使波形的高度适当），避免用力牵引肠段，并且使之不与药浴槽内壁及槽内的 S 型钩杆相贴附。

（3）观察肠段的舒缩运动与计算机屏幕上的记录曲线是否一致，即收缩时，曲线上升，舒张时，曲线下降，如记录曲线收缩时下降，舒张时上升，可将张力换能器旋转180°（旋转要在连线放松的状态下进行）。

（4）检查肠段是否发生扭动，如发生肠段扭动时应重新固定肠段。

（5）张力换能器切忌过度牵拉，以免损坏。

【思考题】

温度降低对消化道平滑肌的收缩运动有何影响？

实验十四　影响尿生成的因素

【实验目的】

观察某些因素对尿生成的影响，分析某些因素对尿生成影响的作用机制。

【实验原理】

尿生成包括了肾小球的滤过、肾小管和集合管的重吸收、肾小管和集合管的分泌 3个环节。凡能影响上述过程的因素都可以引起尿量的改变。

【实验对象】

家兔。

【实验器材和试剂】

哺乳动物手术器械一套、兔台、手术灯、BL-420 生物机能实验系统、注射器、针头、纱布、线、生理盐水、20％氨基甲酸乙酯、20％葡萄糖溶液、1∶10 000 去甲肾上腺素、呋塞米、垂体后叶素等。

【实验方法与步骤】

1. 实验准备操作

（1）兔的麻醉和固定：用 20％氨基甲酸乙酯按 1g/kg 体重的剂量从兔耳缘静脉注射进行麻醉，麻醉后仰卧位固定在兔台上。

（2）颈部切开皮肤并做气管插管，分离右迷走神经，穿一线备用。

（3）腹部切开皮肤并做输尿管插管。

2. 实验项目

（1）观察正常尿液滴数作为对照。

（2）静脉注射 37℃的生理盐水 20ml，观察尿量有何变化？

（3）剪断右迷走神经，用保护电极以中等强度的电刺激反复刺激其外周端，观察尿量的变化。

（4）静脉注射 1∶10 000 去甲肾上腺素 0.5ml，观察尿量的变化。

（5）静脉注射 20％葡萄糖溶液 20ml，观察尿量的变化。

（6）静脉注射垂体后叶素 2U，观察尿量的变化。

（7）静脉注射呋塞米（5mg/kg），观察尿量的变化。

【注意事项】

（1）手术操作应轻柔，避免出现损伤性尿闭。

（2）本实验要作多次静脉注射，应注意保护耳缘静脉。

（3）每进行一项实验，均应等待尿量基本恢复到对照值后再进行下一项实验。

【思考题】

静脉注射 20％葡萄糖溶液 20ml，尿量有何变化？为什么？

实验十五　视野的测定

【实验目的】

学习用视野计测定视野的方法，测定正常人的各色视野，了解测定视野的意义。

【实验原理】

单眼固定地注视前方一点时，该眼所能看到的范围，称为视野。视野的最大界限应以它和视轴形成的夹角大小来显示。在同一光照条件下，用不同颜色的目标物测得的视野大小不一。视野的大小可能与各种感光细胞在视网膜中的分布范围有关。

【实验对象】

人。

【实验器材和试剂】

视野计、各色（白、红、绿、蓝）视标、视野图纸、铅笔。

【实验方法和步骤】

（1）了解视野计的结构（图 6-22），熟悉它的使用方法。

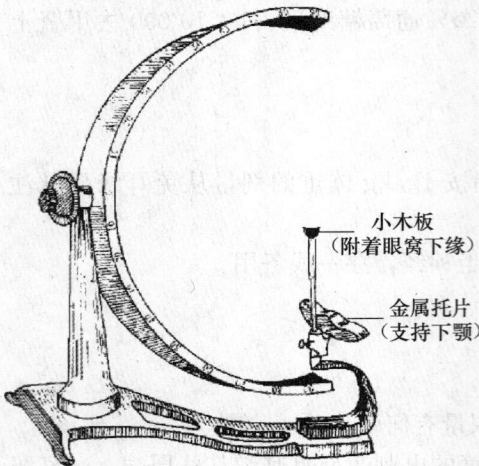

图 6-22　视野计结构

小木板（附着眼窝下缘）

金属托片（支持下颚）

（2）将视野计放在光线充足的桌台上，受试者背对光线、面对视野计而坐。下颌靠在视野计的托颌架上，右侧眼眶下缘靠在眼眶托上，调节托颌架高度，使眼睛恰与弧架的中心点位于同一水平面上。

（3）将弧架转到水平位置，遮住左眼，令右眼注视弧架的中心点。

（4）实验者持视标（先用白色视标）沿弧架一端从周边向中心慢慢移动，随时询问受试者是否看到视标。当受试者回答已看见时，将视标向回移一段距离，再向中央移动，重复测试一次。待得出一致结果后，记下弧架上相应的经纬度，并及时标记在视野图纸（图 6-23）上。同法从弧架的另一端测得对侧刚能看见视标的度数，并记在视野图上。

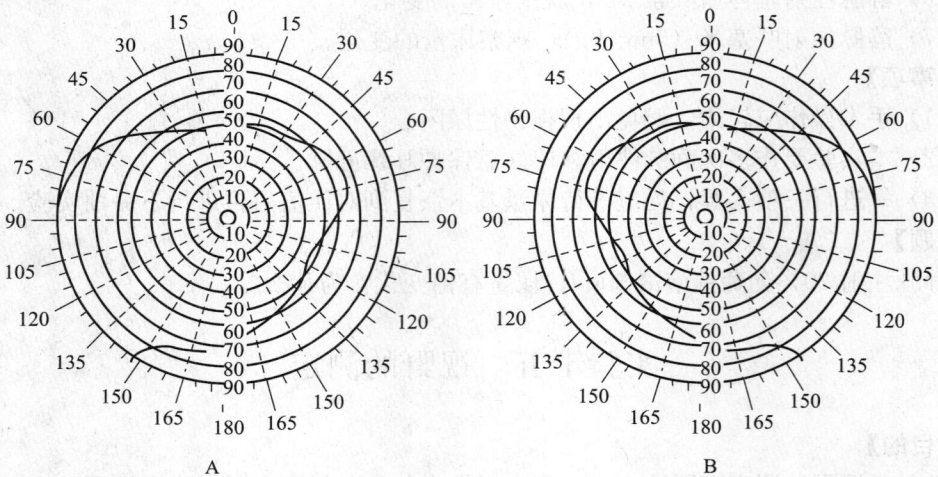

图 6-23　视野图纸
A. 左眼视野；B. 右眼视野

（5）将弧架依顺时针转动 45°角，重复上述测定，如此继续，共测 4 次得到 8 个度数，将标在视野图纸上相应的 8 个点依次相连，便可得到白色视野范围。

（6）按同样的方法，测出红、绿、蓝各色视野，用彩笔画在视野图纸上（测定时必须确定受试者报告的结果是色觉视力）。

（7）用同法画出左眼的视野。

【注意事项】

（1）测试过程中，受试眼应始终凝视弧架中心点，否则测出的视野不准确。

（2）测试时，色标移动速度不宜过快。

【思考题】

为什么测出的正常人视野都不呈圆形？

实验十六　不同给药途径、剂量对药物作用的影响

【实验目的】

观察不同给药途径对硫酸镁药理作用的影响；观察戊巴比妥钠在不同药物剂量下出现的药理作用的差别。

【实验原理】

给药途径不同，不仅影响到药物作用的快慢、强弱及维持时间的长短，有时还可改变药物作用的性质、产生不同的药理作用。硫酸镁口服基本不吸收而发挥容积性导泻作用，注射给药则产生吸收作用。

给药的剂量不同将直接影响药物的药理作用强弱，戊巴比妥钠作为一种中枢抑制药，其对中枢的抑制作用将随着剂量加大而不断增强。

【实验材料】

1. 动物　小鼠 2 只。

2. 药品　4％硫酸镁。

3. 器材　注射器、鼠笼。

【实验方法和步骤】

取小鼠 2 只，称重后标记，一只腹腔注射 4％硫酸镁 0.2ml/10g，另一只以同样剂量灌胃，观察并记录小鼠出现的症状，将结果填入表 6-4。

【实验结果与处理】

表 6-4　不同给药途径对药物作用的影响

鼠号	体重（g）	药物及剂量	给药途径	给药后反应
1				
2				

【注意事项】

如果灌胃小鼠也出现抑制，甚至呼吸麻痹而死亡，系由技术操作失误所致。

【实验材料】

1. 动物　小鼠 3 只。

2. 药品　0.25％、0.15％、0.025％戊巴比妥钠溶液。

3. 器材　注射器、鼠笼。

【实验方法和步骤】

取小鼠 3 只，称重后标记，观察正常活动后，分别在腹腔注射 0.25％、0.15％、0.025％戊巴比妥钠 0.2ml/10g，观察并记录小鼠出现的症状，将结果填入表 6-5。

【实验结果与处理】

表 6-5　不同给药剂量对药物作用的影响

鼠号	体重（g）	药物及剂量	给药途径	给药后反应
1				
2				
3				

【思考题】

硫酸镁灌胃给药和腹腔注射给药产生不同的药物作用，为什么？

实验十七　肝功能状态对药物作用的影响

【实验目的】

观察肝功能损害对药物作用的影响。

【实验原理】

戊巴比妥钠主要在肝内代谢失活，肝功能状态直接影响其药理作用的强弱和维持时间的长短，即入睡时间和睡眠持续时间。四氯化碳对肝有较大毒性，是建立中毒性肝损害动物模型的常用工具药，可借以观察肝功能损害对药物作用的影响。

【实验材料】

1. 动物　小鼠 4 只。
2. 药品　5％四氯化碳油溶液、0.3％戊巴比妥钠溶液、生理盐水。
3. 器材　1ml 注射器、鼠笼。

【实验方法和步骤】

取小鼠 4 只，称重后标记，2 只小鼠于正式实验前 48 小时皮下注射 5％四氯化碳油溶液 0.1ml/10g 造模（甲组），另 2 只皮下注射等容积生理盐水作对照（乙组）。正式实验给 4 只小鼠均腹腔注射 0.3％戊巴比妥钠 0.15ml/10g，观察小鼠出现的症状，并记录小鼠入睡的时间（从给药到翻正反射消失）和睡眠持续时间（翻正反射消失到恢复），将结果填入表 6-6。

【实验结果与处理】

表 6-6　肝功能状态对药物作用的影响

鼠号	体重（g）	药物及剂量	入睡时间	睡眠持续时间
甲 1				
甲 2				
乙 1				
乙 2				

注：综合全实验室结果作组间 t 检验。

【注意事项】

如果室温低于 20℃，应给麻醉小鼠保暖，否则不易苏醒。

【思考题】

临床上有肝疾病的患者服用药物要酌情减量，为什么？

实验十八　有机磷农药中毒及解救

【实验目的】

观察有机磷农药中毒的症状，根据阿托品和解磷定对有机磷中毒的解救效果，分析和比较两药解毒作用的特点和原理。

【实验原理】

在正常生理情况下，体内乙酰胆碱（Ach）的含量的维持依赖于神经突触部位的乙酰胆碱酯酶（AchE）。乙酰胆碱酯酶（AchE）受到抑制会引起体内乙酰胆碱（Ach）含量明显积聚，产生中毒症状，胆碱酯酶复活药能在短时间内使乙酰胆碱酯酶活性恢复，减轻或消除中毒表现。M 受体阻滞剂可直接对抗由 M 受体介导的各种症状。通过中毒表现及症状缓解情况分析两类药物对治疗有机磷中毒的协同作用和差异。

【实验材料】

1. 器材　1ml、2ml、5ml、10ml注射器、灌胃管一根，压舌板一个，钢尺一把。
2. 药品　10％敌百虫（美曲膦酯，用25％乙醇配制）、0.1％硫酸阿托品、2.5％解磷定。
3. 动物　家兔。

【实验方法与步骤】

1. 取家兔一只，称体重后分别观察下列各项指标：活动情况、呼吸、瞳孔、唾液、大小便以及有无肌震颤等，并分别记录。
2. 将兔头和下肢固定，压舌板从家兔口角进入，压住舌头，将灌胃管导入，给予10％敌百虫 600mg/kg 灌胃，待家兔中毒症状明显，立即从耳缘静脉注射 0.1％阿托品 1ml/kg，有哪些症状可以消除？约 10 分钟后，耳缘静脉注入 2.5％解磷定 50mg/kg，观察症状是否全部消除？为什么？

【注意事项】

（1）敌百虫为剧毒药，且可以从皮肤吸收，如与手接触，应立即用清水冲洗，忌用碱性肥皂，因敌百虫在碱性条件下会变成毒性作用更强的敌敌畏。

（2）家兔灌胃给敌百虫后，应将阿托品溶液吸好，并作好随时注射准备。

（3）个别家兔静脉给解磷定后症状加重（药效慢），严重者可给阿托品控制症状。

【思考题】

为何抢救有机磷严重中毒的患者要将阿托品和解磷定合用？

实验十九　药物对抗中枢兴奋药惊厥的作用

【实验目的】

观察抗癫痫药物对抗回苏灵（二甲弗林）致惊厥的作用，了解惊厥小白鼠的表现特征及其模型制备方法。

【实验原理】

回苏灵为中枢兴奋药，过量可兴奋大脑和脊髓，表现为强烈的阵挛性惊厥，继续发展可引起强直性惊厥，其致惊厥的主要作用部位在脑干和大脑，发生机制可能是增加中枢神经细胞对 K^+ 的通透性，提高细胞外 K^+ 浓度，使细胞膜部分去极化而提高其兴奋性，增强了兴奋性突触的易化过程，也可能与回苏灵阻止脑内主要的抑制性神经递质 γ-氨基丁酸（GABA）的自发释放有关。回苏灵在阈剂量时，引起头部及前肢抽搐，但不影响翻正反射，此为回苏灵发作阈值实验，属癫痫小发作模型；大剂量回苏灵则可引起全身性阵挛性惊厥，继而发展成强直性惊厥，甚至可引起死亡，此称回苏灵最大发作实验，属癫痫大发作模型。

【实验材料】

1. 动物　小白鼠。

2. 药品　1% 苯巴比妥钠溶液、0.5% 地西泮溶液、0.5% 戊巴比妥钠溶液、0.08% 回苏灵溶液。

3. 器材　注射器等。

【实验方法和步骤】

取小白鼠 4 只，按甲乙丙丁编号，甲鼠腹腔注射 1% 苯巴比妥钠溶液 0.1ml/10g。乙鼠腹腔注射 0.5% 地西泮溶液 0.1ml/10g。15 分钟后，全部动物腹腔注射 0.08% 回苏灵溶液 0.1ml/10g，待发生惊厥后，丙鼠立即腹腔注射 0.5% 戊巴比妥钠溶液 0.1ml/10g，丁鼠不再给药，观察四鼠症状有何不同，（注意：急救用戊巴比妥钠溶液必须在惊厥前准备好药物，以判断受试药物有无抗惊厥活性。）小鼠强直性惊厥指标：大多数小鼠给予回苏灵后 5～15 分钟内出现阵挛性抽搐，或出现兴奋性跳跃，随后出现前肢屈曲，后肢强直，呈角弓反张状，以其后肢僵直作为惊厥指标。

【实验结果与处理】

将实验结果填入表 6-7。

表 6-7　实验结果

	使用药物	是否惊厥	是否死亡
甲鼠			
乙鼠			
丙鼠			
丁鼠			

【注意事项】

（1）给药剂量必须准确并确认注射在腹腔内。

（2）戊巴比妥钠腹腔注射剂量一般为 100mg/kg，最大也可用至 150mg/kg。

（3）观察指标以强直性惊厥出现与否为准，细微震颤不作为惊厥指标。

【思考题】

地西泮和巴比妥类药物抗惊厥的作用机制是什么？

实验二十　氯丙嗪的安定和抗激怒反应作用（电刺激法）

【实验目的】

观察氯丙嗪的中枢安定作用。

【实验原理】

小鼠足部持续受到一定强度电刺激后可以出现激怒行为，即逃避、吱吱叫、格斗、对峙、互咬。用抗精神病药后可以抑制此种激怒状态。

【实验材料】

1. 动物　雄性小白鼠 4 只，体重 20～24g，异笼喂养。

2. 器材　药理生理多用仪、电刺激盒、小钟罩、瓷盘、1ml 注射器、粗天平、胶布少许。

3. 药品　0.08％盐酸氯丙嗪注射液、生理盐水。

【实验方法和步骤】

1. 仪器准备　将药理生理多用仪前面板"刺激方式"置"连续 B"，"A 频率"置 2 或 4Hz（即每次刺激持续时间为 0.5s 或 0.25s），"B 时间"置 0.5s 或 1s（即每两次刺激间的间隔时间为 0.5s 或 1s）。将后面板开关拨向"电惊、激怒"侧（切勿拨向"恒温、光电"侧）。将后面板电压调至适当强度（140～160V）后，将其固定。将与电刺激盒相连的导线插入"交流输出"的两孔插座内。

2. 选择激怒的小鼠　放 2 只异笼雄性小鼠于激怒盒内，接通电源，调节交流电压输出强度，逐渐由小增大，直至小鼠出现激怒反应为止（激怒反应指标：两鼠竖立，对峙，互相撕咬）。如两小鼠不互相撕咬，则不选用。选两对有明显激怒反应的小鼠，记录阈电压。

3. 给药　对照组小鼠腹腔注射生理盐水 0.1ml/10g 体重；用药组小鼠腹腔注射 0.08％盐酸氯丙嗪 0.1ml/10g 体重。

4. 观察　20 分钟后重复 3 步骤，分别再以给药前的阈值电压进行刺激，观察两对小鼠给药前后的反应差异。

【结果处理】

将实验结果填入表 6-8。

表 6-8　氯丙嗪对电刺激小鼠激怒反应的影响

鼠号	组别	产生斗咬反应所需激怒阈值电压	
		给药前	给药后
1	盐酸氯丙嗪组		
2			
3	生理盐水组		
4			

【思考题】

氯丙嗪对小鼠产生安定作用的机制？有何临床意义？

实验二十一　镇痛药实验——扭体法

【实验目的】

观察药物的镇痛作用，掌握小鼠扭体法实验方法。

【实验原理】

许多刺激性化学物质（如乙酸、酒石酸锑钾、缓激肽、钾离子等）腹腔注射刺激腹膜，均能使动物产生疼痛反应，可用作疼痛模型，研究疼痛生理及筛选镇痛药物。其中小鼠扭体法最常用。小鼠腹腔注射一定容积和浓度的化学物质，由于刺激腹膜而致小鼠出现腹部收缩内凹、躯干与后肢伸张、臀部高举等行为反应，称为扭体反应。镇痛药可抑制这种反应。

【实验材料】

1. 动物　健康小白鼠 4 只，体重 20～24g。
2. 器材　1ml 注射器、粗天平、胶布少许。
3. 药品　0.4％哌替啶注射液、生理盐水、6％乙酰水杨酸（阿司匹林）混悬液、0.6％乙酸溶液。

【实验方法和步骤】

取体重 18～22g 的健康小白鼠 3 只，称重，编号。甲鼠腹腔注射 0.4％盐酸哌替啶溶液 40mg/kg(0.1ml/10g)。乙鼠灌胃给 6％乙酰水杨酸混悬液 600mg/kg(0.1ml/10g)。丙鼠腹腔注射 0.1ml/10g 生理盐水作对照。给药后 30 分钟，各鼠腹腔注射 0.6％乙酸溶液 0.2ml/只，观察 10 分钟内产生扭体反应（腹部收缩内凹、躯干与后肢伸张、臀部高举）的动物数。

【实验结果与处理】

收集全实验室结果，按下列公式计算药物镇痛百分率。

$$药物镇痛百分率(\%) = \frac{实验组无扭体反应动物数 - 对照组无扭体反应动物数}{对照组无扭体反应动物数} \times 100\%$$

【注意事项】

（1）乙酸溶液（也可用 1％酒石酸锑钾溶液）宜新鲜配制。

（2）室温宜恒定于 20℃，温度过高或过低均不易发生扭体反应。

（3）给药组扭体动物数比对照组减少 50％以上才能认为有镇痛作用。

【思考题】

哌替啶和乙酰水杨酸的镇痛作用有何不同？

实验二十二　利多卡因对氯化钡诱发心律失常的拮抗作用

【实验目的】

观察利多卡因对氯化钡诱发心律失常的治疗作用。

【实验原理】

氯化钡诱发心律失常可能主要是抑制心肌细胞膜上的 Na^+-K^+-ATP 酶，使心肌细胞内缺钾、高钠，钠钙交换诱发细胞内高钙，导致心肌细胞的静息电位和最大舒张电位减少（负值变小），而引起心室肌自律性增高以及后除极和触发活动增多，最终导致各种心律失常。

【实验材料】

1. 动物 豚鼠。

2. 药品 25％乌拉坦、0.5％利多卡因、0.01％氯化钡。

3. 器材 BL-420 生物机能实验系统，兔手术台，注射器（1ml、2ml、5ml），微量注射泵和手术器械。

【实验方法和步骤】

1. 称重与麻醉 取豚鼠一只，称重后，腹腔注射 25％乌拉坦（0.52ml/100g 或 1.3g/kg）麻醉，仰位固定手术台上。

2. 记录Ⅱ导联正常心电图 将针形电极按红（右上肢）-黄（左上肢）-绿（左下肢）-黑（右下肢）分别插入四肢皮下并与 1 通道连接；也可以将针形电极按黄或白（右上肢）-绿（左下肢）-黑（右下肢）分别插入四肢皮下并与 1 通道连接，通过 BL-420 生物机能实验系统监测Ⅱ导联心电变化。

3. 建立微量恒速静脉注射通道 剪去颈部皮肤上的毛，正中切开颈部的皮肤，用止血钳钝性分离皮下组织及肌层，暴露颈外静脉，向心方向插入与微量注射泵相连的小头皮针，胶布固定。

4. 观察氯化钡诱发心律失常的作用 开启微量注射泵，以 2ml/h 的速度恒速静脉注入 0.01％氯化钡生理盐水溶液，每隔 5 分钟或心电图有变化时，记录一段心电图曲线，直到出现明显心律失常为止。

5. 观察利多卡因逆转氯化钡诱发心律失常的作用 当心电图出现明显心律失常时（以出现室性早搏为抢救指征，若出现室性心动过速抢救比较难），停止注射氯化钡，立即从颈外静脉注射 0.5％利多卡因 5mg/kg（先缓慢静脉注射 0.3～0.5ml，然后用微量注射泵以 30mm/h 的速度恒速给药），观察并记录用利多卡因后的心电变化。

【实验结果与处理】

剪辑并打印正常心电、氯化钡诱发的心律失常，以及利多卡因抢救后的各段典型心电图波形，根据心电图记录、总结并讨论实验结果。

【注意事项】

（1）利多卡因至少要稀释至 0.5％，且应缓慢静脉注射，否则可引起利多卡因中毒，造成动物死亡。

（2）氯化钡诱发的心律失常，以频发室性早搏和室性心动过速为多见。

（3）针形电极一定要插在皮下，如果插入肌肉则记录的心电图干扰较大；同时注意描记心电图时避免手或金属器械接触针形电极。

【思考题】

利多卡因抗心律失常的作用机制是什么？

附：常见心电图表现

1. 正常窦性心律（图1）

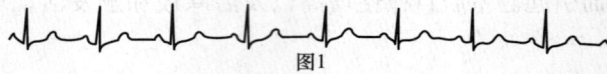

图1

2. 阵发性室性心动过速（图2）

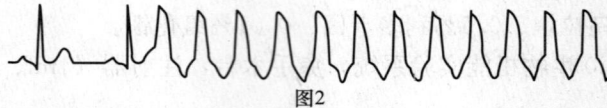

图2

3. 扭转性室性心动过速（图3）

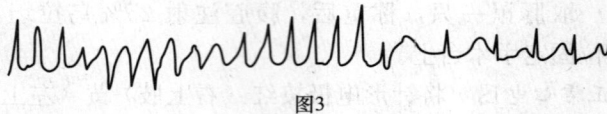

图3

4. 房室完全传导阻滞（图4）

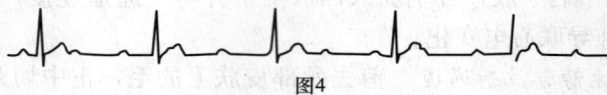

图4

5. 心室扑动与心室颤动（图5）

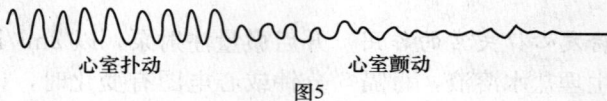

心室扑动　　　　　　　　心室颤动

图5

实验二十三　药物对麻醉动物血压的影响

【实验目的】

观察传出神经系统药物对血压的影响及其相互作用，掌握麻醉动物急性血压的记录方法。

【实验原理】

传出神经系统药物通过作用于心脏和血管平滑肌上相应的受体而产生心血管效应，使血压发生相应变化。本实验通过观察其变化，分析肾上腺素受体激动剂与拮抗剂之间的相互作用。

【实验材料】

1. 动物　家兔。

2. 药品　0.003％盐酸肾上腺素、0.125％重酒石酸去甲肾上腺素、0.005％盐酸异丙肾上腺素、1％酚妥拉明、0.1％盐酸普萘洛尔、3％戊巴比妥钠、50U/ml 肝素生理盐水、1000U/ml 肝素生理盐水。

3. 器材　婴儿秤、手术台、手术器械、气管插管、动脉夹、动脉插管、头皮针、压力换能器、BL-420 生物机能实验系统、注射器、丝线、纱布等。

【实验方法和步骤】

1. 动物麻醉 家兔称重后，静脉注射 3％戊巴比妥钠 1ml/kg（30mg/kg）麻醉。

2. 气管插管 将麻醉家兔背位固定于手术台上，剪去颈部毛发，正中切开皮肤，分离气管并在上面作一倒"T"切口，插入气管插管并结扎固定。

3. 肝素化 选取一侧耳缘静脉，插入头皮针，注入 1000U/ml 肝素生理盐水 1ml/kg，然后固定头皮针以备给药。

4. 动脉插管及记录血压曲线

（1）动脉插管：在气管旁找出一侧颈总动脉并分离其周围的神经、筋膜等组织，在动脉下穿 2 根线，先结扎远心端，再用动脉夹夹住近心端，在结扎线与动脉夹之间用眼科剪剪一"V"口，插入预先充满肝素生理盐水的动脉插管，结扎固定。

（2）记录血压曲线：打开电脑，选择"通道"→"压力"。设置记录血压通道参数：时间常数为 DC，滤波 30Hz，扫描速度 25～50s/div，设置实验标记。然后，打开与动脉插管相连的压力换能器上的三通开关，观察电脑屏幕上的血压信号波形及压力水平。

5. 药物对血压的影响 根据实验分组不同分别按顺序给予以下药物，观察给药后血压等的变化（每次给药后，要注入少量生理盐水冲洗管内残留药物，待血压等曲线平稳后再给下一药物）。

（1）观察拟肾上腺素药对血压的影响及 α-受体阻滞剂对拟肾上腺素药物作用的影响：A. 肾上腺素 0.2ml/kg；B. 去甲肾上腺素 0.2ml/kg；C. 异丙肾上腺素 0.2ml/kg；D. 酚妥拉明 0.5ml/kg；E. 15 分钟后重复 B、A、C。

（2）观察拟肾上腺素药对血压的影响及 β-受体阻滞剂对拟肾上腺素药物作用的影响：A. 肾上腺素 0.2ml/kg；B. 去甲肾上腺素 0.2ml/kg；C. 异丙肾上腺素 0.2ml/kg；D. 普萘洛尔 0.5ml/kg；E. 15 分钟后重复 C、A、B。

【实验结果与处理】

点击鼠标分别读取并记录给药前后的血压数据（包括收缩压、舒张压、平均压）当前值，计算其变化值，打印血压曲线图，标明给药名称及剂量，对实验结果做出正确的分析讨论并得出简单的结论。

【注意事项】

（1）动脉插管一定要胆大心细，远心端一定要结扎，待动脉插管固定好后再松开动脉夹，否则易导致出血。

（2）给拟肾上腺素药要快，给药后立即用生理盐水冲洗管内残留药物。

（3）麻醉动物一定要认真称重，根据动物体重算出麻药用量，静脉注射戊巴比妥钠一定要缓慢，否则易致动物窒息。

【思考题】

给家兔静脉注射使用 α-受体阻滞剂酚妥拉明后，再使用肾上腺素，家兔的血压有哪些变化？为什么？

实验二十四　呋塞米和高渗葡萄糖对家兔的利尿作用

【实验目的】

观察呋塞米和高渗葡萄糖对麻醉兔的利尿作用。

【实验原理】

呋塞米属高效利尿剂，作用于髓袢升支粗段的皮质与髓质部，抑制 Na^+-K^+-2Cl^-同向转运体，抑制 Cl^- 的主动转运及 Na^+ 的被动重吸收，导致管腔内 Na^+、Cl^- 浓度增高，降低肾脏对尿液的稀释功能；同时，由于从髓袢升支重吸收到髓质间液的 Na^+、Cl^- 减少，影响髓质间液高渗透压状态的形成，使肾浓缩尿的功能降低，从而发挥强大的利尿作用；高渗葡萄糖为渗透性利尿药，近曲小管对葡萄糖的重吸收是有一定限度的，该限度即肾糖阈，当一次大量静脉注射 50％葡萄糖溶液，超过其重吸收的极限，便可在管腔液中形成高渗透压，多余的葡萄糖随尿排出，同时带走大量的水，产生利尿作用。

【实验材料】

1. 动物　家兔 1 只，体重 2～3kg，雌雄不限。
2. 药品　20％乌拉坦溶液、1％呋塞米、50％葡萄糖溶液、生理盐水。
3. 器材　兔箱、兔手术台、输液架、婴儿秤、手术剪、组织剪、眼科剪、血管钳、量筒、烧杯、注射器、导尿管等。

【实验方法和步骤】

1. 给予水负荷　取家兔 1 只，称重后置于兔箱中，灌胃给予温水 40ml/kg。
2. 麻醉　20 分钟后，耳缘静脉注射 20％乌拉坦溶液 1.0g/kg。
3. 手术　待动物麻醉后背位固定于兔手术台上，剪去下腹部毛，于耻骨联合上方切开皮肤 4～5cm，沿腹白线剪开腹壁及腹膜，暴露膀胱，在膀胱底两侧找出输尿管，稍加分离后在输尿管下各穿两根线，一线结扎近膀胱端，在结扎线上方用眼科剪朝肾脏方向剪一小口插入聚乙烯导管，用另一线结扎固定。将两根导管的游离端一并放入量筒内，收集记录正常尿量（ml/5min）。与该法类似的还有膀胱插管法，该法动物麻醉、固定、开腹方法同前，找到膀胱后，将膀胱顶上翻暴露膀胱腹面，在腹侧面避开血管做一荷包缝合，在荷包中间剪一小口，插入膀胱套管（套管内先预先充满水，排掉空气），套管漏斗口需对准两输尿管，收紧荷包即可。
4. 给药　自耳缘静脉注射 50％葡萄糖溶液（5ml/kg），每隔 5 分钟收集并记录一次尿量，连续 6 次。给予生理盐水后补充排出的尿量，待尿量恢复正常后，再耳缘静脉给予 1％呋塞米（4mg/kg），同样每隔 5 分钟收集并记录 1 次尿量，连续 6 次。
5. 计算单位时间内尿量增加毫升数　给药后单位时间内尿量毫升数-给药前单位时间内尿量毫升数＝尿量增加毫升数。

【注意事项】

（1）乌拉坦静脉麻醉时需要缓慢推注，边推注边观察角膜反射、呼吸、肌肉松弛情况。

（2）沿腹白线打开腹腔时，应小心，切勿损伤腹腔脏器，分离两侧输尿管时应注意避开血管进行钝性分离。

（3）家兔的输尿管较纤细脆弱，插管时动作应细致轻巧，切勿将输尿管插穿。

（4）静脉注射高渗葡萄糖和呋塞米溶液后，一般在 1～2 分钟和 3 分钟即发挥利尿作用，如届时无尿滴出，应检查导管内是否凝血或输尿管扭曲。

（5）需等待前一药物作用基本消失，尿量恢复正常后方可注入下一个药物。

（6）实验过程中，应用温生理盐水纱布覆盖手术野，以保持动物腹腔温度、湿度。

【思考题】

呋塞米和高渗葡萄糖对家兔的利尿作用机制有何不同？

实验二十五　药物对小肠平滑肌的作用

【实验目的】

观察拟胆碱药、抗胆碱药对离体肠的作用。

【实验原理】

消化道平滑肌具有自动节律性运动的特性，其产生机制源于其肌肉细胞本身的自发缓慢放电并受中枢神经系统及体液因素的调节，所以可以取离体的小肠肠管并放置于人工创造的正常生理环境下，利用多媒体 BL-410/420 多媒体生物信号记录分析系统和换能器系统分别研究传出神经系统药物对小肠平滑肌收缩的影响。

【实验材料】

1. 实验器材　恒温平滑肌槽、肌张力传感器、铁支架、双凹夹、培养皿。

2. 药品　0.05％阿托品、0.05％新斯的明、台氏液。

3. 动物　家兔。

【实验方法和步骤】

取禁食 24 小时的家兔一只，用击头法处死，立即常规剖腹，先找到胃，再将十二指肠剪取一段（2～3cm），去除附着的筋膜及脂肪组织，迅速放入台氏液平皿内，一端用线结扎（留一个线圈），另一端用线接在肌张力传感器上，肠肌全部放入营养液内，打开 BL-420 生物实验系统软件，记录张力信号。待信号稳定后，依次往平滑肌槽内加入以下药物：0.05％阿托品 0.1ml、0.05％新斯的明 0.1ml、$MgSO_4$ 0.1ml、$CaCl_2$ 0.1ml 等药物。

【注意事项】

每次加入药物后，记录平滑肌张力信号后必须将营养液洗脱 2 次，才可以加入新的药物，否则药物效果不明显，影响实验结果。

【思考题】

阿托品和新斯的明对小肠平滑肌的作用有何不同？为什么？

实验二十六　链霉素的毒性反应和钙剂的拮抗作用

【实验目的】

观察链霉素阻断神经肌肉的毒性作用和钙剂的拮抗作用，联系其临床应用。

【实验原理】

链霉素具有类似箭毒阻滞乙酸胆碱和络合钙离子的作用，能引起心肌抑制、呼吸衰竭等，注射钙剂可减轻这种反应。

【实验材料】

1. 动物　小白鼠。

2. 器材　架盘天平、注射器、5 号针头、玻璃钟罩。

3. 药品　1‰卡红生理盐水、4‰硫酸链霉素溶液、1‰ $CaCl_2$ 溶液、生理盐水。

【实验方法和步骤】

（1）取小白鼠 2 只，称体重，编号，置于玻璃钟罩中观察小鼠正常活动。

（2）给 1 号鼠腹腔注射 1‰氯化钙溶液 0.1 ml/10g，给 2 号鼠腹腔注射生理盐水 0.1 ml/10g。

（3）5 分钟后给两鼠分别腹腔注射 4‰硫酸链霉素溶液 0.1 ml/10g，观察并对比两鼠各有何反应。

【实验结果】

记录结果于表 6-9。

表 6-9　实验结果

鼠号	体重（g）	剂量（ml）	给药	结果
1			1‰氯化钙溶液＋4‰硫酸链霉素	
2			生理盐水＋4‰硫酸链霉素	

【注意事项】

（1）腹腔注射在小白鼠下腹部，切勿进针过深损伤内脏，导致内脏出血小白鼠死亡，影响实验进行。

（2）实验中应注意观察小白鼠用药前后的呼吸、翻正反射、四肢张力等情况。

【思考题】

链霉素有哪些不良反应？用药应注意什么？

实验二十七　强心苷对离体蛙心的作用

【实验目的】

学习斯氏（Straub）离体蛙心灌流法，观察强心苷对离体蛙心收缩强度、频率和节律的影响以及强心苷和钙离子的协同作用。

【实验原理】

两栖类动物由于能生活在水中，故其心脏能耐受缺氧的环境，在给予合适的营养液的情况下，其心脏能较长时间地存活并维持心肌收缩。将药物加入到灌流液中可以观察到药物直接对心脏的作用。采用低钙任氏液造成心力衰竭模型，可以较明显地显示药物的强心作用。

【实验材料】

1. 动物 蛙（70g 以上）2 只。

2. 器械 蛙板、探针、斯氏蛙心套管、蛙心夹、张力换能器、电脑记录装置、双凹夹、长柄木夹、铁支架、滴管、丝线。

3. 药品和试剂 任氏液、低钙任氏液（所含 $CaCl_2$ 量为一般任氏液的 1/4，其他成分不变）、5％洋地黄溶液（0.1％毒毛花苷 K 溶液）、1％氯化钙溶液。

【实验方法和步骤】

1. 标本制作 取蛙 1 只，用探针破坏脑及脊髓，背位固定于蛙板上。先剪开胸部皮肤，再剪除胸部肌肉及胸骨，打开胸腔，剪破心包膜，暴露心脏。

2. 制备离体蛙心

（1）在主动脉分支处下穿一线，打好松结，备结扎套管之用。

（2）于左主动脉上剪一"V"形小口，插入盛有任氏液的蛙心套管，通过主动脉球转向左后方，同时用镊子轻提动脉球，向插管移动的反方向拉，即可使套管尖端顺利进入心室。见到套管内的液面随着心搏上下波动后，将松结扎紧并固定在套管的小钩上。用滴管吸去套管内血液，以防止血块堵塞套管。

（3）结扎右侧主动脉，剪断主动脉，持套管提起心脏，自静脉窦以下把其余血管一起结扎（切勿伤及或结扎静脉窦），分离周围组织，在结扎处下剪断血管，使心脏离体。并用任氏液连续换洗，至无血色，使插管内保留 1.5ml 左右的任氏液。

3. 固定 将蛙心套管固定于铁架台，用带有长线的蛙心夹在心舒期夹住心尖部，将长线连于张力换能器。

4. 观察 打开电脑及 BL-420 系统。记录一段正常心脏搏动曲线后，依次换加下列药液。每加一种药液后，密切注意心脏收缩强度、心率、房室收缩的一致性等方面的变化。

（1）换入低钙任氏液。

（2）当心脏收缩显著减弱时，向套管内加入 5％洋地黄溶液 0.1～0.2ml（或 0.1％毒毛花苷 K 溶液 0.2ml）。

（3）当作用明显时，再向套管内加入 1％氯化钙溶液 2～3 滴。

5. 记录 打印或复印心脏的收缩曲线，图上注明加药、换药、心率、房室收缩的一致性、心室体积变化等方面的说明。

【注意事项】

（1）本实验以青蛙心脏为好。因蟾蜍皮下腺体有强心苷样物质，可降低对强心苷的敏感性。

（2）在整个实验过程中应保持套管内液面高度不变，以保证心脏固定的负荷。

（3）在实验过程中，基线的位置、放大倍数、描记速度应始终一致。

（4）在实验中以低钙任氏液灌注蛙心，使心脏的收缩减弱，可以提高心肌对强心苷的敏感性。

【思考题】

在本实验中可以看到强心苷的哪几种药理作用？

实验二十八　总糖的测定——蒽酮比色法

【实验目的】

掌握蒽酮比色法测定糖的原理和方法。

【实验原理】

蒽酮比色法是一个快速而简便的定糖方法。蒽酮可以与游离的己糖或多糖中的己糖基、戊糖基及己糖醛酸起反应，反应后溶液呈蓝绿色，在620nm处有最大吸收。

本法多用于测定糖原的含量，也可用于测定葡萄糖的含量。

【实验器材和试剂】

1. 器材　器材包括马铃薯干粉、可调式移液器或移液管、可见分光光度计（723型）、电子分析天平、水浴锅、电炉。

2. 试剂

（1）蒽酮试剂：取2g蒽酮溶解到80% H_2SO_4 中，以80% H_2SO_4 定容到1000ml，当日配制使用。

（2）标准葡萄糖溶液（0.1mg/ml）：100mg葡萄糖溶解到蒸馏水中，定容到1000ml备用。

【实验方法和步骤】

1. 制作标准曲线　取7支干燥洁净的试管，按表1顺序加入试剂，进行测定。以吸光度值为纵坐标，各标准溶液浓度（mg/ml）为横坐标作图得标准曲线（表6-10）。

表6-10　蒽酮比色法定糖——标准曲线的制作（ml）

管号	0	1	2	3	4	5	6
标准葡萄糖溶液	0	0.1	0.2	0.3	0.4	0.6	0.8
蒸馏水	1.0	0.9	0.8	0.7	0.6	0.4	0.2
	置冰水浴中5分钟						
蒽酮试剂	4.0	4.0	4.0	4.0	4.0	4.0	4.0
	沸水浴中准确煮沸10分钟，取出用流水冷却，室温放10分钟，于620nm处比色						
葡萄糖浓度（mg/ml）							
A_{620nm}							

2. 样品含量的测定

（1）样品液的制作：精确称取马铃薯干粉0.1g置于锥形瓶中——>加入30ml沸水——>沸水浴30分钟（不时摇动）——>取出，3000r/min离心10分钟（或过滤）——>反复洗涤残渣2次——>合并滤液——>冷却至室温——>定容到50ml的锥形瓶中——>再从中取出1ml，再定容到10ml的容量瓶中。

（2）样品液的测定：

1）取4支试管，按照表6-11加样（加蒽酮时需要冰水浴5分钟冷却）。

表 6-11 蒽酮比色法定糖——样品的测定（ml）

试管号	1	2	3	4
样液	0	1.0	1.0	1.0
蒸馏水	1.0	0	0	0
蒽酮	4.0	4.0	4.0	4.0
A_{620nm}				

2）加样冷却完成后置沸水中煮沸 10 分钟，取出流水冷却放置 10 分钟，620nm 处比色测量各管 OD 值。

3）以 1 号试管作为调零管，2、3、4 号管的 OD 值取平均后从标准曲线上查出样品液相应的含糖量。

3. 结果计算：

$$w = \frac{C \times V}{m} \times 100\%$$

式中，w：糖质量分数（％）；C：从标准曲线中查出的糖质量分数（mg/ml）；V：样品稀释后的体积（ml）；m：样品的质量（ml）。

【注意事项】

（1）加样是实验成功的关键，一定准确。

（2）试管做好标记。

【实验报告】

总糖的测定。

【思考题】

如何减少其他糖结构类似物的影响？

实验二十九 血清蛋白乙酸纤维素薄膜电泳

【实验目的】

（1）掌握血清蛋白乙酸纤维薄膜电泳的方法及实验原理。

（2）了解血清蛋白乙酸纤维薄膜电泳的临床意义及影响因素。

【实验原理】

带电粒子在电场中移动的现象称为电泳。血清蛋白质的等电点均低于 pH7.4，因此，在 pH 比其等电点高的缓冲液中它们都电离成负离子，在电场中都会向正极移动。因各种血清蛋白质等电点不同，在同一 pH 下所带电荷数量不同，加上分子质量的差别等因素，它们在电场中的运动速度就不同。蛋白质分子小而带电荷多的运动较快，分子大而带电荷少的运动较慢。所以可利用电泳将血清蛋白质按其在电场中运动的速度快慢分为白蛋白、α_1-球蛋白、α_2-球蛋白、β-球蛋白及 γ-球蛋白等 5 条区带。可用分光光度法定量检测出 5 种蛋白质的含量和百分数，也可将染色后的膜条直接用光密度计测定。

【实验器材】

1. 仪器

(1) 试管、试管架、吸量管。

(2) 电泳仪：包括直流电源整流器和电泳槽两个部分，电泳槽内装有两个电极（用白金丝制成）。

(3) 醋酸纤维薄膜（2.5cm×8cm）。

2. 试剂

(1) pH8.6，离子强度 0.075 的巴比妥缓冲液：巴比妥钠 15.45g，巴比妥 2.76g，蒸馏水 700～800ml，加热溶解，冷后补足蒸馏水至 1000ml。

(2) 氨基黑 10B 染色液：氨基黑 10B 0.5g，甲醇 50ml，冰醋酸 10ml，蒸馏水 40ml，混合使溶解。

(3) 漂洗液：甲醇 45ml，冰醋酸 5ml，蒸馏水 50ml，混匀，分装甲乙丙 3 瓶备用。

(4) 新鲜血清。

(5) 0.4mol/L 氢氧化钠溶液。

(6) 透明液：冰醋酸 25ml，无水乙醇 75ml，混匀备用。

【实验方法和步骤】

1. 电泳槽的准备　将缓冲液加入电泳槽的两槽内，并使两槽液面在同一水平。两槽内侧边各贴挂四层滤纸或纱布，浸入缓冲液中构成盐桥。

2. 薄膜的准备与点样　取 2.5cm×8cm 的膜条。

(1) 薄膜有光泽面向下，放入培养皿中的巴比妥缓冲液中使膜条充分浸透下沉，浸泡 10～20 分钟，即膜条无白斑时。

(2) 将充分浸透的膜条取出，用干净滤纸吸去多余的缓冲液，于薄膜的无光泽面距一端 1.5cm 处作为点样线。

(3) 用点样器在盛有血清的表面血中蘸一下，点样器下端粘上薄层血清，然后将点样器竖直，使其沾有血清的顶端紧贴在薄膜点样线上，待血清全部渗入膜内后，移开点样器，注意点样的两端不可到边。

3. 电泳　将点样后的膜条置于电泳槽的盐桥上，放置时膜条无光泽面（即点样面）向下，以防薄膜干燥，点样端置于负极，槽架上以四层滤纸作桥垫，膜条与滤纸需贴紧。盖好电泳槽的盖，待平衡 5 分钟后，即可通电。调节电泳仪，使两极间距（指膜条与滤纸桥总长度）的电压为 8～10V/cm 长，或电流 0.4～0.6mA/cm 宽，通电 50 分钟左右关闭电源。

4. 染色与漂洗　通电完毕后，用镊子将薄膜取出，直接浸于盛有氨基黑 10B 的染色液中，染 3 分钟取出，立即浸于漂洗液中，分别在漂洗液甲、乙、丙 3 瓶中各漂洗 5 分钟，直至背景漂净为止。用滤纸吸干薄膜，即得 5 条蛋白区带，从阳极至阴极端依次为白蛋白、α_1-球蛋白、α_2-球蛋白、β-球蛋白及 γ-球蛋白。

【注意事项】

(1) 点样是实验成功的关键，点样不可太多或太少。

(2) 电泳和漂洗时不要拿错膜条。

【实验报告】
血清蛋白醋酸纤维薄膜电泳。

【思考题】
血清蛋白质在 pH8.6 的巴比妥缓冲液中带什么电荷？它们泳动的先后顺序如何？为什么？

实验三十　蛋白质的两性电离和等电点的测定

【实验目的】
(1) 了解蛋白质两性电离与等电点的测定原理。
(2) 熟悉蛋白质两性电离与等电点测定的操作方法。

【实验原理】
蛋白质是两性电解质，其电离过程取决于溶液的 pH。若当 pH 大于蛋白质的 PI（等电点）时，蛋白质带负电荷，不易沉淀。反之，当 pH 小于蛋白质的 PI 时，蛋白质带正电荷，也不易沉淀。当溶液处于某一 pH 时，蛋白质所带的正、负电荷数量相等，净电荷为零，呈兼性离子状态，此时溶液的 pH 称为这种蛋白质的 PI；这时的蛋白质在电场中既不向负极也不向正极移动；溶解度最低，容易析出。所以当溶液处于 PI 时，沉淀最多。

【实验器材】
1. 仪器　试管、试管架、吸量管。
2. 试剂
(1) 5g/L 酪蛋白乙酸钠溶液：称取纯酪蛋白 0.5g，加蒸馏水 40ml 及 1.00mol/L 氢氧化钠溶液 10.0ml，振摇使酪蛋白溶解，然后加入 1.00mol/L 乙酸溶液 10.0ml，混匀后倒入 100ml 容量瓶中，用蒸馏水稀释至刻度，混匀。
(2) 0.1g/L 溴甲酚绿指示剂：该指示剂变色范围为 pH3.8～5.4。酸色型为黄色，碱色型为蓝色。
(3) 0.02mol/L 盐酸溶液。
(4) 0.02mol/L 氢氧化钠溶液。
(5) 1.00mol/L 乙酸溶液。
(6) 0.1mol/L 乙酸溶液。
(7) 0.01mol/L 乙酸溶液。

【实验方法和步骤】
1. 蛋白质两性电离实验
(1) 取试管一支，加入 5g/L 酪蛋白乙酸钠溶液 0.3ml，0.1g/L 溴甲酚绿指示剂 1 滴，混匀，观察溶液呈现的颜色。
(2) 用乳头滴管缓慢滴加 0.02mol/L 盐酸溶液，随滴随摇，直到有明显的大量沉淀发生。观察溶液颜色的变化。
(3) 继续滴入 0.02mol/L 盐酸溶液，观察沉淀与溶液颜色的变化。
(4) 再滴入 0.02mol/L 氢氧化钠溶液，随滴随摇，使之再度出现明显的大量沉淀，再继续滴入 0.02mol/L 氢氧化钠溶液，沉淀又溶解，观察溶液颜色的变化。

2. 酪蛋白等电点的测定

（1）取试管 5 支，按表 6-12 操作。

表 6-12　酪蛋白笔电点测定

加入物（ml）	1	2	3	4	5
蒸馏水	1.6	—	3.0	1.5	3.38
1.00mol/L 乙酸溶液	2.4	—	—	—	—
0.10mol/L 乙酸溶液	—	4.0	1.0	—	—
0.01mol/L 乙酸溶液	—	—	—	2.5	0.62
5g/L 酪蛋白乙酸钠溶液	1.0	1.0	1.0	1.0	1.0
溶液的最终 pH	3.2	4.1	4.7	5.3	5.9

（2）静置 20 分钟，观察各管沉淀出现情况。并以"－、＋、＋＋、＋＋＋"记录沉淀多少。

【注意事项】

仔细观察并记录蛋白质两性游离实验中沉淀及沉淀消失的现象。

【实验报告】

（1）蛋白质两性电离。

（2）酪蛋白等电点的测定。

【思考题】

（1）讨论蛋白质两性电离实验中沉淀及沉淀消失的原因。

（2）酪蛋白等电点是多少？为什么？

实验三十一　蛋白质定量测定（Folin-酚法）

【目的要求】

（1）学习 Folin-酚法测定蛋白质含量的原理和方法。

（2）制备标准曲线，测定未知样品中蛋白质含量。

【实验原理】

目前蛋白质含量测定有两类方法，一类是利用蛋白质的物理化学性质，如折射率、比重、紫外吸收等测定得知；另一类是利用化学方法测定蛋白质含量，如凯氏定氮，双缩脲反应，Folin-酚试剂法（Lowry 法）。这两类方法各有优缺点，选用何种方法测定蛋白质含量，可根据实验要求和实验条件进行选择。目前实验室多用 Folin-酚法测定蛋白质含量。此法的优点是：操作简单，迅速，不需特殊仪器设备，灵敏度高，较紫外吸收法灵敏 10～20 倍，较双缩脲法灵敏 100 倍，反应约在 15 分钟内有最大显色，并至少可以稳定数小时。其不足之处就是此反应受多种因素干扰。在测定时应排除干扰因素或做空白试验消除。

此法是在 Folin-酚法的基础上引入双缩脲试剂，因此凡干扰双缩脲反应的基团，如—CO—NH$_2$、—CH$_2$—NH$_2$、—CS—NH$_2$ 以及在性质上是氨基酸或肽的缓冲剂，如 Tris 缓冲剂、蔗糖、硫酸铵、疏基化合物均可干扰 Folin-酚反应。此外，所测的蛋白质样品中，若含有酚类及柠檬酸，均对此反应有干扰作用。而浓度较低的尿素（约 0.5％）、胍（0.5％左右）、硫酸钠（1％）、硝酸钠（1％）、三氯乙酸（0.5％）、乙醇（5％）、乙醚（5％）、丙酮（0.5％）对显色无影响，这些物质在所测样品中含量较高时，则需做校正曲线。若所测的样品中含硫酸铵，则需增加碳酸钠—氢氧化钠浓度即可显色测定。若样品酸度较高，也需提高碳酸钠—氢氧化钠浓度 1～2 倍，这样即可纠正显色后色浅的弊病。

Folin-酚试剂由甲试剂和乙试剂组成。甲试剂由碳酸钠，氢氧化钠，硫酸铜及酒石酸钾钠组成。蛋白质中的肽键在碱性条件下，与酒石酸钾钠铜盐溶液起作用，生成紫红色络合物。乙试剂是由磷钼酸和磷钨酸、硫酸、溴等组成。此试剂在碱性条件下，易被蛋白质中酪氨酸的酚基还原呈蓝色反应，其色泽深浅与蛋白质含量成正比。此法也适用于测定酪氨酸和色氨酸的含量。

本法可测定范围是 $25～250\mu g$ 蛋白质。

【实验器材和试剂】

1. Folin-酚试剂

（1）试剂甲：4％碳酸钠溶液、0.2mol/L 氢氧化钠溶液、1％硫酸铜溶液、2％酒石酸钾钠溶液。

临用前将 4％碳酸钠溶液与 0.2mol/L 氢氧化钠溶液等体积配制碳酸钠-氢氧化钠溶液。1％硫酸铜溶液与 2％酒石酸钾钠溶液等体积配制成硫酸铜-酒石酸钾钠溶液。然后这两种试剂按 50：1 的比例配合，即成 Folin-酚试剂甲。此试剂临用前配制，一天内有效。

（2）试剂乙：称钨酸钠（$Na_2WO_2 \cdot 2H_2O$）100g，钼酸钠（$Na_2MoO_4 \cdot 2H_2O$）25g 置 2000ml 磨口回流装置内，加蒸馏水 700ml，85％磷酸 50ml 和浓硫酸 100ml。充分混匀，使其溶解。小火加热，回流 10 小时（烧瓶内加小玻璃珠数颗，以防溶液溢出），再加入硫酸锂（$LiSO_4$）150g，蒸馏水 50ml 及液溴数滴。在通风橱中开口煮沸 15 分钟，以除去多余的溴。冷却后定容至 1000ml，过滤即成 Folin-酚试剂乙储存液，此液应为鲜黄色，不带任何绿色。置棕色瓶中，可在冰箱长期保存。若此储存液使用过久，颜色由黄变绿，可加数滴液溴，煮沸数分钟，恢复原色仍可继续使用。

试剂乙储存液在使用前应确定其酸度。以之滴定标准氢氧化钠溶液（1mol/L 左右），以酚酞为指示剂，当溶液颜色由红→紫红→紫灰→墨绿时即为滴定终点。该试剂的酸度应为 2mol/L 左右，将之稀释至相当于 1mol/L 酸度应用。

2. 标准和待测蛋白质溶液

（1）标准蛋白质溶液：结晶牛血清白蛋白或酪蛋白，预先经微量克氏定氮法测定蛋白质含量，根据其纯度配制成 $150\mu g/ml$ 蛋白溶液。

（2）待测蛋白质溶液：人血清，使用前稀释 150 倍。

3. 器材　试管及试管架；0.5ml、1ml、及 5ml 移液管，恒温水浴，752 型分光光度计。

【实验方法和步骤】

1. 制作标准曲线　取 14 支试管，分两组按表 6-13 平行操作。

表 6-13 制作 Folin-酚 P 试剂及 Folin-酚乙试剂

试剂处理	1	2	3	4	5	6	7
标准蛋白质溶液/ml	0	0.1	0.2	0.4	0.6	0.8	1.0
蒸馏水/ml	1.0	0.9	0.8	0.6	0.4	0.2	0
Folin-酚甲试剂/ml	5.0	5.0	5.0	5.0	5.0	5.0	5.0

摇匀，于 20～25℃放置 10 分钟

| Folin-酚乙试剂/ml | 0.5 | 0.5 | 0.5 | 0.5 | 0.5 | 0.5 | 0.5 |

迅速摇匀，30℃（或室温 20～25℃）水浴保温 30 分钟，以蒸馏水为空白，在 640nm 处比色

$\overline{A}_{640}$

注：由于这种显色化合物组成尚未确定，它在可见光红光区呈现较宽吸收峰区。不同书籍选用不同的波长，有选用 500nm 或 540nm 的，有选用 660nm、700nm 或 750nm 的。选用较高波长，样品呈现较大的光吸收。本实验选用 640nm。

绘制标准曲线：以 A_{640} 值为纵坐标，标准蛋白含量为横坐标，在坐标纸上绘制标准曲线。

2. 未知样品蛋白质浓度测定 取 4 支试管分 2 组，按表 6-14 平行操作。

表 6-14 测定样品蛋白质浓度

试剂处理	空白管×2	样品管×2
血清稀释液/ml	0	0.2
蒸馏水/ml	1.0	0.8
Folin-酚甲试剂/ml	5.0	5.0

摇匀，于 20～25℃放置 10 分钟

| Folin-酚乙试剂/ml | 0.5 | 0.5 |

迅速摇匀，30℃（或室温 20～25℃）水浴保温 30 分钟，以蒸馏水为空白，在 640nm 处比色

$\overline{A}_{640}$

3. 计算

$$蛋白质(g)/100ml\ 血清 = \frac{A_{640}\ 值对应标准曲线蛋白质含量\times 10^{-6}}{测定时用稀释血清的\ ml\ 数}\times 血清稀释倍数\times 100$$

【注意事项】

（1）Folin-酚乙试剂在酸性条件下较稳定，而 Folin-酚甲试剂是在碱性条件下与蛋白质作用生成碱性的铜-蛋白质溶液。当 Folin-酚乙试剂加入后，应迅速摇匀（加一管摇一管），使还原反应产生在磷钼酸—磷钨酸试剂被破坏之前。

（2）血清稀释的倍数应使蛋白质含量在标准曲线范围之内，若超过此范围则需将血清酌情稀释。

【思考题】

（1）Folin-酚测定蛋白质的原理是什么？

（2）有哪些因素可干扰 Folin-酚测定蛋白含量？

实验三十二　血清总蛋白测定（双缩脲法）

【实验目的】

（1）熟悉血清总蛋白测定的原理及基本操作。

（2）掌握血清总蛋白测定的临床意义。

【实验原理】

蛋白质分子中的肽键（—CONH—）在碱性条件下能与 Cu^{2+} 作用形成紫红色络合物。此呈色反应与双缩脲（$H_2N—OC—NH—CO—NH_2$）在碱性溶液中与 Cu^{2+} 作用产生紫红色的反应相似，故称为双缩脲反应。反应中溶液颜色的深浅与蛋白质的含量成正比，可用分光光度法定量检测蛋白质的含量。

凡具有两个以上肽键结构的化合物均有此反应，因此双缩脲反应广泛用于肽及蛋白质定性、定量检测。

【实验器材和试剂】

1. 器材　恒温水浴箱、分光光度计、刻度吸管、试管、试管架。

2. 试剂

（1）6mol/L（24％）NaOH 溶液称取 NaOH（优级纯）240g，溶解于新鲜蒸馏水中并加至 1000ml。置聚乙烯瓶内盖紧室温保存。

（2）双缩脲试剂：精确称取结晶硫酸铜（$CuSO_4 \cdot 5H_2O$）3.0g，酒石酸钾钠（$NaKC_4H_4O_6 \cdot 4H_2O$）9.0g，碘化钾（KI）5.0g，分别溶解于是 25ml 蒸馏水中。将酒石酸钾钠和碘化钾溶液倒入 1000ml 容量瓶中，加入 6mol/L 氢氧化钠溶液 100ml，混匀，再加硫酸铜溶液，边加边摇，最后加蒸馏水稀释至 1000ml。置聚乙烯瓶内盖紧，室温保存。

（3）10g/L 酪蛋白标准液　酪蛋白要预先用微量凯氏定氮法测定蛋白质含量，再根据其纯度称量，用 0.05mol/L 氢氧化钠溶液配置，冰冻保存。

（4）人血清用蒸馏水稀释 10 倍，使其蛋白质浓度在标准曲线测试范围内。

【实验方法和步骤】

取 3 支试管，按表 6-15 操作。

表 6-15　实验操作

加入物（ml）	测定管	标准管	空白管
血清稀释液	0.1	—	—
酪蛋白标准液	—	0.1	—
双缩脲试剂	5.0	5.0	5.0

注：充分混匀，置37℃水浴中 10 分钟（或 25℃30 分钟），在 540nm 波长处进行比色，以空白管调零，读取各管吸光度。

计算：

$$血清总蛋白(g/L) = \frac{测定管吸光度}{标准管吸光度} \times 蛋白标准液浓度$$

【临床意义】

1. 血清总蛋白降低

（1）合成障碍：肝功能严重受损时，蛋白质合成减少，其中以清蛋白下降最为明显。

（2）丢失过多：见于严重烧伤时大量血浆渗出，大失血，肾病综合征时大量蛋白尿，溃疡性结肠炎时肠道长期丢失一定量的蛋白质等。

（3）营养不良或消耗增加：长期低蛋白饮食、慢性胃肠道疾病所引起的消化道吸收不良，使体内缺乏合成蛋白质的原料，或长期患消耗性疾病，如结核病、恶性肿瘤、甲状腺功能亢进等均可引起血清蛋白浓度降低。

（4）血液稀释：静脉注射过多低渗溶液或各种原因引起的水钠潴留。

2. 血清总蛋白增高　正常参考范围为 $60\sim80g/L$。

（1）血液浓缩：急性失水（严重腹泻、呕吐、高热等），休克（毛细血管的通透性增加），慢性肾上腺皮质功能减退，急性失水尿钠增多引起继发性脱水。

（2）合成增加：主要是球蛋白合成增加，如多发性骨髓瘤。

【注意事项】

（1）由于各种蛋白质的分子质量不同，故其浓度不宜用 mol/L 表示，而用 g/L 表示。

（2）试管、吸管应清洁，否则会有混浊现象出现。

（3）高脂、黄疸和溶血标本应作血清空白对照，以保证结果准确。含脂类极多的血清，加入双缩脲试剂后会出现混浊，可用乙醚 3ml 抽提后再进行比色。

（4）须于显色 30 分钟内比色，否则可有雾状沉淀产生，同时注意各管从显色到比色的时间应尽可能一致。

（5）避免硫酸铜过量，否则生成氢氧化铜，其蓝色将掩盖紫红色，影响测定结果。

【实验报告】

血清总蛋白测定（双缩脲法）。

【思考题】

蛋白质常见的呈色反应有哪些？本实验结果如何，请分析。

实验三十三　酶的特异性

【实验目的】

（1）通过实验说明酶具有特异性。

（2）提高分析问题和动手能力。

【实验原理】

淀粉在淀粉酶催化下水解，产物是麦芽糖和葡萄糖。麦芽糖和葡萄糖具有还原性，可使班氏试剂中 Cu^{2+} 离子还原为 Cu^+ 离子，生成砖红色氧化亚铜沉淀。而淀粉酶不能催化蔗糖水解生成葡萄糖和果糖，蔗糖也不具有还原性，故不能使班氏试剂中 Cu^{2+} 离子还原，不能产生颜色变化。

【实验器材和试剂】

1. 器材　10mm×100mm 试管、试管架、恒温水浴箱、沸水浴、记号笔、一次性杯子。

2. 试剂

(1) 10g/L 淀粉溶液（同实验四）。

(2) 10g/L 蔗糖溶液。

(3) 稀释唾液（同实验四）。

(4) pH6.8 磷酸盐缓冲液（同实验四）。

(5) 班氏试剂：结晶硫酸铜（$CuSO_4 \cdot 5H_2O$）17.3g 溶于热蒸馏水 100ml 中，冷后稀释至 150ml，此为第一液。枸橼酸钠 173g 及无水碳酸钠 100g，蒸馏水 600ml，加热溶解，冷后稀释至 800ml，此为第二液。将第一液慢慢倒入第二液中，混匀后即为班氏试剂。

【实验方法和步骤】

取三支试管编号，按表 6-16 操作。

表 6-16　酶的特异性

加入物（滴）	1	2	3
pH6.8 磷酸盐缓冲液	5	5	5
10g/L 淀粉溶液	5	5	—
10g/L 蔗糖溶液	—	—	5
稀释唾液	3	—	3
煮沸稀释唾液	—	3	—
	混匀，37℃水浴 10 分钟		
班氏试剂	10	10	10
	沸水浴 10 分钟		
结果（颜色）			

观察 3 支试管中颜色的区别，说明酶的特异性。

【注意事项】

稀释唾液的制备。

【实验报告】

酶的特异性。

【思考题】

实验结果如何，分析结果。

实验三十四　琥珀酸脱氢酶活性的抑制

【实验目的】

(1) 通过琥珀酸脱氢酶活性的抑制说明竞争性抑制剂对酶促反应的影响。

(2) 说明竞争性抑制剂对酶的影响特点。

（3）提高分析问题和动手能力。

【实验原理】

琥珀酸脱氢酶可催化琥珀酸脱氢，并将脱下的氢传给亚甲蓝（甲烯蓝），使蓝色的亚甲蓝变为无色的亚甲白（甲烯白）。借此观察琥珀酸脱氢酶活性。丙二酸与琥珀酸结构相似，故能冒充琥珀酸占据琥珀酸脱氢酶的活性中心，使琥珀酸脱氢酶的活性被抑制。本实验将证明丙二酸抑制作用及其抑制特点。

【实验器材和试剂】

1. 器材　10mm×100mm 试管、试管架、恒温水浴、蜡笔。

2. 试剂

（1）200mmol/L 琥珀酸溶液：琥珀酸 2.36g，加少量蒸馏水溶解后，用 0.2mol/L 氢氧化钠调至 pH7.4，再加蒸馏水至 100ml。

（2）20mmol/L 琥珀酸溶液：取 200mmol/L 琥珀酸溶液用蒸馏水作 10 倍稀释。

（3）200mmol/L 丙二酸溶液：丙二酸 2.32g，加少量蒸馏水溶解后，用 0.2mol/L 氢氧化钠调至 pH7.4，再加蒸馏水至 100ml。

（4）20mmol/L 丙二酸溶液：取 200mmol/L 丙二酸溶液用蒸馏水作 10 倍稀释。

（5）亚甲蓝溶液：亚甲蓝 0.02g，加蒸馏水溶解至 100ml。

（6）液状石蜡。

【实验方法和步骤】

（1）肌肉提取液的制备：大鼠断头放血处死，取大腿肌肉约 5g 剪碎，置烧杯内用冷蒸馏水水洗 3 次，洗去肌肉中的可溶性物质和其他受氢体，以减少对实验的干扰，将肌肉碎块移入研钵中，加约 10ml 冰冷的蒸馏水研磨得匀浆，离心沉淀，取上层清液冷藏备用。

（2）取试管 5 支，按表 6-17 操作。

表 6-17　实验操作

加入物（滴）	1	2	3	4	5
肌肉提取液	10	10	10	10	—
200mmol/L 琥珀酸溶液	5	5	5	—	—
20mmol/L 琥珀酸溶液	—	—	—	5	—
200mmol/L 丙二酸溶液	—	5	—	5	—
20mmol/L 丙二酸溶液	—	—	5	—	—
蒸馏水	5	—	—	—	15
亚甲蓝溶液	3	3	3	3	3

（3）将上述各管摇匀，分别加液状石蜡适量覆盖液面，以隔绝空气，放置 37℃ 水浴箱中保温，观察各管蓝色消退情况。

【注意事项】

肌肉提取液的制备是实验成功与否的关键。

【实验报告】

琥珀酸脱氢酶活性的抑制。

【思考题】

通过实验，说明丙二酸抑制作用及其抑制特点。

实验三十五　血糖的测定（葡萄糖氧化酶法）

【实验目的】

（1）了解血糖浓度测定的原理和方法。

（2）在实验中培养严谨的作风和准确进行实际操作的能力，提高分析问题的能力。

【实验原理】

在 pH7.0 条件下，葡萄糖氧化酶可催化葡萄糖生成葡萄糖酸和 H_2O_2，后者在 H_2O_2 酶的作用下与苯酚、4-氨基安替吡啉生成红色醌类物质，在 505nm 处有最大吸收峰，吸光度与葡萄糖含量成正比。

【实验器材和试剂】

1. 器材　10mm×100mm 试管、试管架、恒温水浴、沸水浴、冰浴、蜡笔、721-分光光度计。

2. 试剂

（1）酶酚混合试剂主要成分：葡萄糖氧化酶、过氧化氢酶、苯酚、4-氨基安替吡啉。

（2）葡萄糖标准储存液（100mmol/L）。

（3）葡萄糖标准应用液（5mmol/L）：取葡萄糖标准储备液 5ml，置于 100ml 容量瓶中，加苯甲酸溶液至刻度。

【实验方法和步骤】

（1）取 16mm×150mm 试管 3 支按表 6-18 进行操作。

表 6-18　实验操作

试剂（ml）	测定管	标准管	空白管
血清或血浆	0.1	—	—
葡萄糖标准应用液	—	0.1	—
蒸馏水	—	—	0.1
酶酚混合试剂	3.0	3.0	3.0

（2）将上述各管混匀放入 37℃水浴中加热 15 分钟，用波长 505nm 分光光度计进行比色，空白管调零点读取测定管与标准管吸光度。

（3）计算

$$血糖(mmol/L) = \frac{测定管吸光}{标准管吸光} \times 5$$

（4）正常值为 3.89~6.11mmol/L（70~110mg/dl）。

【注意事项】

血清加量要准，否则会影响到结果的准确性。

【实验报告】

血糖浓度测定。

【思考题】

（1）实验结果如何？分析结果。

（2）讨论血糖升高和降低的临床意义及其维持恒定的因素。

实验三十六　肝中酮体生成作用

【实验目的】

（1）通过酮体生成实验说明酮体生成只能在肝。

（2）了解酮体生成实验的方法及原理，提高分析问题和动手能力。

【实验原理】

利用丁酸作为底物，与肝匀浆保温后有酮体生成，酮体可与含亚硝基铁氢化钠的显色粉反应产生紫色化合物，而经同样处理的肌匀浆，则不产生酮体，因此与含亚硝基铁氢化钠的显色粉反应不产生紫色化合物。

【实验器材和试剂】

1. 器材　10mm×100mm 试管、试管架、恒温水浴、沸水浴、冰浴、蜡笔。

2. 试剂

（1）0.9%氯化钠。

（2）洛克溶液：氯化钠 0.9g、氯化钾 0.042g、氯化钙 0.024g、碳酸氢钠 0.02g、葡萄糖 0.1g，将上述各试剂放入烧杯中，加蒸馏水 100ml，溶解后混匀，置冰箱中保存备用。

（3）0.1mol/L 磷酸盐缓冲液（pH7.6）：准确称取二水合磷酸氢二钠 7.74g 和一水合磷酸二氢钠 0.897g，用蒸馏水稀释至 500ml，精确测定 pH。

（4）0.5mol/L 丁酸溶液：取 44.0g 正丁酸溶于 0.1mol/L 氢氧化钠中，溶解后用 0.1mol/L 氢氧化钠稀释至 1000ml。

（5）15%三氯乙酸溶液。

（6）显色粉：亚硝基铁氢化钠 1g、无水碳酸钠 30g、硫酸铵 50g，混合后研碎。

【实验方法和步骤】

（1）肝匀浆、肌匀浆的制备：大鼠断头放血处死，迅速剖腹，取出肝和肌组织，分别移入研钵中，加生理盐水（按重量：体积＝1：4）研磨得匀浆。

（2）取试管 4 支，按表 6-19 操作。

表 6-19　实验操作

试管（滴）	1	2	3	4
洛克溶液	15	15	15	15
0.5mol/L 丁酸溶液	30	—	30	30
0.1mol/L 磷酸盐缓冲液	15	15	15	15
肝匀浆	20	20	20	—
肌匀浆	—	—	—	20

续表

试管（滴）	1	2	3	4
DH₂O	—	30	20	—

分别于 37℃水浴 20 分钟

注：取出后，各管加 15％三氯乙酸溶液 20 滴，摇匀。离心 5 分钟（3000r/min）。分别取出上述各离心管 10滴，放于白瓷反应板上，并加一小匙显色粉，观察颜色反应。

【注意事项】

肝匀浆的制备是实验成功与否的关键，不要将吸肝匀浆的滴管吸肌匀浆。

【思考题】

通过实验，证明肝匀浆保温后有酮体生成，而经同样处理的肌匀浆，则不产生酮体，分析其原因。

实验三十七　血清胆固醇测定（酶法）

【实验目的】

（1）了解酶法测定胆固醇含量的基本原理及实验方法。

（2）掌握胆固醇含量测定的意义。

【实验原理】

胆固醇酯经胆固醇酯酶（CE）水解生成游离胆固醇和脂肪酸，此游离胆固醇和血清中原有的游离胆固醇，经胆固醇氧化酶（COD）催化生成 4-胆甾-3-烯酮和过氧化氢（H_2O_2），过氧化氢的量与总游离胆固醇的量成正比。过氧化氢与 4-氨基安替吡啉和酚（4-AAP），再经过氧化物酶（POD）催化，生成红色醌亚胺，其颜色深浅与过氧化氢的量成正比。与同样方法处理的胆固醇标准液，用分光光度计，在 500nm 波长下进行比色，即可求得血清总胆固醇含量。

化学反应如下：

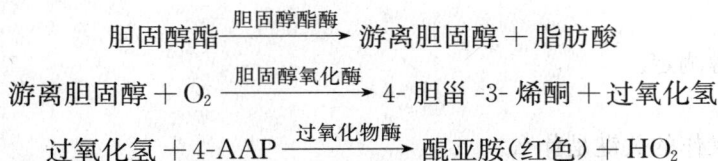

$$胆固醇酯 \xrightarrow{胆固醇酯酶} 游离胆固醇＋脂肪酸$$

$$游离胆固醇＋O_2 \xrightarrow{胆固醇氧化酶} 4-胆甾-3-烯酮＋过氧化氢$$

$$过氧化氢＋4\text{-}AAP \xrightarrow{过氧化物酶} 醌亚胺(红色)＋HO_2$$

该法适于胆固醇浓度的范围在 13mmol/L（500mg/dl）以内。

【实验器材和试剂】

1. 器材　分光光度计、普通台式离心机、试管、微量加样器、微量加样头、刻度吸管、电热恒温水浴箱、试管架。

2. 试剂

（1）血清。

（2）酶试剂：组成因不同商品试剂盒而异，酶用量也因酶制品的质量而定。进口酶试剂将三种酶（胆固醇酯酶 150U/L，胆固醇氧化酶≥100U/L，过氧化物酶≥5000U/L）与 0.4mmol/L4-氨基安替比林和酚以 1 瓶干粉的形式供应。用前用 20ml 缓冲液复溶即为胆固醇反应试剂，该试剂 2～8℃下可稳定 30 天。

（3）0.1mmol/L pH6.5 磷酸盐缓冲液。

（4）5.2mmol/L 胆固醇标准液：一般应使用与酶试剂配套的标准液。或称取纯胆固醇 200mg，溶于含 20％吐温 20 的 100ml 生理盐水中，2～10℃保存。

【实验方法和步骤】

取 3 只试管编号后，按表 6-20 加入各试剂。

表 6-20　实验操作

加入物	加入量（ml）		
	空白管	标准管	测定管
血清	—	—	0.01
蒸馏水	0.01	—	—
胆固醇标准液	—	0.01	—
酶试剂	1.0	1.0	1.0

混匀，37℃下反应 10 分钟，用分光光度计，在 500nm 波长下，以空白管调零，读取各管吸光度。

计算：

$$血清胆固醇浓度(mmol/L) = \frac{测定管\ A}{标准管\ A} \times 5.2(mmol/L)$$

【注意事项】

（1）注意酶试剂的选择、使用和保存。所用酶试剂盒，以国内产品为多，以选择最佳厂家的产品为宜。变质试剂，切勿再用。

（2）注意胆固醇标准液的质量，批间有无差异。

（3）待测血清不能溶血，2～10℃下保存不能超过 7 天，冰冻保存不可超过半年。

（4）血清中的维生素和胆红素过高可使结果偏低，血红蛋白会使结果偏高。

【实验报告】

血清胆固醇测定。

【思考题】

（1）酶法操作的关键是什么？

（2）酶法与化学比色法比较有哪些特点？

实验三十八　ALT 的测定

【实验目的】

（1）掌握血清 ALT 定量测定实验的原理及临床意义。

（2）提高分析问题和动手能力。

【实验原理】

血清 ALT 以肝细胞中含量最多，因此当肝细胞有病变时，细胞中的酶释放入血液，血清中 ALT 活性增高。

丙氨酸＋α-酮戊二酸 ——→ 丙酮酸＋谷氨酸

丙酮酸＋2,4-二硝基苯肼 ——→ 丙酮酸-2,4-二硝基苯腙

丙酮酸-2,4-二硝基苯腙在碱性溶液中显棕红色，在 520nm 处比色测定，根据丙酮酸生成量的多少可求得 ALT 的活性单位。

【实验器材和试剂】

1. 器材　10mm×100mm 试管、试管架、蜡笔、恒温水浴箱、分光光度计。

2. 试剂

（1）0.1mol/L 磷酸盐缓冲液（pH7.4）：准确称取磷酸氢二钠（AR）11.928g 和磷酸二氢钠（AR）2.176g，用蒸馏水溶解至 100ml。

（2）丙酮酸标准溶液（2mmol/L）：准确称取丙酮酸 22.0ml 于 100ml 容量瓶中，加 pH7.4 磷酸盐缓冲液至刻度，分装好，高压灭菌，冷后置冰箱保存。

（3）2,4-二硝基苯肼溶液：称取 2,4-二硝基苯肼 19.8mg，用 10mol/L HCL 10ml 溶解，加蒸馏水至 100ml，置棕色瓶内，冰箱保存。

（4）ALT 基质液：称取 DL 丙氨酸 1.79g，α-酮戊二酸 29.2mg 于烧杯中，加 pH7.4 磷酸盐缓冲液 80ml，煮沸溶解，冷后用 1mol/L 氢氧化钠液调 pH 至 7.4，（约加 0.5ml），移入 100ml 容量瓶中，再用 pH7.4 磷酸盐缓冲液稀释至 100ml 刻度，混匀，加氯仿数滴或 10g/L 麝香草酚乙醇溶液 1ml，防腐，放入冰箱保存。

（5）0.4mol/L 氢氧化钠液。

【实验方法和步骤】

取三支试管编号，按表 6-21 操作。

表 6-21　实验操作

加入物（ml）	标准管	测定管	空白管
血清	—	0.1	0.1
丙酮酸标准溶液	—	0.1	—
ALT 基质液	0.5	0.5	—
37℃水浴 30 分钟			
2,4-二硝基苯肼溶液	0.5	0.5	0.5
ALT 基质液	—	0.5	0.5
37℃水浴 20 分钟			
0.4mol/L 氢氧化钠液	5.0	5.0	5.0
吸光度（A）			

混匀后静置 10 分钟，用 520nm 波长比色，空白管调零，读取各管吸光度。

计算：

$$ALT \text{ 单位} = 测定管吸光度 \div 标准管吸光度 \times 20 \times (1/2.5) \times (1/0.1)$$

【注意事项】

（1）血清及标准液的加量要准确。

（2）温度的控制也很重要。

【实验报告】

血清 ALT 定量测定。

【思考题】

（1）实验结果如何，分析结果。

（2）简述血清 ALT 定量测定的方法及临床意义。

实验三十九　血红蛋白与核黄素的凝胶柱色谱分离

【实验目的】

（1）通过实验了解血红蛋白与核黄素的凝胶柱色谱分离的原理及应用。

（2）提高分析问题和动手能力。初步掌握凝胶层析技术。

（3）了解包括离子交换柱层析、亲和层析及吸附层析等分离纯化的方法。

【实验原理】

凝胶层析又称凝胶排阻层析、凝胶过滤、分子筛层析和凝胶渗透层析，是一种按分子大小分离物质的层析方法，广泛应用于蛋白质、核酸、多糖等生物大分子的分离和纯化。该方法是把样品加到充满着凝胶颗粒的层析柱中，然后用缓冲液洗脱。大分子无法进入凝胶颗粒中的静止相中，只能存在于凝胶颗粒之间的流动相中，因而以较快的速度首先流出层析柱，而小分子则能自由出入凝胶颗粒中，并很快在流动相和静止相之间形成动态平衡，因此就要花费较长的时间流经柱床，从而使不同大小的分子得以分离。

凝胶层析所用的基质是具有立体网状结构、筛孔直径一致，且呈珠状颗粒的物质。本实验通过凝胶过滤，用核黄素（黄色，分子质量 267）和血红蛋白（红色，分子质量 67000）混合物作为样品。核黄素因分子质量小，能自由出入凝胶颗粒中，因此就要花费较长的时间流经柱床，在层析柱中呈现其本来的黄色带而远远地落在血红蛋白的后边。

【实验器材和试剂】

1. 器材　医用镊子、5ml 带刻度滴管、250ml 试剂瓶、50ml 烧杯；层析柱：Φ10mm×20cm752 型分光光度计。

2. 试剂

（1）0.1mol/L 磷酸缓冲液（pH7.2）：量取 0.1mol/L 磷酸二氢钠 280ml 与 0.1mol/L 磷酸氢二钠 720ml，混匀。

（2）核黄素饱和水溶液。

（3）生理盐水。

（4）甲苯。

（5）葡聚糖凝胶：Sephadex G-25 或 G-50。

（6）血红蛋白样品的制备：取 2ml 抗凝血于离心管中，2000r/min 离心 10 分钟，使血细胞沉淀，弃去血浆和白细胞层。向红细胞沉淀加入生理盐水 4ml，振摇洗涤，2000r/min 离心 10 分钟，弃去上清液，共洗涤 3 次。向沉淀加入蒸馏水 2ml，混匀，再加入甲苯 1ml，猛烈振摇促使红细胞溶血释放血红蛋白。2000r/min 离心 10 分钟，取上清血红蛋白溶液备用。

【实验方法和步骤】

1. 葡聚糖凝胶的预处理　取 Sephadex G-25　5g 或 Sephadex G-50　3g，浸泡于 50ml 蒸馏水中充分溶胀（室温，12 小时），然后反复倾斜除去表面的悬浮微粒，再加入 pH7.2 磷酸缓冲液沸水浴中 2～3 小时去除颗粒内部空气，最后加入 pH7.2 磷酸缓冲液浸泡过夜备用。

2. 装柱

（1）将层析柱垂直固定在铁架台上，将层析柱出口接上乳胶管，注意上下不要颠倒。

（2）将层析柱下端的止水螺丝旋紧，向柱中加入 1～2cm 高的缓冲液，把溶胀好的糊状凝胶边搅拌边缓慢倒入柱中，最好一次连续装完，直至凝胶床高达 18cm，要求凝胶床无气泡，无断层，表面平整。

3. 平衡　以恒流泵控制流速为 1 滴/5 秒，用磷酸缓冲液洗脱平衡 10 分钟。注意在任何时候不要使液面低于凝胶表面，否则凝胶床可能干裂，影响液体在柱内的流动与分离效果。

4. 制样　将核黄素饱和水溶液和血红蛋白溶液按 1∶1（体积比）混匀。

5. 上样　将柱中多余的液体从底部流出后关闭止水螺丝，取制备好的血红蛋白样品 0.5ml，沿层析柱小心加到凝胶柱上，打开止水螺丝，使样品溶液流入柱内。

6. 洗脱　用缓冲液进行洗脱，控制缓冲液在约 1 滴/5 秒的流速，每 3ml 一管，751 型分光光度计比色，在 540nm 波长下，以 PB 调零，测定血红蛋白各管吸光度；在 450nm 波长下，以 PB 调零，测定核黄素各管吸光度，以管号为横坐标，光密度为纵坐标绘制图。

7. 清洗　待所有色带流出层析柱后，加快流速，继续清洗层析柱 2 分钟。

【注意事项】

（1）调整好缓冲液的流速后，立即收集洗脱样品。

（2）葡聚糖凝胶的预处理由老师提前配好。

【实验报告】

血红蛋白与核黄素的凝胶柱色谱分离。

【思考题】

（1）请解释为什么在洗脱样品时，流速不能太快或者太慢？

（2）向凝胶柱加样品时，为何须保持胶面平整？上样体积为什么不能太大？

实验四十　血清尿素氮的测定

【实验目的】

（1）了解血清（浆）尿素氮（BUN）的含量是评价肾脏功能最常用的指标。

（2）熟悉二乙酰一肟法测定血清（浆）尿素氮的原理与方法。

【实验原理】

血清（浆）的尿素在氨基硫脲及硫酸镉离子存在下，与二乙酰一肟在强酸溶液中加热，能生成红色复合物，其颜色深浅与尿素含量成正比。与同样处理的尿素标准液比较，即可求得血清（浆）中的尿素含量。

【实验器材和试剂】

1. 器材　电热恒温水浴箱（100℃）、分光光度计、刻度吸管、试管、试管架、三角烧瓶、容量瓶、量筒。

2. 试剂

（1）血清（浆）：新鲜人或动物血清或血浆，无溶血。

（2）酸性试剂：取 500ml 三角烧瓶一个，加入蒸馏水约 100ml 后，徐徐加入浓硫酸 44ml 及 85% 磷酸 66ml。待冷却至室温，加氨基硫脲 50mg 及八水合硫酸镉（$CdSO_4 \cdot 8H_2O$）2.0g，溶解后，移入 1000ml 容量瓶中，加蒸馏水稀释定容至刻度。储存于棕色瓶中，置冰箱保存可用半年。

（3）2% 二乙酰一肟溶液：称取二乙酰一肟 20.0g，加少量蒸馏水溶解，移入 1000ml 容量瓶中，加蒸馏水稀释定容至刻度。储存于棕色瓶中，置冰箱保存可用半年。

（4）7.0mmol/L 尿素氮标准液：精确称取干燥纯的尿素 42.0mg，加少量蒸馏水溶解后，移入 100ml 容量瓶中，再用蒸馏水稀释定容至刻度。加氯仿 6 滴防腐，置冰箱保存可用数月。

【实验方法和步骤】

（1）取试管 3 支，分别标明"空白管"、"测定管"和"标准管"，按表 6-22 进行操作。

表 6-22　实验操作

加入物（ml）	空白管	标准管	测定管
血清（浆）	—	—	0.02
蒸馏水	0.02	—	—
尿素氮标准液	—	0.02	—
二乙酰一肟液	0.50	0.50	0.50
酸性试剂	5.0	5.0	5.0

（2）混匀各管后，置沸水浴箱中加热 12 分钟，取出，放冷水浴中冷却 5 分钟。

（3）在 520nm 波长下，以空白管调零，用分光光度计测定各管的吸光度。

结果处理：

$$血清（浆）尿素氮(mmol/L) = \frac{A_T}{A_s} \times 7.0(mmol/L)$$

【注意事项】

（1）本法易受煮沸时间和煮沸时液体蒸发量的影响，因此，测定管和标准管的试管口径和煮沸时间应尽量一致。煮沸时间一般以 10～12 分钟为宜。此时，显色较深且色泽稳定。

（2）用血浆作标本，显色反应常产生混浊，因此以血清作标本为佳。

（3）血清（浆）中的尿酸、肌酐、氨基酸（瓜氨酸例外）等含氮物质对本试验无干扰。

（4）尿素氮如超过 14.3mmol/L（40mg/dl），应将血标本用生理盐水适当稀释后测定，将结果乘以稀释倍数。

（5）反应系统中氨基硫脲及硫酸镉的存在，有助于红色二嗪衍生物的生成和颜色的稳定，但一般宜在煮沸显色后 20～30 分钟内完成比色，否则也有褪色现象发生。

（6）如果将尿素氮换算为尿素，则尿素＝尿素氮×2.14。

【实验报告】

血清尿素氮的测定。

【思考题】

（1）测定尿素氮的临床意义是什么？

（2）将尿素氮换算成尿素时，为什么要乘以"2.14"常数？

实验四十一　　血清胆红素测定

【实验目的】

（1）通过实验掌握血清胆红素测定的方法。

（2）提高分析问题和动手能力。

（3）进一步掌握血清胆红素测定的临床意义。

【实验原理】

血清中结合胆红素可直接与重氮试剂反应产生偶氮胆红素，所以称为直接胆红素，又称 1 分钟胆红素测定。非结合胆红素测定时要以加速剂咖啡因—苯甲酸钠—乙酸钠（咖啡因试剂）破坏胆红素分子内氢键再与重氮试剂反应，也产生偶氮胆红素。抗坏血酸破坏剩余重氮试剂。加入碱性酒石酸钠使紫色偶氮胆红素（吸收峰 530nm）转变成蓝色偶氮胆红素，在 600nm 波长比色，非胆红素的黄色色素及其他红色与棕色色素产生的吸光度降至可忽略不计，使灵敏度和特异性升高，最后形成的绿色是由蓝色的碱性偶氮胆红素和咖啡因与对氨基苯磺酸之间形成的黄色色素混合而成。

【实验器材和试剂】

1. 器材　10ml \ 100ml 试管、分光光度计、恒温水浴箱、沸水浴、冰浴、记号笔。

2. 试剂

（1）咖啡因—苯甲酸钠试剂：称取无水乙酸钠 41.0g，苯甲酸钠 38.0g，乙二胺四乙酸二钠（EDTA-Na$_2$）0.5g，溶于约 500ml 去离子水中，再加入咖啡因 25.0g，搅拌使溶解（加入咖啡因后不能加热溶解），用去离子水补足至 1L，混匀。滤纸过滤，置棕色瓶，室温可保存 6 个月。

（2）碱性酒石酸钠溶液：称取氢氧化钠 75.0g，酒石酸钠（Na$_2$C$_4$H$_4$O$_6$ · 2H$_2$O）263.0g，用去离子水溶解并补足至 1L，混匀。置塑料瓶中，室温可保存 6 个月。

（3）72.5mmol/L 亚硝酸钠溶液（0.50g/L）：称取亚硝酸钠 5.0g，用去离子水溶解并定容至 100ml（浓度为 725mmol/L），混匀，置棕色瓶，冰箱保存，稳定期不少于 3 个月。临用前作 10 倍稀释成 72.5mmol/L，冰箱保存，稳定期不少于 2 周。

（4）28.9mmol/L 对氨基苯磺酸溶液：称取对氨基苯磺酸（NH$_2$C$_6$H$_4$ SO$_3$H · H$_2$O）

5.0g，溶于 800ml 去离子水中，加入浓盐酸 15ml，用去离子水补足至 1L。

（5）重氮试剂：临用前取上述亚硝酸钠溶液 0.5ml 和对氨基苯磺酸溶液 20ml，混匀即成。

（6）5.0g/L 叠氮钠（NaN₃）溶液：取叠氮钠 0.50g，用去离子水溶解并稀释至 100ml。

（7）342μmol/L 胆红素标准液：收集无溶血、无黄疸、无脂浊的新鲜血清，混合。取混合血清 1.0ml，加入新鲜生理盐水 24ml，混匀。在 414nm 波长，1cm 光径，以 0.154mmol/L 氯化钠溶液（生理盐水）调零点，其吸光度应小于 0.100；在 460nm 的吸光度应小于 0.040。

准确称取符合要求的胆红素（MW584.68）20mg 置入，加入二甲亚砜 4ml 溶解。在 50ml 容量瓶中，加入混合血清稀释剂约 40ml，缓慢加入上述胆红素二甲亚砜溶液 2ml，边加边摇（勿用力摇动，以免产生气泡）。最后以稀释用血清定容。配制过程中应尽量避光，储存容器用黑纸包裹，置 4℃冰箱 3 天内有效。

【实验方法和步骤】

取试管 4 支，按表 6-23 操作。

表 6-23　改良 J-G 法测定血清总胆红素和结合胆红素

加入物（ml）	总胆红素管	结合胆红素管	空白管	标准管
血清	0.2	0.2	0.2	—
胆红素标准液	—	—	—	0.2
咖啡因-苯甲酸钠试剂	1.6	—	1.6	1.6
对氨基苯磺酸溶液	—	—	0.4	—
重氮试剂	0.4	0.4	—	0.4

结合胆红素管在加入重氮试剂混匀后准确 1 分钟，加入 5.0g/L 叠氮钠溶液 0.05ml 和咖啡因-苯甲酸钠试剂 1.6ml；总胆红素管置室温 10 分钟。然后向各管加入碱性酒石酸钠溶液 1.2ml，混匀后，波长 600nm，空白管调零，读取吸光度。

计算：

$$\frac{测定管\,A}{标准管\,A} \times 标准管浓度 = 胆红素（\mu mol/L）$$

参考值：

血清总胆红素 5.1～17μmol/L。

血清结合胆红素 0～6.8μmol/L。

【临床意义】

1. 血清总胆红素测定的意义

（1）有无黄疸及黄疸程度的鉴别。

（2）肝细胞损害程度和预后的判断：胆红素浓度明显升高说明有严重的肝细胞损害。但某些疾病如胆汁淤积型肝炎时，尽管肝细胞受累较轻，血清胆红素却可升高。

（3）新生儿溶血症：血清胆红素有助于了解疾病严重程度。

　　（4）再生障碍性贫血及数种继发性贫血（主要见于癌或慢性肾炎引起），血清总胆红素减少。

　　2. 血清结合胆红素测定的意义　结合胆红素与总胆红素的比值可用于鉴别黄疸类型。

　　（1）比值<20%：溶血性黄疸，阵发性血红蛋白尿，恶性贫血，红细胞增多症等。

　　（2）比值40%～60%：肝细胞性黄疸。

　　（3）比值>60%：阻塞性黄疸。

　　但以上几类黄疸，尤其是（2）、（3）类之间有重叠。

【注意事项】

　　（1）胆红素对光敏感，标准液及标本均应尽量避光保存。

　　（2）轻度溶血（血红蛋白≤克）对本法无影响，但严重溶血时可使测定结果偏低。其原因是血红蛋白与重氮试剂反应形成的产物可破坏偶氮胆红素，还可被亚硝酸氧化为高铁血红蛋白而干扰吸光度测定。高脂血及脂溶色素对测定有干扰，应尽量取空腹血。

　　（3）叠氮钠能破坏重氮试剂，终止偶氮反应。凡用叠氮钠作防腐剂的质控血清，可引起偶氮反应不完全，甚至不呈色。

　　（4）本法测定血清总胆红素，在 10～37℃ 条件下不受温度变化的影响。呈色在 2 小时内非常稳定。

　　（5）标本对照管的吸光度一般很接近，若遇标本量很少时可不作标本对照管，参照其他标本对照管的吸光度。

　　（6）胆红素大于 $342\mu mol/L$ 的标本可减少标本用量，或用 $0.154mol/L$ NaCl 溶液稀释血清后重新测定。

　　（7）结合胆红素测定在临床上应用很广，但至今无候选参考方法，国内也无推荐方法。方法不同，反应时间不同，结果相差很大。时间短、非结合胆红素参与反应少，结合胆红素反应也不完全；时间长，结合胆红素反应较完全，但一部分非结合胆红素也参与反应。这是一个很难权衡的问题。在没有结合胆红素标准液的情况下，问题更复杂。

【实验报告】

　　血清胆红素测定实验报告。

【思考题】

　　（1）实验结果如何？分析实验结果。

　　（2）通过实验，利用所学知识，说明血清总胆红素测定的意义。

实验四十二　吞噬细胞吞噬实验

　　具有吞噬功能的细胞称为吞噬细胞，包括单核-巨噬细胞及中性粒细胞。单核细胞存在于血液中随血液循环迁移至组织中定位，并分化成熟为巨噬细胞。巨噬细胞吞噬功能强，胞内富含溶菌体及线粒体，具有杀伤胞内病原体（细菌、真菌、寄生虫、病毒）；吞噬、清除体内凋亡的细胞及异物等功能。中性粒细胞胞内富含溶酶体、过氧化物酶及杀菌物质，具有高度的移动性和吞噬功能。在异物入侵、炎症早期，中性粒细胞可从血管渗出，游走到病原体等异物入侵局部，发挥吞噬消灭作用。

巨噬细胞能吞噬鸡红细胞，中性粒细胞可吞噬多种细菌，如葡萄球菌等。将巨噬细胞和中性粒细胞分别与鸡红细胞、表皮葡萄球菌混合，孵育一定时间后涂片染色镜检：见巨噬细胞可吞噬鸡红细胞；中性粒细胞可吞噬葡萄球菌，可计算出吞噬异物的细胞数和吞噬细胞中吞入的异物数。在巨噬细胞中亦可见到鸡红细胞发生形态改变。具此可判断两类吞噬细胞的吞噬功能和消化功能，用以评价机体的免疫状态。

一、小吞噬试验

【实验目的】

(1) 熟悉中性粒细胞的吞噬作用原理和方法。

(2) 通过本实验理解机体的非特异性免疫机制。

【实验原理】

血液中的中性粒细胞即小吞噬细胞，通过趋化、调理、吞入和杀菌等步骤，能吞噬和消化衰老、死亡细胞及病原微生物等异物，是机体非特异性免疫的重要组成部分。将新鲜血液和细菌混合，经合适的时间后涂片染色，即能观察到被吞噬到中性粒细胞内的但没有被消化掉的细菌。

【实验材料】

(1) 葡萄球菌 18 小时孵育的斜面或肉汤培养物。

(2) 抗凝人血（3.8％枸橼酸钠一滴加于无菌小试管中）、双蒸水。

(3) 瑞氏（Wright）染液：瑞氏染料 0.3g 加甘油 3ml，在研钵中研磨后，加甲醇 97ml，放置 1 周后使用。

(4) 试管、玻片、采血针、酒精棉球、吸管、滴管、显微镜、香柏油。

【实验方法和步骤】

(1) 取一支小试管，用采血针从消毒部位采取 2～3 滴血加入试管中。

(2) 取一滴菌液加入小试管中，用吸管混匀。

(3) 置 37℃水浴箱水浴 15 分钟，中途混匀一次。

(4) 取出小试管，用吸管将试管中血液打匀后取血半滴于载玻片上，用另一载玻片推成薄血片。

(5) 待血片自干后，用瑞氏染液染色。

(6) 瑞氏染色法：取瑞氏染液数滴滴于上述血片上先染色 1 分钟。然后加等量蒸馏水，轻轻晃动混匀，继续染 5 分钟，水洗，用吸水纸吸干后镜检。

【注意事项】

(1) 计数时应取玻片前、中、后三段计数，以提高准确性。

(2) 抗凝剂用量要适当，过高抑制吞噬功能，过低易出现血液凝固。

二、大吞噬试验

【实验目的】

(1) 熟悉吞噬细胞细胞的吞噬作用原理和方法。

(2) 通过本实验理解机体的非特异性免疫机制。

【实验原理】

巨噬细胞能吞噬鸡红细胞,将巨噬细胞鸡红细胞混合,孵育一定时间后涂片染色镜检,见巨噬细胞可吞噬鸡红细胞,可计算出吞噬异物的细胞数。在巨噬细胞中亦可见到鸡红细胞发生形态改变。本实验用以证实机体的非特异性免疫机制。

【实验材料】

(1) 小白鼠。

(2) 6%可溶性淀粉肉汤:取肉汤培养基 100ml,加入可溶性淀粉 6g,混匀后煮沸灭菌,冷却后置 4℃冰箱保存(只能保存一周)。使用时 37℃水浴溶解。

(3) 1%鸡红细胞悬液:取肝素抗凝鸡血 1ml,加生理盐水 99ml 混合。

(4) 瑞氏染液。

(5) 注射器、玻片、显微镜等。

【实验方法和步骤】

(1) 试验前 3 天,于小白鼠腹腔内注射 6%可溶性淀粉肉汤 1ml(注射时切勿刺伤内脏)。

(2) 试验当天,于每只小白鼠腹腔内注射 1%鸡红细胞悬液 1ml 并轻揉腹部。

(3) 注射后 30 分钟,用注射器吸取腹腔液少许,置于洁净载玻片上,推成涂片、晾干。用瑞氏染液染色。

(4) 油镜观察小白鼠巨噬细胞吞噬鸡红细胞现象(鸡红细胞为有核红细胞),并计算吞噬细胞的百分率。

【实验结果】

1. 油镜检查 寻找中性粒细胞,如果染色结果正确,可见细胞核及被吞噬的细菌染成紫色,而粒细胞的细胞质则为淡红色(图 6-24)。

2. 计数

(1) 吞噬百分率:观察 100 个中性粒细胞,计算其中吞噬有细菌的中性粒细胞数,计算出吞噬细胞百分率。正常人吞噬百分比为 62.77%±1.38%,吞噬指数为 1.058±0.049。

$$吞噬百分数 = \frac{吞噬鸡红细胞的巨噬细胞数}{100(巨噬细胞)} \times 100\%$$

(2) 吞噬指数:观察 100 个中性粒细胞,计算其中被吞噬的细菌总数,平均每个中性粒细胞吞噬的细菌数即为吞噬指数。

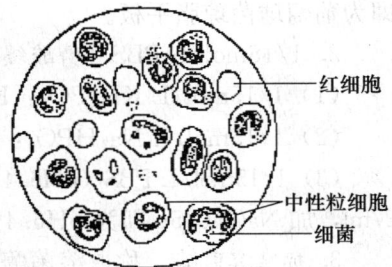

图 6-24 中性粒细胞吞噬试验

$$吞噬指数 = \frac{被吞噬细菌总数}{计数吞噬细胞总数}$$

吞噬百分率和吞噬指数高表明机体免疫力强;反之,机体免疫力低。

【注意事项】

(1) 血涂片应薄厚均匀适中,避免过薄或过厚。

(2) 瑞氏染液染色时间不能过长以免染色过重。

【思考题】

（1）简述中性粒细胞功能检测的方法及原理。

（2）观察到小白鼠体内吞噬细胞说明了什么？

实验四十三　溶菌酶的溶菌作用

【实验目的】

（1）掌握溶菌酶对革兰阳性菌溶解的原理及应用。

（2）证实体液中溶菌酶的存在及溶菌酶对革兰阳性菌的溶解作用。

【实验原理】

溶菌酶的杀菌机制是其作用于细菌细胞壁的黏肽层，黏肽是细菌的细胞壁主要成分。溶菌酶能切断黏肽结构中的 N-乙酰葡萄糖胺和 N-乙酰胞壁酸之间的 β-1,4 糖苷键，破坏黏肽支架，使细胞壁破坏。由于细菌细胞壁的重要功能之一是保护细菌，即抗低渗，故细菌失去细胞壁的保护作用后，在低渗环境中可发生溶解。溶菌酶的主要作用对象是革兰阳性菌。革兰阴性细菌细胞壁黏肽层外还有脂多糖、外膜和脂蛋白结构，故在一般情况下溶菌酶不易发挥直接作用。

【实验材料】

1. 葡萄球菌琼脂平板的制作

（1）葡萄球菌在使用前于琼脂斜面上传代一次，然后接种于普通琼脂平板，37℃培养 24 小时，用接种环挑取一定菌，用无菌蒸馏水配成菌液。

（2）称取优质琼脂粉 1g 加入 100ml 无菌蒸馏水，制成 1% 琼脂。

（3）取上述菌液 1ml，加热融化并放至 50～60℃ 的琼脂中，摇匀倾注平板。冷凝后即为葡萄球菌琼脂平板。

2. 1/15mol/L PBS（磷酸缓冲液）的制备

（1）1/15mol/L KH$_2$PO$_4$：KH$_2$PO$_4$ 9.07g 加蒸馏水至 1000ml。

（2）1/15mol/L Na$_2$HPO$_4$：1/15mol/L Na$_2$HPO$_4$ 11.87g 加蒸馏水至 1000ml。

（3）1/15mol/L PBS（pH6.4）：取 1/15mol/L KH$_2$PO$_4$ 73ml 加 1/15mol/L Na$_2$HPO$_4$ 27ml，加 NaCl 0.5g 即为 pH6.4 的 1/15mol/L PBS。

3. 标准溶菌酶　称取溶菌酶标准纯品，用 1/15mol/L PBS 配制为 1000μg/ml 原液，并稀释为 100、50、10μg/ml 标准液，用前保存在冰箱中；用于阳性对照及制备标准曲线。

4. 唾液　用无菌平皿收集唾液，可在同学间收集。

5. 其他　无菌打孔器（孔径 2mm），无菌毛细吸管、毫米尺等。

【实验方法和步骤】

（1）用无菌打孔器在葡萄球菌琼脂平板上打孔，用针头挑出孔内琼脂，孔径 2mm 左右，孔距 5～20mm。

（2）用毛细吸管取新鲜收集的唾液加入琼脂孔内，每孔加一滴，每滴约有 0.025ml，同时加标准溶菌酶作阳性对照。

（3）置 24～28℃ 下 12～18 小时观察结果。

【实验结果】

　　（1）用毫米尺或三角板量取小孔周围溶菌环直径，并作记录，可与标准溶菌酶阳性对照作对比观察。

　　（2）如需定量测定检品（唾液）中的溶菌酶含量，可将上述各种稀释度的溶菌酶标准溶液，分别加入小孔中，同法测定溶菌环直径，用半对数纸制成标准曲线，检品中的溶菌酶含量可从标准曲线上查出。

【注意事项】

　　标准样品与待测样品最好在同一快板上，便于比较。

【思考题】

　　溶菌环直径的大小说明了什么？其原理是什么？

实验四十四　凝集反应（一）

　　颗粒性抗原（红细胞、细菌）的混悬液，在有电解质存在的条件下，与相应抗体结合，能形成肉眼可见的凝集现象，称为凝集反应。凝集反应有直接凝集反应、间接凝集反应等多种。在凝集反应中，由于参与的抗原是颗粒性抗原，分子大，反应面积小，为使抗体分子不致过多，抗原和抗体的比例适宜，试验时须稀释抗体，并以抗体的稀释度作为凝集反应的效价。

一、玻片凝集反应

【实验目的】

　　观察细菌在玻片上与其相应抗体结合所出现的细菌凝集现象，理解抗原抗体反应的特异性。

【实验原理】

　　将已知细菌抗体与待测细菌混合，如果抗原与抗体相对应，则引起细菌凝集，反之则不凝集，据其凝集现象可判断细菌种类。

【实验材料】

　　（1）1∶20 伤寒杆菌免疫血清，伤寒沙门菌及大肠埃希菌 24 小时琼脂斜面培养物。

　　（2）生理盐水、玻片、记号笔、接种环、酒精灯等。

【实验方法和步骤】

　　（1）取一张干净的载玻片，于玻片的左侧和中间分别加伤寒沙门菌诊断血清 1 滴，右侧加生理盐水 1 滴。

　　（2）用无菌接种环挑取伤寒沙门菌斜面培养物，分别与右侧的生理盐水和中间诊断血清充分混合，同样取大肠埃希菌斜面培养物与左侧诊断血清充分混合；注意无菌操作（图 6-25）。

　　（3）轻摇动玻片，1～2 分钟后观察。

【实验结果】

　　阳性：液体变清，并有乳白色凝集块出现。

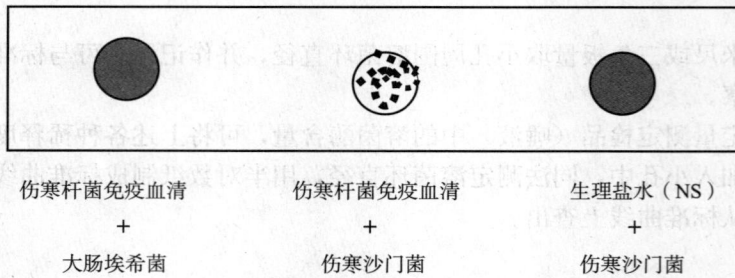

伤寒杆菌免疫血清	伤寒杆菌免疫血清	生理盐水（NS）
+	+	+
大肠埃希菌	伤寒沙门菌	伤寒沙门菌

图 6-25 菌种鉴定试验

阴性：液体仍然混浊，无凝集块出现。

记录结果之后，将玻片放入含消毒液的指定容器内，切勿任意放置或冲洗（图 6-26）。

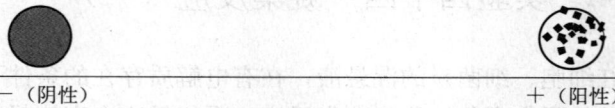

| —（阴性） | +（阳性） |

图 6-26 菌种鉴定试验结果

【注意事项】

（1）取细菌培养物时不宜过多，与免疫血清混合时，必须将细菌涂散、涂均匀，但不宜将面积涂得过大，以免很快干涸而影响结果观察。

（2）细菌鉴定时，特别是肠道菌种的沙门菌属或志贺菌属，原则上先用多价诊断血清检测，如为阳性，再用单价诊断血清进行分群或定型。

二、试管凝集反应

【实验目的】

（1）了解试管凝集反应方法。

（2）掌握凝集效价的判定及其意义。

【实验原理】

试管凝集反应实验为定量实验，用已知抗原检测待检血清中有无相应的抗体，多用于抗体的定量检测。

【实验材料】

（1）伤寒杆菌免疫血清，伤寒沙门菌 24 小时琼脂斜面培养物。

（2）生理盐水、玻片、记号笔、接种环、酒精灯、消毒缸等。

【实验方法和步骤】

（1）取干净的小试管 7 支，依次编号。

（2）在各试管中加生理盐水 0.5ml（第一管 0.9ml）。

（3）稀释血清。取伤寒沙门菌诊断"O"血清 0.1ml 加入第 1 管中，混合后吸出 0.5ml 加入第 2 管中，混合后混合后吸出 0.5ml 加入第 3 管中，如此对倍稀释至第 6 管，从第 6 管中吸出 0.5ml 弃取，第 7 管不加血清作为阴性对照，此时第 1 管到第 6 管稀释倍数分别是 1：10、1：20、1：40、1：80、1：160、1：320。

(4) 加菌液由对照管依次向前，每管加伤寒沙门菌菌液 0.5ml，此时每管稀释倍数又增加 1 倍；见表 6-24。

(5) 振荡试管架，使管内液体充分混合，置 37℃温箱孵育 30 分钟观察结果。

表 6-24　试管凝集实验方法和结果举例

试管号	1	2	3	4	5	6	7(对照)
生理盐水(ml)	0.9	0.5	0.5	0.5	0.5	0.5	0.5
伤寒血清(ml)	0.1	0.5	0.5	0.5	0.5	0.5	(弃 0.5)0.5
伤寒菌液(ml)	0.5	0.5	0.5	0.5	0.5	0.5	
血清稀释	1：20	1：40	1：80	1：160	1：320	1：640	—
37℃　30 分钟							
结果判定	＋＋＋＋	＋＋＋＋	＋＋＋	＋＋	＋	—	—

【实验结果】

(1) 首先观察阴性对照管，应无凝集现象，管底沉积呈圆形，边缘整齐，轻轻摇动则沉积菌分散均匀呈混浊现象。

(2) 凝集结果判定以"＋、－"表示。观察实验管，凝集现象可根据强弱程度，分为五级：

＋＋＋＋：上清液完全透明，细菌全部凝集，管底形成大片凝集物。

＋＋＋：液体较透明，细菌大部分凝集，管底的片状凝集物较小而薄。

＋＋：液体稍透明，约半数的细菌发生凝集，管底出现凝集环。

＋：仅有少部分细菌凝集，管底可见沉积的细菌，周边有稀疏、点状的凝集物。

－：液体均匀混浊，细菌因重力下降于管底呈边缘光滑圆点。

(3) 血清抗体效价的判定。以出现明显凝集现象（＋＋）的血清最高稀释度作为受检血清的抗体效价。上表所示结果，血清效价为 1：160。

【注意事项】

(1) 试管需清洗干净。

(2) 稀释血清时一定要混合均匀后再逐一稀释。

【思考题】

(1) 什么是直接凝集反应？玻片凝集试验中是否含有电解质？电解质的作用是什么？

(2) 玻片凝集试验与试管凝集试验各有什么用途？各有何优缺点？

实验四十五　凝集反应（二）

将可溶性抗原（或抗体）先吸附在一种与免疫无关，一定大小的载体颗粒表面成为致敏载体颗粒，然后与相应抗体（或抗原）结合，在适量电解质存在的条件下，出现肉眼可见的特异性凝集现象，称为间接凝集反应，此法敏感度比直接凝集反应高，因而广泛地应用于临床检测中,间接凝集反应中常用的载体颗粒有人"O"型红细胞、动物红细胞、活性炭或硅酸铝颗粒、聚苯乙烯乳胶微球等。

一、间接凝集反应

【实验目的】

(1) 掌握间接血凝试验的原理及意义。

(2) 初步掌握间接血凝试验的操作技术。

【实验原理】

将绵羊红细胞或人的"O"型红细胞用醛类固定(称为醛化,可改变血球表面性质,使其易于吸附蛋白质类抗原,并可长期保存使用),再将可溶性抗原吸附于醛化的血细胞上,制成抗原致敏的红细胞,当与相应的抗体结合,使红细胞被动的聚合在一起,出现肉眼可见的凝集现象,常用于检测传染病抗体或自身抗体。

【实验材料】

1. 抗原制备　将伤寒杆菌接种在培养基上,37℃培养 24 小时,用生理盐水冲洗,100℃水浴 2 小时,离心弃上清,稀释后备用。

2. 致敏红细胞的制备　取稀释的抗原与等体积的已醛化的 2‰ SRBC 混合,37℃水浴 2 小时,每隔 15 分钟振摇一次,取出后洗涤弃上清,稀释成 0.5‰备用。

3. 器材　试管、试管架、刻度吸管、恒温水浴箱。

【实验方法和步骤】

(1) 取 8 支小试管排列于试管架上,依次编号。每管加入 0.25ml 生理盐水。于第 1 管内加入 1:10 稀释的免疫血清 0.25ml 混匀,倍比稀释至第 7 管。第 8 管为阴性对照。

(2) 每管中加入 0.25ml 致敏绵羊红细胞,振摇试管架,使之充分混匀。

(3) 将试管架静置于 37℃恒温水浴箱中 1 小时。间接血凝试验操作程序见表 6-25。

表 6-25　间接血凝试验操作程序

试管号	1	2	3	4	5	6	7	8
生理盐水(ml)	0.25	0.25	0.25	0.25	0.25	0.25	0.25	0.25
免疫血清(ml)	0.25	0.25	0.25	0.25	0.25	0.25	0.25	(弃 0.5)
血清稀释度	1:20	1:40	1:80	1:160	1:320	1:640	1:1280	—
致敏 SRBC	0.25	0.25	0.25	0.25	0.25	0.25	0.25	0.25

【实验结果】

(1) 首先观察阴性对照管,应无凝集现象,管底红细胞沉积呈圆形,边缘整齐,轻轻摇动则沉积菌分散均匀呈混浊现象。

(2) 观察实验管,凝集现象可根据强弱程度,分为五级。

＋＋＋＋:细菌全部凝集,管底形成大片凝集物。

＋＋＋:细菌大部分凝集,管底的片状凝集物较小而薄。

＋＋:约半数的细菌发生凝集,管底出现凝集环。

＋：仅有少部分细菌凝集，管底可见沉积的细菌周边有稀疏、点状的凝集物。

一：液体混浊，无凝集。

（3）血清抗体效价的判定：以出现明显凝集现象（＋＋）的血清最高稀释度作为受检血清的抗体效价。

【注意事项】

（1）红细胞需来自同一个体、批号相同，且致敏血球应新鲜配制。

（2）使用器材必须清洁，否则对实验结果有很大影响。

二、间接凝集抑制实验——妊娠乳胶实验

【实验目的】

掌握间接抑制实验的原理和应用以及实验结果的分析。

【实验原理】

将待检尿标本（HCG）与已知抗体混合，经充分作用后，再加 HCG 致敏颗粒，因抗体已与标本中的 HCG 结合，没有游离抗体的存在，乳胶颗粒表面的抗原不能与抗体结合出现凝集现象，故不能出现凝集现象，称为间接凝集抑制试验，本试验常用于检测孕妇尿中的 HCG（胎儿绒毛促性腺激素），协助妊娠诊断。

【实验材料】

妊娠乳胶实验试剂盒，待检尿标本，玻璃板，球形滴管等免疫胶体金妊娠实验测试纸，微量移液器。

【实验方法和步骤】

（1）分别用毛细管吸取生理盐水和待检尿滴于玻璃板的左右两侧。

（2）在两侧内各加一滴抗 HCG 血清，轻轻摇晃约 2 分钟。

（3）在两侧内各加一滴 HCG 乳胶抗原试剂，摇匀，约 2 分钟后观察结果。

【实验结果】

左侧对照实验：出现均匀的凝集颗粒。妊娠诊断试验阴性：出现凝集现象，即凝集未被抑制，说明待检尿液中无 HCG。妊娠诊断试验阳性：不出现凝集，即凝集被抑制，说明待检尿液中有 HCG（图 6-27）。

凝集（试验阴性）　　　　　　　　　不凝集（试验阳性）

图 6-27　妊娠乳胶实验结果

【注意事项】

（1）被检尿中若有蛋白及血液时，不宜进行此实验。

（2）尿若太混浊，则需要过滤。

【思考题】

1. 什么是间接凝集试验？哪些因素会影响凝集试验的结果？

2. 在凝集反应试验中为什么一定要加电解质？

实验四十六　沉 淀 反 应

可溶性抗原（如细菌培养滤液、外毒素、组织浸出液和血清蛋白等）与相应抗体结合，当两者比例适宜并有电解质存在时，形成肉眼可见的白色沉淀物，这个过程称为沉淀反应。沉淀反应可分为环状沉淀反应、絮状沉淀反应、琼脂扩散等多种。在沉淀反应中，由于参与的抗原是可溶性抗原，分子小，在单位体积内所含的抗原量多，与抗体结合的总面积大。为了使抗原和抗体的比例适宜，试验时常需稀释抗原而不是抗体，并以抗原的稀释度作为沉淀反应的效价。琼脂扩散试验有单向和双向扩散两种基本类型。琼脂扩散试验与电泳技术结合，又衍生出多种方法，如对流免疫电泳、火箭电泳、免疫电泳等。

一、单相琼脂扩散实验

【实验目的】

(1) 掌握单向琼脂扩散实验的原理及意义。

(2) 初步掌握单向琼脂扩散的操作技术。

【实验原理】

单向琼脂扩散实验是一种定量的血清学测定方法，将某种特异性抗体混合于琼脂中，制成含抗体的琼脂板，再于琼脂板上打孔，并将一定量的抗原加入孔中。抗体与琼脂混合后，不会再扩散，只有孔中抗原向四周呈辐射状扩散，如抗原与已知的抗体相对应，在两者比例适合处即出现由免疫复合物所形成的白色沉淀环，沉淀环的大小（直径成面积）与抗原浓度成正比。以不同浓度的标准抗原与固定浓度的抗血清反应后测得沉淀环的直径作为纵坐标，以抗原浓度为横坐标可绘制标准曲线，待测抗原可在同样条件下测得沉淀环直径，然后从标准曲线中求得其含量。因此，该实验系定量实验，主要用于测定血清 IgG、IgM、IgA 和补体成分的含量。

【实验材料】

1. 抗体　羊抗人 IgG 单价抗血清。

2. 抗原　待检血清。

3. 器材　3%生理盐水琼脂、生理盐水、载玻片、直径 3mm 打孔器、小三角烧瓶、毛细滴管、湿盒。

【实验方法和步骤】

1. 制备含抗体的琼脂板　取羊抗人 IgG 单价抗血清一瓶（效价 1 : 80），取 0.3ml 于一小三角烧瓶中，加生理盐水 11.7ml（40 倍稀释混匀，置 56℃水浴中恒温 2～3 分钟）。

取 3%生理盐水琼脂一管，隔水加热溶化，然后置 56℃水浴中，待琼脂温度降至56℃时，立即加入等量 1 : 40 稀释抗血清，迅速轻轻混匀，勿使产生气泡，迅速倾入载玻片上，每片约 3.5ml，待凝固后打孔。如图 6-28 所示。

2. 稀释待检血清　将待检血清用生理盐水作 40 倍稀释。

3. 打孔、加样　每份检样加两孔，加满（但不要溢出），加样时毛细滴管尖端不要划破琼脂。

4. 温育　将琼脂板置搪瓷盒，垫湿纱布或海绵以防干燥，37℃恒温箱 24 小时。

【实验结果】

测量并求出每份检样两孔的沉淀环平均直径，按照标准曲线求出 IgG 含量（图 6-29）。

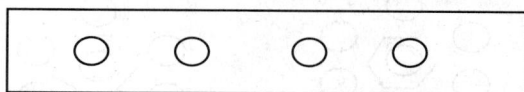

图 6-28　玻片琼脂上打孔

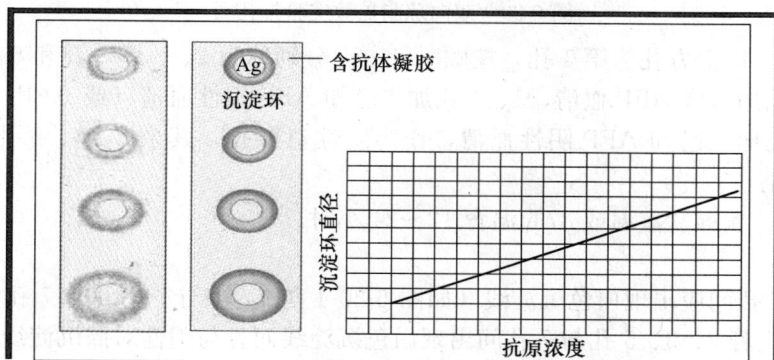

图 6-29　单向琼脂扩散实验结果及标准曲线图

二、双向琼脂扩散实验

【实验目的】

（1）掌握双向琼脂扩散的原理和操作技术。

（2）掌握双向琼脂扩散结果分析方法。

【实验原理】

双向琼脂扩散实验常用于定性检测。将抗原与抗体分别加入琼脂凝胶板上相邻近的小孔内，让它们相互向对方扩散。当两者在最适当比例处相遇时，即形成一条清晰的沉淀线。根据有否出现沉淀线，可用已知的抗体鉴定未知的抗原，或用已知的抗原鉴定未知的抗体。临床常用本方法检查原发性肝癌患者血清中的甲胎蛋白，作为原发性肝癌的早期辅助诊断。

甲种胎儿蛋白（a-fetal protein，AFP），是胎儿组织及体液中的正常组织成分。胎儿在第 9 周才出现此种蛋白，13～19 周达高峰，到 21 周后逐渐下降，胎儿出生后该蛋白即行消失或含量甚微，普通试验方法检查不出，而肝癌患者及个别卵巢癌或睾丸癌患者的血清检出有此种蛋白。

【实验材料】

（1）抗 AFP 血清、已知肝癌患者 AFP 阳性血清、待检患者血清。

（2）1.2％琼脂（用生理盐水配成）。

（3）载玻片、毛细吸管、湿盒。

【实验方法和步骤】

1. 制备琼脂玻片　将已知加热溶化的 1.2％琼脂 3.5ml，迅速倾入载玻片上。

2. 打孔　待凝固后用打孔器按图 6-29 样打孔（孔径 3mm，孔距 4mm）（图 6-30）。

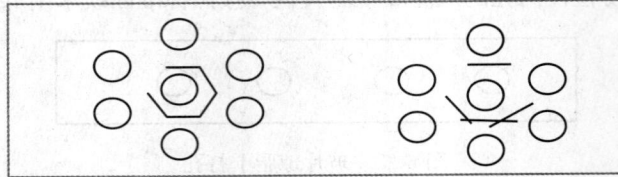

图 6-30　双向琼脂扩散实验打孔图

3. 加样　以上方孔为第 1 孔，按顺时针方向分别称为 2、3、4、5 和 6 孔，中央孔为 7 孔。7 孔加入抗 AFP 血清，1、4 孔加入已知 AFP 阳性血清（或 AFP），作为阳性对照孔；6 孔加入已知 AFP 阴性血清，作为阴性对照孔，其余 2、3、5 孔为试验孔，加入待检血清。

4. 温育　置湿盒室温或 37℃温育 12～24 小时。

【实验结果】

4 孔与 7 孔间应出现白色沉淀线（如图 6-30 1 与 7，4 与 7），6 与 7 孔间应不出现白色沉淀线。若 2、3、5 孔与 7 孔间出现白色沉淀线而且与阳性对照沉淀线吻合者如图中 2、3、5 与 1、4 孔间，即为实验阳性，表明待检血清中含有 AFP（即 AFP 阳性）。如出现与阳性对照相连接，且呈枪刺状如上右图中 4 与 5 孔间，说明两者间有共同抗原成分；如出现成交叉的沉淀线如上右图 3 与 4，则是非特异性沉淀反应，为假阳性反应，乃判为实验阴性，表明待检血清为 AFP 阴性。

三、对流免疫电泳

【实验目的】

（1）掌握对流免疫电泳的原理及意义。

（2）掌握对流免疫电泳的操作技术。

【实验原理】

在一定条件下，胶体颗粒是带有电荷的，这些带电胶体颗粒在电的影响下发生移动。如胶体颗粒带负电，则移向阳极；反之，移向阴极。这种现象称为电泳。

对流免疫电泳是将患者血清（待检抗原）放在琼脂板阴极端孔内，已知抗血清（含有已知抗体）放于阳极端孔内，在碱性环境条件下同时进行电泳，抗原由阴极向阳极移动快，而抗体系丙种球蛋白，等电点在 pH6～7 内，故带负电荷少，移动速度慢，由于电渗作用结果向阴极倒退，于是抗原抗体在电场中相遇，当两者比例适当时，则特异性抗原抗体互相结合，便形成肉眼可见的白色沉淀线。

【实验材料】

（1）1％，pH8.6，0.075M 巴比妥缓冲液。

（2）抗 AFP 血清，已知 AFP 阳性血清，待检患者血清。

（3）玻片、吸管、打孔器、毛细滴管、电泳仪等。

【实验方法和步骤】

（1）将用缓冲液配制好的 1.2% 琼脂隔水加热溶化，趁热吸取 3.5ml 加于玻片上，冷凝后打孔，孔直径 3mm，二孔间距离 3mm。

（2）分别从上至下向左列 1、3、5 孔内加入抗 AFP 血清；向右列 2 孔内加待检病人血清，4 孔内加已知 AFP 阳性血清作为阳性对照，6 孔内加已知阴性对照血清。各孔加满为度，勿使外溢。

（3）将琼脂板置于电泳槽内，抗原端入阴极侧，抗体放阳极侧，两端贴上浸透电泳缓冲液的 4 层纱布条。

（4）通电，固定电压 5～6V/cm 长，通电 45～60 分钟左右。

【实验结果】

电泳毕，关闭电源，取出琼脂板。在黑色背景上方，透过散射光线，首先观察 3 与 4 孔间（阳性对照组）、5 与 6 孔间（阴性对照组）的白色沉淀线是否出现；再看试验孔，如孔间未出现这样的沉淀线，则该待检血清为 AFP 阴性血清（图 6-31）。

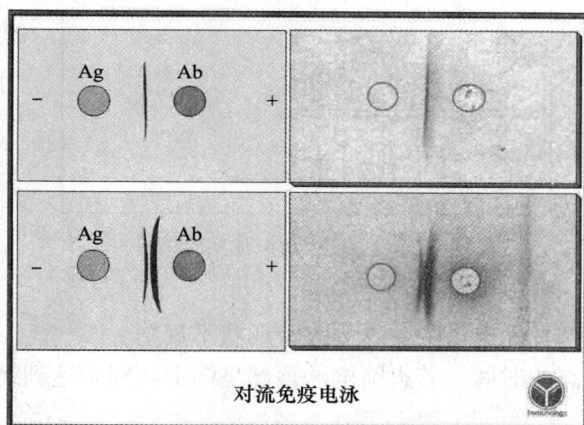

图 6-31　对流免疫电泳

【注意事项】

（1）抗原和抗体的比例要适中。

（2）琼脂要尽量选择无电渗的，否则会影响实验结果。

四、火箭电泳

【实验目的】

（1）掌握火箭电泳的原理及意义。

（2）掌握火箭电泳的操作技术。

【实验原理】

火箭电泳是将电泳与单向扩散结合的一种免疫技术。将抗体溶入琼脂后制板，在琼脂板的一侧打孔，加入待检样品及不同浓度的标准抗原。电泳时抗原在含定量抗体的琼脂中向正极移动，并形成浓度梯度，在适宜的部位形成火箭状的沉淀峰。沉淀峰的高度与抗原的含量成正比，故可定量测定抗原。

【实验材料】

(1) 1‰，pH8.6，0.075M 巴比妥缓冲液。

(2) 已知抗体、待测抗原。

(3) 玻片、吸管、打孔器、微量加样器、电泳仪、电泳槽等。

【实验方法和步骤】

1. 制备琼脂板　将抗体血清按一定比例与溶化好的 1.5‰琼脂在 56℃水浴中混匀，迅速浇注成 2mm 厚的琼脂板。

2. 打孔。

3. 加样　分别加入已知浓度的标准抗原溶液和待测抗原，每孔 10μL。

4. 电泳　将琼脂板放入电泳槽，抗原放阴极侧，抗体放阳极侧，两端贴上浸透电泳缓冲液的 4 层纱布条。固定电压 5～6V/cm 长，通电时间为 45～60 分钟，观察结果。

【实验结果】

其沉淀峰的高度和 Ag 浓度成正比（图 6-32）。

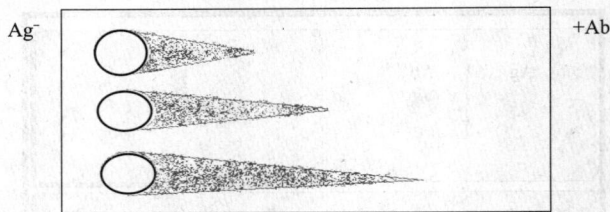

图 6-32　免疫火箭电泳实验结果

【注意事项】

(1) 琼脂要尽量选择无电渗的，否则火箭形状不规则。

(2) 注意电泳终点的时间。若火箭电泳顶部呈圆形，则未达到终点。

【思考题】

(1) 什么是免疫沉淀反应？对流免疫电泳和火箭免疫电泳的应用有哪些？

(2) 什么是双向琼脂扩散？简述其应用范围。

(3) 有某种抗原溶液或抗体血清，不知其含量和纯度，能否用沉淀试验测出？应用何种方法测定？

实验四十七　补体结合试验

【实验目的】

了解补体结合试验的原理、方法和应用。

【实验原理】

补体结合试验是一种有补体参与，以绵羊红细胞（SRBC）和溶血素（抗 SRBC 的抗体）作为指示系统的抗原抗体反应体系。绵羊红细胞与溶血素结合后可激活补体，导致红细胞破坏，出现溶血现象。参与补体结合反应的 5 种成分可分为两个系统：

(1) 待检系统：已知抗原（或抗体）、待检抗体（或抗原）。

（2）指示系统：SRBC、溶血素。

待检系统与补体作用后，加入指示系统，若不出现溶血，表示待检系统中的抗原抗体相对应；两者特异性结合形成抗原抗体复合物结合并消耗了补体，无游离的补体与指示系统结合，故不溶血，为补体结合试验阳性。反之，若出现溶血，则为补体结合试验阴性。

一、溶血素单位滴定

【实验材料】

1. 2％绵羊红细胞　取新鲜脱纤维的羊血，用生理盐水洗两次后，配成 2％浓度备用。

2. 溶血素　用绵羊红细胞免疫动物后制备的动物血清。

3. 补体　取新鲜豚鼠血清作 1：30 稀释，冰箱保存备用。

4. 其他　生理盐水、试管、吸管、37℃水浴箱。

【实验方法和步骤】

（1）按照表 6-26，于各管中分别加入不同稀释度的溶血素 0.2ml，然后加入其他成分。

（2）充分混匀后，置 37℃水浴 30 分钟，观察结果。

（3）凡最高稀释度的溶血素可呈现完全溶血者为 1 个单位。

表中的试验表明，第 11 管（即 1：9600 倍稀释）0.2ml 溶血素为 1 个单位。试验时常用 0.2ml 中含 2 个单位溶血素单位的稀释液（即 1：4800 倍稀释），配制时可取 1：100 倍的溶血素 1ml 加生理盐水（normal saline，NS）47ml。

表 6-26　溶血素滴定（ml）

试管号	溶血素（稀释度）	补体（1：30）	生理盐水	2％SRBC	结果	
1	0.2（1：1 000）	0.2	0.4	0.2	完全溶血	
2	0.2（1：1 200）	0.2	0.4	0.2	完全溶血	
3	0.2（1：1 600）	0.2	0.4	0.2	完全溶血	
4	0.2（1：2 000）	0.2	0.4	0.2	完全溶血	
5	0.2（1：2 400）	0.2	0.4	0.2	完全溶血	
6	0.2（1：3 200）	0.2	0.4	0.2	完全溶血	
7	0.2（1：4 000）	0.2	0.4	0.2	完全溶血	摇匀后置 37℃水浴 30 分钟
8	0.2（1：4 800）	0.2	0.4	0.2	完全溶血	
9	0.2（1：6 400）	0.2	0.4	0.2	完全溶血	
10	0.2（1：8 000）	0.2	0.4	0.2	完全溶血	
11	0.2（1：9 600）	0.2	0.4	0.2	完全溶血	
12	0.2（1：12 800）	0.2	0.4	0.2	大部分溶血	
13	0.2（1：16 000）	0.2	0.4	0.2	不溶血	
对照	—	0.2	0.4	0.2	不溶血	

二、 补体单位滴定

【实验材料】

(1) 补体，1：30 稀释（同溶血素滴定）。

(2) 2U 溶血素。

(3) 2%绵羊红细胞（同溶血素滴定）。

(4) 其他（同溶血素滴定）。

【实验方法和步骤】

(1) 按表 6-27 中各管加入 1：30 稀释的补体。

(2) 依次加入其他成分于每管中，混匀后置 37℃水浴 15～30 分钟后观察结果，判定补体单位。

(3) 补体单位：凡能使一定量红细胞发生完全溶解的最小补体量，称为 1 个确定单位。如表 6-27 中自第 3 管开始出现完全溶血现象，因此，第 3 管（0.1ml）所含补体量为 1 个确定单位。

由于在实际应用时补体有一部分损失及活性降低，故通常取其次高一管补体量称为一个实用单位。例如，下表中第 4 管（0.12ml）为 1 个实用单位，可以表示为：

1 个确定单位＝0.1ml　1：30 稀释的补体

1 个实用单位＝0.12ml　1：30 稀释的补体

(4) 补体的稀释：若使每 0.2ml 补体含 2 个实用单位，可按下式计算：

$$30：(2×0.12) = X：0.2$$
$$X = 30×0.2/2×0.12 = 25$$

即将补体原液稀释 25 倍，用 0.2ml 即可。补体单位滴定见表 6-27。

表 6-27　补体单位滴定（ml）

试管	补体（1：30）	NS		溶血素（2 单位）	2%SRBC		结果
1	0.06	0.54		0.2	0.2		不溶血
2	0.08	0.52		0.2	0.2		稍溶血
3	0.10	0.50	37℃	0.2	0.2	37℃	全溶血
4	0.12	0.48	水浴	0.2	0.2	水浴	全溶血
5	0.14	0.46	15～30	0.2	0.2	15～30	全溶血
6	0.16	0.44	分钟	0.2	0.2	分钟	全溶血
7	0.18	0.42		0.2	0.2		全溶血
8	0.60	0.2			0.2		不溶血

三、补体结合实验

【实验材料】

1. 补体　豚鼠血清按上述补体单位滴定结果稀释。

2. 抗原　伤寒菌液 10 亿个/ml，煮沸 2 小时，离心 3000r/min，30 小时，吸取上清作为抗原，实验前作抗原滴定，用 4 个单位的抗原。

3. 待检血清 56℃ 30 分钟灭活后，1∶5 稀释。溶血素 2 个单位。

4. 2% 绵羊红细胞（SRBC） 同溶血素滴定。

【实验方法和步骤】

（1）取 5 支试管，依次做好标记，放在试管架中。

（2）按照表 6-28 加样。

表 6-28 补体结合试验（ml）

试管号	待检血清	抗原	补体	NS		溶血素	SRBC		结果
1（试验管）	0.2	0.2	0.2	—		0.2	0.2		
2（血清对照管）	0.2	—	0.2	0.2	摇匀 37℃ 水浴 15 分钟	0.2	0.2	摇匀 37℃ 水浴 15 分钟	溶血
3（抗原对照管）	—	0.2	0.2	0.2		0.2	0.2		溶血
4（补体对照管）	—	—	0.2	0.4		0.2	0.2		溶血
5（SRBC 对照）	—	—	—	0.8		—	0.5		不溶血

【实验结果】

第 2~5 均为对照管，具有不同的对照意义，应分别出现溶、溶、溶、不溶，说明反应条件和材料的可信程度。

第 1 管为试验管，不溶血为补体结合试验阳性（＋），溶血为补体结合试验阴性（－）。

【注意事项】

（1）羊血用前轻轻摇匀，避免剧烈震荡引起溶血。

（2）各种试剂的吸管不要混用。

（3）补体性质较不稳定，低温保存，加样时再从冰箱取出。

（4）水浴时避免水滴进试管。

（5）本试验影响因素很多，对照管的反应情况是否正常是判断试验可信的参照。

【思考题】

（1）补体结合试验需分两个阶段进行，如果将几种反应成分一起加入会出现什么结果？

（2）补体结合试验各对照管的设置有何意义？其应用有哪些？

实验四十八　E 花环形成试验

【实验目的】

（1）掌握 T 淋巴细胞 E 花环试验的原理、正常值。

（2）熟悉显微镜下 E 花环的形态和计数方法。

【实验原理】

人外周血 T 淋巴细胞表面具有绵羊红细胞受体，在体外一定条件下将人淋巴细胞与绵羊红细胞两者混合，可以形成以 T 细胞为中心，周围黏附着多个绵羊红细胞的花环，为 E 花环试验。应用最广的有总 E 花环试验（Et，t 为 total 的缩写）和活性 E 花环试验（Ea，a 为 active 的缩写）。Et 代表被检标本中 T 淋巴细胞的总数，Ea 则反映具有高亲和力绵羊红细胞受体的 T 细胞数，这部分 T 细胞的免疫学功能更能反映机体细胞免疫功能和动态变化。E 花环试验主要用于了解机体细胞免疫功能。广泛应用于肿瘤免疫、移植免疫及免疫性疾病的研究，为某些疾病诊断和防治提供免疫学方面的重要参考。

【实验材料】

（1）肝素抗凝静脉血、Hanks 液（无 Ca^{2+}、Mg^{2+}）pH7.4～7.6、小牛血清、淋巴细胞分离液、1%绵羊红细胞悬液、0.8%戊二醛、瑞氏染色。

（2）吸管、毛细滴管、玻片、试管、水浴箱、水平离心机、显微镜。

【实验方法和步骤】

（一）淋巴细胞的分离

（1）取 2～3ml 肝素抗凝静脉血（加肝素 200U/ml 抗凝），用 Hanks 液稀释 1 倍，混匀。

（2）取 2～3ml 淋巴细胞分离液加入 15mm×150mm 试管中。

（3）用毛细滴管吸取稀释血液，在距分离液面上 1cm 处，沿管壁徐徐加入，使稀释血液重叠于分层液上。稀释血液与分层液体积比为 2：1。

1）2000r/min，水平离心 20 分钟，小心取出试管，管内分 4 层，自上而下依次为血浆、单个核细胞、颗粒白细胞、红细胞。

2）用毛细吸管轻轻插到血浆与分离液的界面层，沿试管壁周缘吸出富含淋巴细胞的灰白色层即单个核细胞层，移入另一试管中。

3）加入 5 倍以上体积的 Hanks 液混匀，离心 1500r/min，10 分钟，弃上清液，将沉淀细胞振摇重悬后加 Hanks 液同法洗涤 2 次。

4）最后用营养液配制成（1～2）×10^6/ml 细胞悬液。

（二）E 花环形成试验

1. 总 E 花环试验（Et 试验）　将淋巴细胞悬液 0.1ml 和绵羊红细胞 0.1ml 混匀（细胞数合适比例为 1：100），37℃水浴 10 分钟，低速离心 500r/min，5 分钟，再置 4℃2 小时或过夜。取出后弃去大部分上清，轻轻摇匀，加 0.8%戊二醛 2 滴固定数分钟后涂片，自然干燥后加 1 滴瑞氏染色，覆以盖玻片，高倍镜观察。凡淋巴细胞周围吸附 3 个或以上绵羊红细胞者为阳性花结细胞。

2. 活性 E 花环试验（Ea 试验）　将淋巴细胞悬液 0.1ml 和绵羊红细胞 0.02ml 混匀（两者比例为 1：20），低速离心 500r/min，5 分钟，弃去大部分上清，轻轻摇匀，加 0.8%戊二醛 2 滴固定数分钟后涂片，其余程序同 Et 试验。

【实验结果】

（1）油镜检查：淋巴细胞呈蓝色，SRBC 呈红色围绕淋巴细胞形成花环，凡表面黏附有 3 个或 3 个以上 SRBC 者为花环形成细胞（即 E 阳性细胞）。

（2）计数 200 个淋巴细胞，算出花环形成百分率，并推测其 T 淋巴细胞百分率。

（3）一般正常值 Et 为 50%～70%，Ea 正常值为 25%～35%。Et-RFC 特别是 Ea-RFC 下降，常见于细胞免疫功能低下者。Ea-RFC 增高，可见于甲状腺功能亢进和甲状腺炎；Et-RFC 增高，可见于重症肌无力和移植排斥反应。

$$花环形成百分率 = \frac{花环形成细胞}{花环形成细胞 + 不形成花环淋巴细胞} \times 100\%$$

【注意事项】

（1）一定要用新鲜血，否则会影响细胞活性，且绵羊红细胞受体会从 T 细胞表面脱落。

（2）向分离液管加血液时应沿试管壁缓缓加入，使血液与分离液形成明显的界面，小心放取试管，避免打乱界面，影响分离效果。

（3）由于花结结合不牢固，振荡摇动太剧烈，花结易破坏；振荡不够，没有充分混悬，影响计数。戊二醛固定前应充分混匀，否则，戊二醛加入后，将更难混匀（使 SRBC 成团）。

【思考题】

（1）简述 E 花环试验的原理及其应用。

（2）影响 E 花环试验的因素有哪些？

实验四十九 淋巴细胞转化试验

植物血凝素（PHA）和刀豆蛋白（ConA）等是促有丝分裂原可非特异性地活化 T 细胞，使 T 细胞 DNA 和蛋白质合成增加。同时，T 细胞的形态亦发生变化，转化为淋巴母细胞样形态。淋巴细胞活化过程中的代谢和形态变化均能在体外进行测定，称为淋巴细胞转化试验。在淋巴细胞转化试验中，最常用的促有丝分裂原是 PHA。根据所测定的内容不同，淋巴细胞转化试验有形态学检测方法和放射性核素检测方法。本实验介绍形态学检测方法。

淋巴母细胞的主要特点：

（1）形态学改变，细胞体积明显增大，为成熟淋巴细胞 3～4 倍。核膜清晰，核染色质疏松呈网状。核内见明显核仁 1～4 个。胞质丰富，嗜碱性，有伪足样突出。胞质内有时可见小空泡。

（2）细胞内核酸和蛋白质合成增加。

（3）细胞代谢功能旺盛。

利用淋巴母细胞的不同特点，目前有多种实验方法可用于淋巴细胞转化程度的检测。根据其形态学改变，可通过体内法和体外法检测；根据细胞内核酸和蛋白质合成增加的特点，可通过 3H-TdR 掺入法检测；根据细胞代谢功能旺盛的特点，可通过 MTT 法进行检测。

【实验目的】

（1）掌握淋巴细胞转化试验的原理方法及其应用。

（2）熟悉淋巴母细胞的形态特征。

【实验原理】

体外培养的淋巴细胞，在受植物血凝素（PHA）、刀豆蛋白（ConA）等非特异性有丝分裂原的刺激时，可转化为淋巴母细胞，称为淋巴细胞转化试验。淋巴细胞转化率的高低可反映机体细胞免疫水平，因此在临床上常作为检测细胞免疫功能的指标之一。

【实验材料】

（1）细胞培养液、植物血凝素（PHA）、淋巴细胞分离液、Hanks 液、瑞氏染液等。

（2）肝素抗凝管、滴管、吸管、刻度离心管、试管、细胞培养瓶、玻片。

（3）显微镜。

（4）RPMI-l640 培养液制备方法：

1）RPMI-1640　20.8g，蒸馏水 1800ml。

2）1mol/L HEPES 11.915g（HEPES 为 N-2-羟乙基哌嗪-N-2-乙磺酸）。

3）将（1）和（2）分别溶解后，混合在一起，补充蒸馏水至 1920ml，混匀后，用 0.02μm 或更小的微孔滤膜滤过消毒。分装每瓶 100ml，4℃保存。

【实验方法和步骤】

（1）取培养瓶（链霉素瓶洗净后高压灭菌），按无菌操作加入 3～5ml 配好的 RP-MI-l640 细胞培养液。

（2）用消毒注射器取肝素抗凝血 0.3ml（7 号针头 20 滴）加入上述含培养液的培养瓶中。

（3）按每 5ml 培养液加入 5mg/ml PHA 溶液 0.2～0.3ml，使培养基中 PHA 的浓度达到 200～300μg/ml。置 37℃温箱中培养 72 小时，培养期间每天振摇一次。

（4）培养结束，吸弃瓶内上清液，取 Tris-NH$_4$Cl 溶液 3ml 加入瓶内，充分混匀。移入离心管内，置 37℃水浴 10 分钟。

（5）加适量生理盐水混匀，以 1500r/min，离心 10 分钟，弃上清，共洗 2 次，摇匀沉淀细胞，推片，干燥，瑞氏染色。

【实验结果】

根据细胞大小、胞核和胞浆特征等进行判别。转化过程中，常见的细胞类型有成熟淋巴细胞、过渡型淋巴细胞、淋巴母细胞、核分裂象细胞等，其具体形态特征如下。

1. 成熟淋巴细胞　直径 6～8μm；核质紧密，无核仁；着色较深；胞质较少。

2. 过渡型淋巴细胞　体积较成熟淋巴细胞略大，直径为 12～16μm；核质较疏松，有或无核仁；着色较淡；胞浆增多、嗜碱性、空泡及伪足样突起可有可无。

3. 淋巴母细胞　体积明显增大，直径为 12～20μm；是成熟淋巴细胞的 3～4 倍。核疏松呈网状结构并有 1～3 个核仁；核周有淡染区；胞浆丰富呈嗜碱性，有伪足样突起，有时可见空泡。

4. 核分裂象细胞　即染色体型淋巴细胞。核呈有丝分裂，可见成堆或散在的染色体。

在油镜下观察计数 200 个淋巴细胞，根据淋巴细胞转化的形态学指标计算出淋巴细胞转化的百分率。其中，过渡型淋巴细胞、淋巴母细胞和核分裂象细胞作为转化细胞。

正常值为 60%～80%，低于 50% 为降低。

$$淋巴细胞转化率 = \frac{转化型细胞数}{转化型细胞数 + 未转化型细胞数} \times 100\%$$

【注意事项】

（1）本试验要求严格进行无菌操作，否则会污染影响试验效果。

（2）PHA 的加入量要适当，过多或过少都会影响转化率。一般需根据不同的厂家、批号及实践经验定量。

【思考题】

（1）淋巴细胞转化率的高低反映了什么？

（2）简述淋巴细胞转化试验的原理及其应用。

实验五十 豚鼠过敏反应

【实验目的】

（1）观察豚鼠过敏反应的实验现象。

（2）掌握Ⅰ型超敏反应的发生原理，认识防止过敏性休克的重要性。

【实验原理】

经过敏原刺激动物机体可产生 IgE 类抗体，此抗体可与肥大细胞、嗜碱粒细胞表面的 IgE Fc 受体结合，使机体处于致敏状态。同一致敏原第二次刺激机体后，可立刻使肥大细胞、嗜碱粒细胞释放生物活性物质如组胺、缓激肽、慢反应物质等，导致过敏性休克。

【实验材料】

豚鼠、正常马血清，鸡蛋清，无菌注射器，针头，解剖用具。

【实验方法和步骤】

（1）取 3 只豚鼠，以甲、乙、丙编号。

（2）将甲、乙两只经腹腔或皮下注射 1∶10 马血清 0.1ml。丙注射 0.1ml 生理盐水作为对照。

（3）经 14～21 日，甲豚鼠心脏注射鸡蛋清 1～2ml，乙、丙两只豚鼠经心脏注入马血清 1～2ml。

（4）观察并记录发病情况，解剖死亡豚鼠并观察脏器变化情况。

【实验结果】

（1）注射后密切观察动物状态，如注射抗原后数分钟动物出现不安，用前爪搔鼻，咳嗽，打喷嚏、耸毛、痉挛、大小便失禁、呼吸困难、站立不稳，最后窒息而死于过敏性休克。

（2）将死亡豚鼠解剖，可见肺气肿，豚鼠肠蠕动正常，颜色正常。

（3）甲丙豚鼠均不出现过敏症状。

【注意事项】

（1）选用体重 200～300g 的健康的豚鼠。

（2）心脏注射必须准确，有回血后再注入过敏原。

（3）皮下注射最适宜的部位为后大腿内侧或小腹部。

【思考题】

（1）通过观察豚鼠过敏反应实验，对你有哪些启发？

（2）为什么豚鼠过敏反应实验中，甲丙没有症状而乙有反应产生？

（3）如何防止过敏性休克的发生？怎样救治？

实验五十一　　酶联免疫吸附试验（ELISA）—双抗体夹心法

酶免疫技术是以酶标记的抗体或抗原作主要试剂的免疫学检测方法，又可分为酶免疫组织化学技术和酶免疫测定两类，前者应用酶标记抗体与组织切片上的相应抗原反应，然后与底物作用形成有色沉淀，再通过光学显微镜加以观察。后者则通过标记的抗体（抗原）与相应的抗原（抗体）结合并使底物显色，以检测标本含有的相应抗原（抗体），常用的是酶联免疫吸附试验（ELISA）。

【实验目的】

（1）掌握酶 ELISA 的基本原理。

（2）熟悉 ELISA 夹心法的操作。

（3）了解主要的免疫标记技术的基本原理和应用。

【实验原理】

酶联免疫吸附试验（ELISA）是检测溶液中抗原或抗体的特异而灵敏的免疫学检测方法。

双抗体夹心法是常用的一种检测抗原的方法，其原理为：

（1）抗体结合于固相载体表面而不失其活性。

（2）抗体与酶标记物交联后仍保持了免疫活性和酶活性。

（3）检测时，固相抗体首先与待测抗原结合，后者再与酶标抗体结合，随后加入相应底物后，可催化底物呈显色反应。反应液颜色的深浅与被测抗原的量相关。

在本实验中，以辣根过氧化物酶（HRP）标记抗体。当抗体与相应抗原结合后，标记的酶则可催化底物（四甲基联苯胺）起显色反应，形成蓝色产物，从而指示特异性抗原抗体反应的存在。

【实验材料】

1. 器材

（1）50～250μl 可调微量移液器与移液头。

（2）37℃培养箱、搪瓷盒。

（3）酶标专用架。

（4）洗瓶（含洗涤液）、吸水毛巾。

2. 试剂

（1）已包被抗体的酶标条。

（2）400μg/L 抗原溶液。

（3）抗原稀释液。

（4）待测标本 1、2。

（5）酶标抗体。

（6）洗涤液（pH7.2 PBS-Tween 20）。

（7）底物 A、B 溶液。

（8）终止液。

【实验方法和步骤】

（1）取已包被抗体的酶标条，扣入酶标专用架；分别在第 1~6 孔各加入抗原稀释液 100μl，第 6、7 孔各加入 400μg/L 抗原溶液 100μl，从第 6~2 孔进行对倍稀释（最后在第 2 孔吸出的 100μ 弃去）；在第 8、9 孔各加入 100μl 待测标本 1；在第 10、11 孔各加入 100μl 待测标本 2。置酶标板于 37℃，保温 30 分钟。

（2）弃去孔内液体，以洗涤液注满孔内，置 3 分钟后甩干孔内液体，重复 3 遍。上述孔内再加入酶标抗体 100μl。置 37℃，保温 30 分钟。

（3）弃去孔内液体，以洗涤液注满孔内，置 3 分钟后甩干孔内液体，重复 4 遍。

（4）各孔均加底物 A 和底物 B 溶液各 100μl，混匀。置 37℃，10 分钟左右加入终止液 50μl 中止反应。

（5）将酶标板置酶标仪上比色，以第 1 孔调零，在 450nm 波长处读取光密度值（O.D 值）。

【实验结果】

以 O D 值为纵坐标，抗原标准浓度（0；12.5μg/L；25μg/L；50μg/L；100μg/L；200μg/L；400μg/L）为横坐标在半对数坐标纸上画出标准曲线，再根据样品的平均 O D 值在标准曲线上查出各自的含量。

【注意事项】

（1）熟练掌握微量移液器的使用方法。

（2）酶标板的正确洗涤，每次洗涤后都应尽量甩干孔中残液。加入洗涤液时应小心，勿使洗涤液溢出，流入周围孔中。

【思考题】

（1）ELISA 试验的原理是什么？滴加一抗后，为什么要保湿？

（2）怎样消除本实验中的非特异性吸附？

实验五十二　单纯性酸碱平衡紊乱

【实验目的】

（1）学会复制单纯性酸碱平衡紊乱的动物模型。

（2）根据酸碱平衡紊乱时血液酸碱指标的变化判断其类型。

【实验原理】

采用直接输入酸和碱的方法复制单纯性代谢性酸中毒和代谢性碱中毒的动物模型，观察代谢性酸中毒和代谢性碱中毒对呼吸功能的影响。

【实验对象】

家兔 1.5~2.5kg。

【实验器材和试剂】

固定台、兔头固定器、哺乳动物手术器械一套、线、颈动脉插管、1ml 和 5ml 注射器、试管、血气分析仪。

3％戊巴比妥钠溶液、生理盐水、蒸馏水、4％ NaH_2PO_4 溶液、2％ $NaHCO_3$ 溶液。

【实验方法和步骤】

(1) 家兔称重，背位交叉固定后，耳缘静脉注射 3％戊巴比妥钠溶液（30mg/kg）。

(2) 颈部剪毛，沿着颈正中线做一个长 4~6cm 的皮肤切口，逐层钝性分离皮下组织，分离一侧颈总动脉和另一侧颈外静脉，穿线备用。颈总动脉的特点是搏动明显、粉红色、壁韧，很容易分辨。把颈总动脉小心分离出来，尽量游离得长一些，下面穿两根线备用。

(3) 颈总动脉插管，结扎远心端，动脉夹夹闭近心端，用眼科剪在靠近远心端处剪开一个"V"形斜口。插管完成以后，为了防止插管滑脱，可以把结扎线顺着插管的方向捋直，用胶布把它们固定在一起，再把插管固定在兔头固定器上。颈总动脉插管，以备动脉取血。颈外静脉插管以备输液。

(4) 动脉取血 1ml，用血气分析仪测各项指标，同时注意观察动物的呼吸频率与深度。

A 组：静脉滴注 NaH_2PO_4（5ml/kg），20~30 滴/分，滴完后，取动脉血测定各项指标，同时注意观察动物的呼吸频率与深度。

B 组：静脉滴注 $NaHCO_3$（3ml/kg），20~30 滴/分，滴完后，取动脉血测定各项指标，同时注意观察动物的呼吸频率与深度。

将实验结果填入表 6-29。

表 6-29　实验结果

呼吸		全血				血清		
频率	深度	pH	PaO_2	$PaCO_2$	HCO_3^-	Na^+	Cl^-	K^+
正常								
A 组								
B 组								

根据实验结果分析 A 组和 B 组动物酸碱平衡紊乱的类型。

【注意事项】

(1) 注意控制麻醉深度。

(2) 取血时注意与空气隔绝。

【思考题】

(1) 分析上述各是哪种酸碱平衡紊乱，判断依据是什么？

(2) 注射 4％ NaH_2PO_4 溶液、2％ $NaHCO_3$ 溶液后会对动物的呼吸功能产生什么样的影响？为什么？

实验五十三　急性弥散性血管内凝血

【实验目的】

（1）复制急性弥散性血管内凝血（DIC）的疾病模型。

（2）观察急性 DIC 时血液循环的变化过程，分析产生原因和病理意义。

（3）初步了解急性 DIC 的诊断标准和实验室检查方法。

【实验原理】

DIC 是指在某些致病因子作用下，凝血因子和血小板被激活，引起血管内微血栓形成，同时或继发纤溶亢进，从而出现器官功能障碍的病理过程。在 DIC 发生发展过程中，各种凝血因子和血小板因大量消耗而明显减少，FDP 增多，引起出血和器官功能障碍。本实验通过复制急性实验性 DIC 动物模型，测定几项血液学指标，讨论急性 DIC 的发病机制。

【实验对象】

家兔一只（体重大于 2kg）。

【实验器材和试剂】

电热恒温水箱、离心机、显微镜、血细胞计数板、固定台、哺乳类动物手术器械、秒表、小试管架、12mm×75mm 和 12mm×100mm 试管、刻度离心管、0.5ml 吸管、血红蛋白吸管、药物天平、三通管。

4％兔脑生理盐水浸液、K 试液、P 试液、血小板稀释液、10g/L 普鲁卡因、3.8％枸橼酸钠溶液、生理盐水、饱和氯化钠溶液。

【实验方法和步骤】

（1）实验兔一只，称重。固定于兔台上。普鲁卡因 4ml/kg 皮下注射局部麻醉药物后，分离一侧颈总动脉和另一侧的颈外静脉，穿线备用。于颈总动脉内插入带有三通针头的细塑料管，用于取血样。行颈外静脉插管用于滴注生理盐水兔脑浸出液。

（2）由颈总动脉插管取血，最先流出的数滴血弃去，然后收集 1.5ml 血放入经肝素抗凝的试管中，再收集 3ml 血放入装有 3.8％枸橼酸钠 0.3ml 的试管中，将两支试管上下颠倒混匀（切勿振荡），3000r/min 离心 10 分钟，肝素抗凝管中的血浆用于测定纤维蛋白原（抗凝剂与血液之比为 1∶9），另一管中的血浆用于凝血酶原时间测定（PT）。再取一大滴血用于血小板计数（BPC）。

（3）将预先在 37℃水中温浴 10 分钟的兔脑生理盐水浸出液（20mg/ml）经颈外静脉插管处滴注（9ml/kg），在 1 小时左右完成。

（4）分别在滴注后第 15、45、75 分钟采血，重复步骤（2）。

（5）血液学检查

1）凝血酶原时间（PT）测定：①取被检血浆 0.1ml，置于小试管中，放入 37℃水浴中；②加入 P 试液 0.2ml，开动秒表，观察方法同上，测定凝固时间；③重复上述操作 2～3 次，所得平均值即为 PT。

2）纤维蛋白原定量（饱和盐水法）：①取被检血浆 0.5ml，置于 12mm×100mm 的试管中，加入饱和氯化钠溶液 4.5ml，充分混匀，置 7℃水浴中孵育 3 分钟，取出后再次混匀，用 721 型分光光度计比色，测定光密度；②以生理盐水代替饱和氯化钠溶液，进行同样操作，作为对照；③用对照管调零点，测出光密度（波长 520nm）后，按下式计算纤维蛋白原含量：

（测定管光密度 /0.5）×10 ＝ g/L

3）血小板记数（BPC）：吸取血小板稀释液 0.38ml 于试管内，用血红蛋白吸管吸血 20μl 立即加入血小板稀释液内，充分摇匀后，用滴管将上述混悬液一小滴滴入计算室内，静置 15 分钟后，用高倍镜记数，数 5 个中方格内之血小板数×10^9/L 即可。

【注意事项】

（1）本试验中，兔脑生理盐水浸出液的制备及滴注速度对试验成败影响很大。①兔脑生理盐水浸出液的制备：称取兔脑粉［其活力（PT）不得大于 12s］400mg，加入生理盐水 10ml，充分搅匀后放入 37℃恒温水浴内孵育 60 分钟，每隔 15 分钟充分搅拌一次，然后离心（1000r/min），取上清液过滤后，供静脉滴注用。或将兔脑凝血活酶冻干制剂稀释后静脉注入；②在注入兔脑生理盐水浸出液的过程中，密切观察动物的呼吸情况，必要时酌情调整滴注速度。

（2）本实验中所用试剂，血浆样本及吸管较多，同一吸管只能吸取某一试剂或血浆样本，避免交叉使用。

（3）恒温水浴中的水温应维持在（37±0.5)℃。

（4）如室温较低（20℃以下），血浆放在 37℃恒温水浴中保温 1 分钟。

【附注】

P 试液：实验前称取 200mg 兔脑粉，加入 5ml 生理盐水，重复混匀后放入 37℃水浴中孵育 1 小时，在此过程中，间歇用玻棒搅拌 3～4 次，并颠倒混匀，然后离心（1000r/min）5 分钟，吸取上清液，再加入等量的 0.025mol/L 氯化钙溶液，用前摇匀，作 PT 试验用。

【思考题】

（1）典型的 DIC 的发展一般经过哪几期，特点是什么？

（2）本实验出现了那些器官的病理改变，依据是什么？为什么会发生这种变化？

（3）DIC 时，KPTT、PT、TT 如何变化，为什么？

第七章　机能学综合性实验

实验一　实验性急性右心衰竭

【实验目的】

（1）了解实验性急性右心衰竭的模型的复制方法。

（2）观察右心衰竭时血流动力学的主要变化。

（3）观察增加前、后负荷对心脏功能的影响。

（4）通过对实验的观察和分析，加深对心力衰竭发生机制及病理变化的理解。

【实验原理】

通过静脉注射液状石蜡致急性肺小血管栓塞，引起右心后负荷增加；通过大量静脉输液，引起右心前负荷增加。由于右心前、后负荷的过度增加，造成右心室收缩和舒张功能降低，而导致急性右心衰竭。

【实验对象】

家兔一只 1.5～2.5kg。

【实验器材和试剂】

动物手术器械一套，兔手术台，兔头固定器，BL-420 微机化实验教学系统（或血压描记装置），输液及中心静脉压测量装置，连接三通活塞的静脉导管，动脉导管，气管插管，动脉夹，听诊器，注射器（50ml、10ml、5ml、1ml 各一支），针头。

1％肝素溶液，生理盐水，1％普鲁卡因，3％戊巴比妥钠（或 20％氨基甲酸乙酯溶液）。

【实验方法和步骤】

1. 称重　取健康家兔一只，称重。需掌握捉拿家兔的正确方法——用一只手的拇指与其他四指抓住家兔颈背部皮肤，再以另一只手托住其臀部，将其重心承托在掌上；切忌以手抓提兔耳或捉拿腰背部（可伤耳，造成皮下出血）。

2. 麻醉　由耳缘静脉注射20％氨基甲酸乙酯0.5～1g/kg 体重麻醉后，若全麻不满意，可在颈部正中皮下注射 1％普鲁卡因 2～3ml 局部浸润麻醉。

3. 固定　背位交叉固定法。先把固定带系 4 个活扣，分别套在家兔的四肢上，前肢套在腕关节以上，后肢套在踝关节以上，抽紧固定带的长头。2 个同学，一个同学抓住两前肢和耳朵，另一个抓住两后肢，把兔子翻过来仰卧位放在兔台上，（翻转过程中，家兔会出现剧烈的挣扎，同学们一定要抓住家兔，勿放松，以免被家兔抓伤）。先把两后肢分开，固定在兔台底端的金属框上，再把捆绑两前肢的固定带在背部交叉后分别压住对侧的前肢的前臂，然后固定在兔台两侧的金属框上，最后用兔头固定器固定头部，适当调整一下固定器的高度，使家兔的颈部保持平直（做到固定牢，体位正），便于手术操作。

4. 剪毛　手术部位是颈部和胸部，把这两个部位的被毛剪干净。剪毛的时候，用左手把皮肤绷紧，右手用粗剪刀贴近皮肤剪毛。

5. 分离血管　分离颈外静脉，颈总动脉。将右侧切开之后的皮肤，用手指在皮肤外面向上顶起，即可见到颈外静脉（呈暗紫色的粗大血管）。用止血钳沿血管走行方向钝性分离，分离长度3～4cm，穿两线备用。颈总动脉位于气管两侧，用手触之有搏动感。颈总动脉与颈部神经束在颈动脉鞘内，细心分离右侧的颈动脉鞘膜，分离颈总动脉长4～5cm，穿两根线备用。

6. 全身肝素化　耳缘静脉注射1％肝素溶液1ml/kg体重。

7. 插管

（1）右侧颈外静脉插管：用于输液和中心静脉压测量。插管时先用动脉夹夹住静脉近心端，待静脉充盈后结扎远心端。用眼科剪在靠近远心端结扎处呈45°角剪一小口（约为管径的1/3或1/2），插入预先充满生理盐水的连有三通活塞的静脉导管，插入导管长度为5～7cm。此时导管口在上腔静脉近右心房入口处，结扎固定插管（最好能经颈外静脉插管到右心房，进而插入右心室，通过压力传感器，用生物信号分析系统或生理记录仪记录右心室内压力及压力变化率，并据此压力的波形和数值及插管的长度，判断导管所到达的部位）。

（2）左侧颈总动脉插管：用于描记动脉血压。结扎颈总动脉远心端，用动脉夹夹住近心端（使两端距离尽可能长）。然后用眼科剪在靠近远心端结扎处的动脉壁上剪一斜口（为管径的1/3～1/2），插入预先充满生理盐水的动脉导管，用已穿好的线结扎，并固定导管，以防滑脱，然后缓慢松开动脉夹。

8. 连接血压描记装置　打开生理记录仪，描记正常血压曲线，测量和记录中心静脉压、血压、心率、心音强度、呼吸频率和深度，听诊胸背部有无水泡音，做肝—中心静脉压反流试验（用手轻推压右肋弓下3s，中心静脉压上升以cmH_2O表示）。

9. 复制急性右心衰竭模型　用1ml注射器抽取预先加温至38℃的液状石蜡1ml，以每分钟0.2ml的速度缓慢注入耳缘静脉，同时密切观察血压、中心静脉压（或心房压、右心室内压）、呼吸等变化。如有中心静脉压明显上升或血压明显下降，即停止注射。待中心静脉压和血压又恢复到原对照水平时，再缓慢注入液状石蜡，直至中心静脉压有明显升高及血压有轻度下降时［降低10～20mmHg（1.3～2.7kPa）］为止（一般液状石蜡用量为0.5～1.0ml，不超过0.5ml/kg）。

10. 静脉注射　待动物呼吸、血压稳定后，以每分钟5～10ml/kg的速度快速由静脉导管输入生理盐水，输液过程中密切观察各项指标的变化（呼吸、血压、心率、心音强度、胸背部有无水泡音、中心静脉压以及肝—中心静脉压反流等），直至动物死亡。

11. 观察　动物死亡后，挤压胸壁，观察气管内有无分泌物溢出。剖开胸腔、腹腔，观察有无胸腔积液和腹水；肝有无淤血肿大；肠系膜血管有无淤血，肠壁有无水肿；心脏各腔室体积有何变化；肺有无水肿；最后切开腔静脉，让血液流出，观察肝和心腔体积的变化。

【注意事项】

（1）注射液状石蜡时一定要缓慢，出现血压明显降低时应立即停止注射，否则容易导致动物立即死亡。

（2）颈外静脉壁薄，易损伤出血，分离时应仔细行钝性分离，忌用剪刀剪切。

（3）静脉导管的插入深度为5～7cm，在插管过程中如遇阻力，可将导管稍微退出，调整方向后再插，切忌硬插，以免刺破血管。插好后可见中心静脉压随呼吸明显波动。

（4）保持压力换能器与心脏同一平面。

（5）若输液量超过200ml/kg，而各项指标变化仍不显著时，可再补充注入栓塞剂。

（6）尸检时注意不要损伤胸腔、腹腔血管，以免影响对胸腹水的观察。

【思考题】

（1）本实验中耳缘静脉注入液状石蜡为何引起急性右心衰竭？哪些指标变化是右心衰竭所致？

（2）影响中心静脉压的因素有哪些？为什么右心衰竭会出现中心静脉压升高？

（3）快速输液引起心力衰竭的机制是什么？

（4）急性右心衰竭时有哪些血流动力学变化？

实验二　失血性休克的微循环观察及解救

【实验目的】

（1）复制家兔失血性休克模型。

（2）观察失血性休克时动物的呼吸、动脉血压、中心静脉压、心率、微循环、尿量等的改变。

（3）探讨失血性休克发病机制，设计其抢救方案，加深对药物的药理作用的理解。

【实验原理】

休克是指各种原因引起的有效循环血量减少，微循环灌流障碍，引起重要生命器官血液灌注不足，从而导致多系统多器官功能衰竭的病理过程。休克的原因有很多，本实验直接采用动脉放血造成家兔失血性休克，及时补充血容量并合理应用血管活性药物来改善微循环的状态。通过复制家兔失血性休克模型，进一步掌握休克发生发展过程中微循环、心、肺、肾功能改变及血管活性药物等治疗措施的影响。

对于失血性休克的治疗原则是去除病因、补充血容量，提高有效循环血量、心排血量，改善组织灌流，还可合理使用血管活性药物，改善微循环。同学可据此自行设计抢救方案。

酚妥拉明为肾上腺素 α-受体阻滞药，可舒张血管降低其阻力，反射性增加心肌收缩力和心率，从而使心排出量增加，改善休克症状。右旋糖酐可提高血浆胶体渗透压，扩充血容量，维持血压；可使已聚集的红细胞解聚，降低血液黏滞性，改善微循环，防止休克后期发生弥散性血管内凝血。

【实验对象】

家兔一只（体重2kg以上）。

【器材和药品】

计算机实验记录系统、压力换能器、微循环灌流装置 1 套（恒温水浴灌流盒、立体显微镜）中心静脉压装置 1 套、静脉输液装置 1 套、固定台、手术器械 1 套、气管插管、动脉导管及静脉导管、三通管、导尿管、塑料管、动脉夹、100ml 烧杯、注射器（1ml、10ml、20ml）。

3％戊巴比妥钠、1％肝素、生理盐水、2.5％酚妥拉明、0.01％硫酸异丙肾上腺素。

【实验方法和步骤】

（1）取家兔 1 只称重后经耳缘静脉注射 3％戊巴比妥钠（按 1ml/kg/剂量）麻醉后，将家兔仰卧固定于兔台上。

（2）颈部剪毛（注意勿伤动物皮肤），沿正中切开颈部皮肤、暴露皮下组织及肌肉，按常规操作，依次分离气管、左颈总动脉和右颈外静脉，各穿双线备用。

（3）自兔耳缘静脉注入 1％肝素生理盐水 1ml/kg，使动物肝素化。

（4）腹股沟内侧剪毛，作一长约 5cm 切口，分离出股动脉，插入已肝素化的细塑料管一根，结扎固定，以备放血用。

（5）在耻骨联合上方正中作一长约 5cm 切口，找出膀胱，排空尿液后轻轻拉出，找到双侧输尿管，插入输尿管导管，记录每分钟尿滴数。

（6）腹部剪毛，在右侧腹直肌旁作一长约 6cm 的纵向切口，打开腹腔，以备观察小肠祥微循环。

（7）插入气管插管，一侧与呼吸描记装置相连，以记录呼吸频率和幅度。

（8）用动脉夹夹住右颈外静脉近心端，结扎远心端，用眼科剪在近心端剪一"v"形小口，向心脏方向插入静脉导管 8～10cm，即插入上腔静脉，待感觉有触壁感时退出少许，用线结扎。通过三通管与中心静脉压测量装置和输液装置相连，输液并记录正常中心静脉压。

（9）用动脉夹夹住左颈总动脉近心端，结扎远心端，用眼科剪在近心端剪一"v"形小口，向心脏方向插入动脉插管，通过换能器与计算机实验记录系统相连，以记录血压、心率的变化。

（10）肠系膜微循环的观察。

1）向恒温水浴灌流盒内注入 38℃左右的灌流液（台氏液加 1％明胶配成）。

2）选择一段游离度较大的小肠祥，从腹腔拉出后（操作一定要轻，以防肠系膜出血影响观察），放入恒温灌流盒的水槽内，使肠系膜均匀铺在有机玻璃凹形观察环上，压上固定版，使液面刚覆盖过肠系膜，用透射光源或侧射光源在立体显微镜下观察。

3）在镜下选好视野，分清肠系膜动脉、静脉和毛细血管，以便固定视野作动态前后比较。

4）放血前观察并记录动物下列各项指标：呼吸、血压、中心静脉压、心率、微循环、血流速度、血管管径、血液流动情况（线流、线粒流、摆动及淤滞）、尿量。

5）从股动脉放血（至烧杯内），放至动脉血压降至 5.3kPa（40mmHg）时，观察并记录上述各项指标的变化。

6）静脉滴注 0.01％硫酸异丙肾上腺素 0.1ml/kg，观察并记录呼吸、血压及心率等改变。

7）静脉滴注2.5%酚妥拉明0.2ml/kg，观察并记录呼吸、血压及心率等改变。

8）于第一次失血后20分钟左右（此时血压已回升），再次放血至5.3kPa（40mmHg）时，观察并记录上述各项指标的变化。

9）实验性治疗：颈外静脉依次全血回输，滴注0.9%生理盐水，右旋糖酐。密切观察各项指标，抢救治疗后，家兔是否有好转？考虑还可应用何种药物治疗？

放血前后和抢救后各项指标记录（表7-1）。

表7-1　放血前后和抢救后各项指标记录

	放血前	放血后	抢救后
心率			
动脉血压			
中心静脉压			
呼吸频率			
血液流态			

【注意事项】

（1）本实验自始至终要严格控制输液，输液速度限制在5～10滴/分。

（2）要保持一定的麻醉深度，麻醉过浅，动物可因疼痛而产生神经源性休克，麻醉过深，动物可因过度抑制而使实验失败。

（3）插管所用的塑料管均应肝素化，以防止凝血。

（4）复制失血性休克的动物模型时放血后的20分钟内必须准确维持血压5.3kPa（40mmHg）。

（5）牵拉肠祥动作要轻。观察微循环时，选好标志血管，固定视野，分清动脉、静脉和毛细血管。主要观察微循环血管的形态、颜色、大小、分支、血流速度等。若肠管蠕动较强烈，可腹腔注射阿托品。

（6）本实验项目多手术多，可进行分组实验，以确保实验的成功率。

【思考题】

（1）复制家兔失血性休克时，其肠系膜微循环有哪些变化？为什么？

（2）分析比较实验结果，讨论失血性休克的发病机制。

（3）血管活性药物在失血性休克救治时的作用及应用原则是什么？

（4）失血性休克抢救不当时为何会引起肺水肿？

（5）如果实验不成功，分析失败的原因。

附：肠系膜微循环观察

（1）向恒温水浴灌流盒内注入38℃左右的灌流液。该灌流液由台氏液加入1%明胶配成。

（2）选择一段游离度较大的小肠祥，从腹腔拉出后，放入恒温灌流盒的小浴槽内，使肠系膜均匀平铺在有机玻璃凸形观察环上，压上固定板，调整灌流液平面，使液面刚覆盖过肠系膜，用透射光源或侧射光源在显微镜下观察。

（3）在显微镜下直接观察和记录放血前后肠系膜微循环的状况：分清肠系膜各种血管，包括动脉、静脉和毛细血管（仅能通过一个红细胞的微血管），观察血流速度，血管口径（可用测微器测定）及视野下某一固定区域内毛细血管祥数目，找出标记血管，以便固定视野作动态的前后比较。

1）选取一支微动脉与微静脉（从血流方向加以区分），观察两者口径大小和口径比值，并注意相应区域内的毛细血管开放数目及血流速度，血流速度可用线状流（最快）、线粒流（快）、粒线流（较快）、粒流（较慢）、粒缓流（慢）、粒摆流及血流停滞来记述。这一区域选一根血管作标记，移动观察时，仍可找到。

2）注意有无红细胞聚集，如有聚集，聚集程度可用3～5个红细胞相连成串（轻度），呈缗钱状排列（中度），呈絮状（重度）等记述。

3）除上述观察血管口径、血流速度及红细胞聚集程度外，有时还可观察到以下变化：血浆流，失血后部分毛细血管内红细胞消失，仅见血浆流动。

白细胞附壁：失血早期，血流缓慢时在小静脉壁上可见白细胞滚动和附着。

微血管周围斑点状出血，在失血晚期可观察到毛细血管周围有出血灶。

实验三　有机磷及解毒剂对蟾蜍离体坐骨神经腓肠肌标本的作用

【实验目的】

（1）掌握蟾蜍离体坐骨神经腓肠肌标本的制备方法。
（2）掌握家兔有机磷酸酯类的中毒症状及阿托品和解磷定的解救作用。
（3）掌握胆碱酯酶活力的测定方法，以及用不同药解救后胆碱酯酶活力的变化规律。
（4）掌握实验标本在中毒前后及用不同药解救胆碱酯酶活力的变化规律。
（5）熟悉电子刺激器的使用方法。
（6）了解胆碱酯酶活力测定时的基本反应过程。

【实验原理】

有机磷酸酯类通过抑制胆碱酯酶活性，使乙酰胆碱在体内堆积，产生中毒症状。抗胆碱药阿托品能解除有机磷酸酯类中毒的M样症状，而解磷定可复活胆碱酯酶，恢复其水解乙酰胆碱的能力，对M样症状及N样症状均有效，以对骨骼肌震颤的效果产生最快，两药合用可提高解毒效果。

【实验动物】

家兔，2.5～3.0kg；蟾蜍。

【实验器材和试剂】

注射器（5ml、10ml、20ml）、测瞳孔尺、刀片、采血杯、动脉夹、棉球。恒温水浴、分光光度计、试管架、试管、吸管（0.2ml，1ml，2ml，5ml）、加样器、滤纸、漏斗。蛙类手术器械、电刺激器、标本盒。

一、家兔的动物实验部分

【实验药品】

0.1％硫酸阿托品（atropine sulfate）、5％敌百虫（dipterex）、1％肝素（heparin）、2.5％解磷定（pyraloxime methoiodide，PAM）。

【实验方法和步骤】

（1）取家兔2只，称重，观察并记录活动情况、呼吸（频率，有无呼吸困难，呼吸道有无分泌等）、瞳孔大小、唾液分泌、大小便、肌张力及有无肌震颤等。

（2）为采血方便，向家兔耳缘静脉注射1％肝素0.5ml/kg。

（3）用酒精棉球擦拭兔耳外缘静脉或沿静脉走行拔毛，使其充血明显，用刀横向切开中段耳缘静脉，使血液（0.5～1.0ml）自然流入采血杯中，并轻轻振荡采血杯，防止凝血。依上述方法取甲乙两兔耳静脉血各一份，供测正常胆碱酯酶活性用。

（4）分别给甲乙两兔耳缘静脉注射5％敌百虫1.5ml/kg。按前述指标观察并记录中毒症状，待中毒症状明显时，依上法再次采血供测中毒后胆碱酯酶活性用，然后，甲兔立即静脉注射0.1％硫酸阿托品1ml/kg，乙兔立即静脉注射PAM 4ml/kg，观察并记录甲乙两兔的中毒症状有何变化，在症状改善明显时采血，供测解救后胆碱酯酶活性用。

【实验结果】

根据本实验的观察项目，列表记录甲乙两只家兔中毒前后和用不同药物解救后，症状及血液胆碱酯酶活性的改变。

【思考题】

0.1％硫酸阿托品和解磷定可解除有机磷中毒的哪些症状？有何差别，原因何在？

二、胆碱酯酶活性的测定方法（Hestrin 法）

【实验原理】

乙酰胆碱在血液中被胆碱酯酶水解，产生乙酸和胆碱。在一定条件下，水解乙酰胆碱的量与胆碱酯酶的活性成正比，故在反应体系中，加入过量的乙酰胆碱使之参加反应，通过测定剩余的乙酰胆碱量即可计算出被水解的量，从而推算出胆碱酯酶的活性。

乙酶胆碱呈色反应：乙酰胆碱可与羟胺作用生成乙酰羟肟酸，后者在酸性条件下与Fe^{3+}形成褐色的羟肟酸铁络合物，其颜色的深浅可反映乙酰胆碱含量的多少，反应过程如下：

（1）盐酸羟胺与氢氧化钠作用释放出游离羟胺

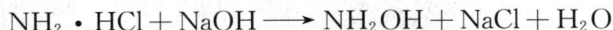

$$NH_2 \cdot HCl + NaOH \longrightarrow NH_2OH + NaCl + H_2O$$

（2）剩余乙酰胆碱与游离羟胺作用，生成羟肟酸化合物。

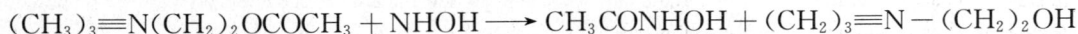

$$(CH_3)_3 \equiv N(CH_2)_2OCOCH_3 + NHOH \longrightarrow CH_3CONHOH + (CH_2)_3 \equiv N - (CH_2)_2OH$$

（3）羟肟酸化合物在酸性环境中与三氯化铁生成褐色的复合物（羟肟酸铁络合物）。

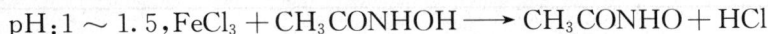

$$pH:1 \sim 1.5, FeCl_3 + CH_3CONHOH \longrightarrow CH_3CONHO + HCl$$

【实验试剂】

（1）7×10^{-3}mol/L 氯化酰胆碱（acetylcholine chloride，Ach）：取适量 Ach，用蒸馏水配成 2.54% 溶液，放入冰箱保存，用前以蒸馏水 20 倍稀释成 7×10^{-3}mol/L 溶液。

（2）1mol/L 盐酸羟胺（$NH_2OH\cdot HCl$）：取 25g 盐酸羟胺，加蒸馏水 359ml 配成 1mol/L 溶液备用，放入冰箱保存。

（3）3.5mol/L NaOH；4mol/L HCl。

（4）3.7×10^{-1}mol/L $FeCl_3\cdot6H_2O$：取 10g $FeCl_3\cdot6H_2O$，加蒸馏水 20ml 左右，浓 HCl 0.34ml，加温溶解，最后加蒸馏水到 100ml 制成 3.7×10^{-2}mol/L $FeCl_3$；0.1mol/L HCl 溶液。

（5）pH7.2 的磷酸盐缓冲液：取 $Na_2HPO_4\cdot12H_2O$ 16.72g 和 KH_2PO_4 2.72g，加蒸馏水到 100ml，冰箱保存。

【实验方法和步骤】

（1）取中试管加磷酸缓冲液 0.85ml，血样 0.15ml，置于（37 ± 1）℃的水浴中预热 3～5 分钟。

（2）加入 7×10^{-3}mol/L　Ach 溶液 1.0ml，于（37 ± 1）℃的水浴中反应 40 分钟（若反应不充分，可继续反应 20 分钟），每隔 10 分钟振摇一次。

（3）反应 40 分钟后立即加入碱性羟胺（1mol/L $NH_2OH\cdot HCl$ 与 3.5N NaOH 溶液在用前 20 分钟等容混合，并不时振荡）4.0ml。

（4）依次加入 4NHCl 和 3.7×10^{-2}mol/L $FeCl_3$ 各 2ml，每加一种试剂都要充分振荡。

（5）上述反应液用滤纸过滤，将滤液倒入 1.0ml 的比色杯中，以 530nm 的波长比色。

（6）对照管

1）对照管 1：为无血、无 Ach 的其他试剂空白对照。

2）对照管 2：为全血及试剂的空白对照，无 Ach。

3）对照管 3（标准 Ach 值）：为反应系中全量 Ach 的对照，

对照管的操作步骤与样品管相同见表 7-2。

表 7-2　胆碱酯酶活性的测定步骤

	磷酸缓冲液（ml）	全血（ml）	37℃水浴	乙酰胆碱（ml）	蒸馏水（ml）	37℃水浴	碱性羟胺（ml）	盐酸（ml）	三氯化铁（ml）		光密度A	胆碱酯酶活性Z
对照1	1.0	—		—	1.0		4.0	2.0	2.0			
对照2	0.85	0.15		—	1.0		4.0	2.0	2.0			
对照3	1.0	—	3～5分钟	1.0	—	40分钟	4.0	2.0	2.0			
用药前	0.85	0.15		1.0			4.0	2.0	2.0	过滤		
敌百虫	0.85	0.15		1.0			4.0	2.0	2.0			
解磷定	0.85	0.15		1.0			4.0	2.0	2.0			
阿托品	0.85	0.15		1.0			4.0	2.0	2.0			

【计算】

全血胆碱酯酶活性值以 0.15ml 全血在 40 分钟内水解 Ach 的 μmol 来表示（μmol Ach/0.15ml/40 分钟）。

1. 酶活性值的计算

$$样本全血胆碱酯酶活性值 = \frac{A_3 + (A_2 - A_1) - A_{样本}}{A_3 - A_1} \times 7$$

A_1，A_2，A_3 和 $A_{样本}$ 分别为对照管 1、2、3 和样品管的光密度值。$A_3 - A_1$ 为单纯 Ach 全量的光密度值，$A_2 - A_1$ 为血液的光密度值，$A_3 + (A_2 - A_1)$ 为 Ach、血液和试剂的光密度，$A_3 + (A_2 - A_1) - A_{样本}$ 为分解的 Ach 的光密度值。

2. 酶活性值的百分数计算

$$\frac{样本全血胆碱酯酶活性值}{正常全血胆碱酯酶活性值} \times 100\%$$

三、有机磷及不同解救药对坐骨神经腓肠肌的作用

【实验原理】

两栖动物蛙类的一些基本生命活动与生理功能与恒温动物家兔等相似。在该部分实验中，我们主要以蟾蜍的坐骨神经-腓肠肌为对象，观察有机磷及不同解救药对离体标本的一些作用规律。当我们向神经施加有效电刺激时，就会引起肌肉的收缩，带动描笔，产生一定的收缩高度。向标本滴加机磷脂药液后，由于其很强的脂溶性，将很快作用于腓肠肌的 N_2 受体后，引起肌肉的持续去极化；此时如再给神经同样强度的刺激，标本的收缩幅度会出现一过性的升高，之后将很快下降。这就是有机磷中毒的表现。不同解救药的机制是不同的，阿托品不作用于 N_2 受体，对标本的收缩幅度无影响；碘解磷定虽然作用于 N_2 受体，但由于其脂溶性较弱，作用也不甚明显。我们可以事先在体情况下注射碘解磷定，观察能否对抗有机磷的作用。

【实验试剂】

0.1%硫酸阿托品、1%敌百虫、2.5%解磷定、任氏液。

【实验方法和步骤】

1. 制备标本

（1）破坏脑和脊髓：取蟾蜍一只，用自来水冲洗干净。左手握住蟾蜍，并以食指压住其头部，使之前俯，右手持探针从枕骨大孔处皮肤垂直刺入。刺入后先将探针向前刺入颅腔左右搅动以捣毁脑组织，然后将探针抽回原处，再向后刺入椎管以捣毁脊髓。脑和脊髓完全破坏的标志是动物的四肢松软，呼吸消失。

（2）剪除躯干上部及内脏：完成上一步后，在蟾蜍骶髂关节水平之上 0.5～1.0cm 处用粗剪刀横断脊柱。然后用左手握住蟾蜍的后肢并以拇指压住骶骨，使其头与后肢自然下垂；右手持粗剪刀，沿脊柱两侧剪除蟾蜍的一切内脏以及头、胸部，但要注意不要伤及坐骨神经干。

（3）剥皮：先剪去肛门周围皮肤。然后用左手垫纸握住脊柱断端，右手捏住其上的皮肤边缘，向下剥掉全部皮肤，再将剥皮后的标本放在盛有任氏液的培养皿中。在剥皮

时用力要均匀，手部不可接触标本。

（4）将手及用过的手术器械洗净。

（5）分离两腿：将所得标本背位放置于蛙板上，于其两侧坐骨神经干下分别穿线并在尽量靠近脊柱处结扎，以免遗漏腰骶丛的任何分支。于结扎线的脊柱侧剪下神经，并以结扎线为支持线轻轻提起神经，沿着其走行方向剪去各个分支。将游离后的神经干搭在大腿肌肉上。持两腿，从背侧剪断两侧的梨状肌，沿脊柱两侧向上剪开并剔除脊柱。将两侧大腿连同下肢带骨相对扭动、脱关节，于耻骨联合中央剪开并剔除脊柱。将两侧大腿连同下肢骨相对扭动、脱关节，于耻骨联合中央剪开两侧大腿。将一腿放回培养皿中。

（6）游离坐骨神经：用玻璃钩沿神经走行方向进行分离。用支持线轻轻提起神经，顺其走行方向剪去分支，分离坐骨神经至腘窝处。将坐骨神经搭于腓肠肌上，在膝关节周围剪掉全部大腿肌肉，并用普通剪刀将股骨刮干净，然后在股骨中部剪断，保留下段股骨约 1cm。用探针在跟腱处扎一小孔备用，然后剪断跟腱，游离腓肠肌至膝关节，沿膝关节囊将小腿其余部分剪掉。用经任氏液润湿的锌铜弓轻轻接触一下坐骨神经，如果腓肠肌发生迅速而明显的收缩，表明标本兴奋性良好，即可将标本置于盛有任氏液的培养皿中备用。

2. 固定标本　将坐骨神经标本固定于肌动器内。将负荷螺丝旋离描记杠杆，调节初长螺丝，使杠杆处于水平位置，调整好描笔，使笔尖与记纹鼓面相切。

3. 寻找适宜刺激条件　波宽约 0.5ms，用中等刺激强度的单个脉冲刺激坐骨神经，每发出一次刺激，可见肌肉收缩一次。选择使肌肉收缩幅度最大而强度最小的刺激为最适刺激强度，实验过程中将保持这一强度不变。

4. 观察有机磷以及不同解救药对坐骨神经腓肠肌标本的作用

（1）选用单一刺激方式：用电动记纹鼓（较慢转速）进行记录，描记正常单收缩曲线。

（2）向标本上滴加 1% 有机磷药液数滴，观察腓肠肌收缩曲线的变化情况。

（3）向中毒后的标本上滴加阿托品或解磷定药液，观察不同解救药的解救效果。并对所观察的现象进行分析、讨论。

【注意事项】

（1）实验过程中，保持初长螺丝及刺激参数不变。

（2）实验过程中，不要改变刺激强度。

（3）间隔相同时间（0.5～1 分钟）施加下一次刺激，以保证肌肉有相同的休息时间，并不断滴加任氏液保护标本。

实验四　影响尿液形成的因素和利尿药的作用

【实验目的】

观察影响尿生成的各种因素，并分析其作用机制；观察呋塞米和高渗葡萄糖对麻醉兔的利尿作用，并分析其药理作用机制。

【实验原理】

尿生成的过程包括肾小球的滤过、肾小管和集合管的重吸收和分泌。肾小球滤过受滤过膜的面积和通透性、血浆胶体渗透压、肾小球血浆流量和肾小球毛细血管压等因素的影响，后两者又受肾交感神经以及肾上腺素和去甲肾上腺素等体液因子的影响，肾小管重吸收受小管液中溶质浓度等因素的影响。此外，影响尿液浓缩和稀释机制的因素，影响抗利尿激素释放的因素，影响肾素-血管紧张素-醛固酮系统的因素以及循环血量、全身动脉血压等都能对尿生成产生影响。呋塞米属高效利尿剂，作用于髓袢升枝粗段的皮质与髓质部，抑制 $Na^+ - K^+ - 2Cl^-$ 同向转运体，抑制 Cl^- 的主动转运及 Na^+ 的被动重吸收，导致管腔内 Na^+、Cl^- 浓度增高，降低肾脏对尿液的稀释功能；同时，由于从髓袢升支重吸收到髓质间液的 Na^+、Cl^- 减少，影响髓质间液高渗透压状态的形成，使肾浓缩尿的功能降低，从而发挥强大的利尿作用；高渗葡萄糖为渗透性利尿药，近曲小管对葡萄糖的重吸收是有一定限度的，该限度即肾糖阈，当一次大量静脉注射 20% 葡萄糖溶液，超过其重吸收的极限，便可在管腔液中形成高渗透压，多余的葡萄糖随尿排出，同时带走大量的水，产生利尿作用。

【实验材料】

1. 动物　家兔 1 只，体重 2～3kg，雌雄不限。

2. 药品　20% 乌拉坦溶液、1∶10 000 去甲肾上腺素、1% 呋塞米、20% 葡萄糖溶液、0.6% 酚红溶液、垂体后叶素、生理盐水等。

3. 器材　兔箱、兔手术台、输液架、婴儿秤、手术剪、组织剪、眼科剪、血管钳、量筒、烧杯、注射器、导尿管等。

【实验方法和步骤】

1. 给予水负荷　取家兔 1 只，称重后置于兔箱中，灌胃给温水 40ml/kg。

2. 麻醉　20 分钟后，耳缘静脉注射 20% 乌拉坦溶液 1.0g/kg。

3. 手术　待动物麻醉后背位固定于兔手术台上，剪去下腹部毛，于耻骨联合上方切开皮肤 4～5cm，沿腹白线剪开腹壁及腹膜，暴露膀胱，在膀胱底两侧找出输尿管，稍加分离后在输尿管下各穿两根线，一线结扎近膀胱端，在结扎线上方用眼科剪朝肾脏方向剪一小口插入聚乙烯导管，用另一线结扎固定。将两根导管的游离端一并放入量筒内，收集记录正常尿量（ml/5 分钟）。与该法类似的还有膀胱插管法，该法动物麻醉、固定、开腹方法同前，找到膀胱后，将膀胱顶上翻暴露膀胱腹面，在腹侧面避开血管做一荷包缝合，在荷包中间剪一小口，插入膀胱套管（套管内先预先充满水，排掉空气），套管漏斗口需对准两输尿管，收紧荷包即可。

4. 给药　待尿流量稳定后，即可进行下列实验项目，每项实验开始时，都应先记录 1 分钟尿量作为对照，然后分别进行注射各种药品，观察和记录 3 分钟内尿量的变化。

（1）从耳缘静脉迅速注射 37℃ 的生理盐水 20ml，记录尿量的变化。

（2）从耳缘静脉注射 1∶10 000 去甲肾上腺素 0.1～0.2ml，记录尿量的变化。

（3）先收集尿液 2 滴进行尿糖定性试验作为对照；然后由耳缘静脉注射 20% 葡萄糖溶液 5ml，记录尿量的变化。在尿量明显增多时，再取尿液 2 滴作尿糖定性试验。

（4）自耳缘静脉注射 0.6％酚红溶液 0.5ml，用盛有 10％NaOH 溶液的小杯子盛接尿液如果尿液中有酚红排出时，遇 NaOH 溶液即呈现红色。记录从开始注射酚红到尿中排出酚红所需要的时间（此观察项目不需记录尿量）。

（5）从静脉注射垂体后叶素 2U。记录尿量的变化。

（6）从耳缘静脉注射呋塞米（5mg/kg），记录注射呋塞米前后的尿量变化。呋塞米注射后起效慢，一般待出现明显效果时，才开始计数 3 分钟尿量。

5. 计算单位时间内尿量增加毫升数：给药后单位时间内尿量毫升数-给药前单位时间内尿量毫升数＝尿量增加毫升数

【注意事项】

（1）乌拉坦静脉麻醉时需要缓慢注射，边注射边观察角膜反射、呼吸、肌肉松弛情况。

（2）沿腹白线打开腹腔时应小心，切勿损伤腹腔脏器，分离两侧输尿管时应注意避开血管进行钝性分离。

（3）家兔的输尿管较纤细脆弱，插管时动作应细致轻巧，切勿将输尿管插穿。

（4）静脉注射高渗葡萄糖和呋塞米溶液后，一般在 1～2 分钟和 3 分钟即发挥利尿作用，如届时无尿滴出，应检查导管内是否凝血或输尿管扭曲。

（5）需等待前一药物作用基本消失，尿量恢复正常后方可注入后一药物。

（6）实验过程中，应用温生理盐水纱布覆盖手术野，以保持动物腹腔温度、湿度。

注意：尿糖定性试验的方法：在试管内盛 1ml 的班氏试剂，加入尿液 2 滴，将试管放在水浴中加热（在加热煮沸过程中应不断振荡，防止液体溢出管外），冷却后观察溶液和沉淀物的颜色，若试液由蓝色转为绿色、黄色或砖红色，表示尿糖定性试验阳性（绿色＋，绿黄色＋＋，黄色＋＋＋，砖红色＋＋＋＋），若溶液仍为蓝色则为尿糖定性试验阴性（－）。

实验五　呼吸衰竭

【实验目的】

（1）复制两种不同类型的呼吸衰竭模型，观察不同呼吸衰竭时血气和呼吸的变化。

（2）观察低氧和不同浓度 CO_2 对呼吸运动的影响，进一步认识呼吸功能不全的基本发病机制及其对机体的影响。

（3）学习动脉取血和血气测定方法。

【实验原理】

直接采用窒息造成 II 型呼吸衰竭。用油酸注射，引起肺泡毛细血管膜损伤，复制 I 型呼吸衰竭模型。观察两种呼吸衰竭时血气与呼吸的变化，分析其发生机制。通过人工吸入不同浓度的 O_2 和 CO_2，观察不同程度低氧和 CO_2 潴留对呼吸功能的影响，分析化学感受器反射在呼吸运动中的调节作用。

【实验对象】

大白鼠，重 250～300g。

【实验器材和试剂】

大鼠固定台，注射器（1ml、2ml、5ml）各 2 只，气管插管，动脉插管，手术器械一套，血气分析仪，动物人工呼吸机，听诊器。

20％氨基甲酸乙酯、1％普鲁卡因、1％肝素生理盐水、油酸、含 3％和 6％O_2 的气体，含 3％和 6％CO_2 的气体、生理盐水。

【实验方法和步骤】

（1）大白鼠先称重，腹腔注射 20％氨基甲酸乙酯（1g/kg 体重）麻醉后仰卧固定于手术台上。

（2）颈部正中皮下注入 1％普鲁卡因做局部浸润麻醉后，自颌下至胸骨上缘剪一切口，钝性分离颈部肌肉、气管、右侧颈外静脉和左侧颈总动脉。作气管插管。

（3）结扎颈总动脉远心端，用动脉夹夹闭近心端，靠近动脉远心端用眼科剪一 1/3～1/2 周径的斜口，插入已充满肝素生理盐水的动脉插管，结扎固定后打开动脉夹。待动物休息 15 分钟后测定各项指标呼吸频率、深度、全血 pH 值、$PaCO_2$、PaO_2。

（4）用注射器抽出动脉插管内的无效腔液，然后用经肝素化处理的注射器取血，迅速套上带有软木塞的针头作血气分析。

（5）用肉眼观察呼吸运动的变化。

（6）两种类型的呼吸衰竭及呼吸运动的调节。

A 组：窒息引起的呼吸衰竭：①夹闭气管插管，使动物处于完全窒息 25s，立即取动脉血 0.5ml 作血气分析，并观察呼吸的变化，至 30s 时松开夹闭的气管插管；②待动物呼吸恢复正常后记录各指标，准备作 C 组实验。

B 组：油酸引起的呼吸衰竭：①颈外静脉缓慢注入油酸（10～15µg/100g）于注射后 30 分钟、60 分钟记录各指标；②出现明显呼吸变化后，迅速通过人工呼吸机给动物吸 40％氧气，并进行呼气末正压通气，记录各指标。

C 组：O_2 和 CO_2 对呼吸的调节作用：①用 A 组恢复后的动物，动物气管插管连接气袋，吸入含 6％O_2 的气体 2～5 分钟，迅速记录各指标，然后恢复正常通气 30 分钟；②动物吸入含 3％O_2 的气体 2～5 分钟，记录各指标后，恢复正常通气 30 分钟；③动物吸入含 3％CO_2 的气体 2～5 分钟，记录各指标后，恢复正常通气 30 分钟；④动物吸入含 6％CO_2 的气体 2～5 分钟，记录各指标。

将实验结果填入表 7-3。

表 7-3　实验结果记录

分组		血气			呼吸运动	
		pH	$PaCO_2$	PaO_2	频率	深度
A 组	基础状态					
	窒息					
B 组	基础状态	30 分钟				
	注油酸	60 分钟				
	治疗后					

续表

分组		血气			呼吸运动	
		pH	$PaCO_2$	PaO_2	频率	深度
C组	常氧					
	$6\%O_2$					
	$3\%O_2$					
	常氧					
	$3\%CO_2$					
	$6\%CO_2$					

【注意事项】

（1）气管插管前注意止血并清理气管内血液。

（2）注射油酸时不要刺破静脉，以免乳酸外漏。

（3）取血切忌与空气接触，如针管内有小气泡要即时排出。

（4）取肺时应避免损伤肺组织，并尽量减少对肺组织的挤压。

【思考题】

（1）窒息和油酸所引起的呼吸衰竭有什么不同？为什么？

（2）吸入不同浓度 O_2 和 CO_2 对呼吸运动的影响有什么不同？为什么？

（3）Ⅰ型呼吸衰竭和Ⅱ型呼吸衰竭时氧疗有何不同？为什么？

实验六　实验性缺氧及其影响因素

【实验目的】

（1）通过复制缺氧的动物模型，进一步掌握缺氧的原因和分类、发生机制及机体缺氧时病理生理变化过程。

（2）通过观察缺氧对机体呼吸、皮肤、内脏、血液颜色等的影响，了解不同性质缺氧时学各指标的变化特点。

（3）了解急性缺氧对心血管功能的影响。

（4）了解机体代谢和神经活动状态不同对缺氧耐受性的影响。

（5）了解影响缺氧过程的因素及其在防治缺氧中的意义。

【实验原理】

缺氧是指组织供氧不足或用氧障碍，从而引起机体代谢、功能、以致形态结构发生异常变化的病理过程。按缺氧的原因和血氧变化，一般将缺氧分为四种类型：①低张性缺氧；②血液性缺氧；③循环性缺氧；④组织性缺氧。本实验通过复制低张性缺氧、血液性缺氧和组织性缺氧的动物模型，观察动物在缺氧时循环系统、呼吸系统、中枢神经系统的机能状态变化、皮肤、黏膜颜色变化、内脏（主要是肝）及血液颜色的变化。

【实验对象】

小白鼠 14 只，体重 18～22g，雌雄兼用。

【实验器材和试剂】

测耗氧量装置一套、CO 发生装置一套、小白鼠缺氧瓶、小天平、1ml 注射器、温度计、剪刀、镊子、滴管、碎冰块、凹面玻片、搪瓷碗。

钠石灰、苦味酸、0.25%氯丙嗪、1%咖啡因、甲酸、浓硫酸、5%NaOH、5%$NaNO_2$、0.9%NaCl、1%亚甲蓝溶液、0.05%KCN。

【观察指标】

动物的全身状态、行为、痉挛、排便、呼吸、存活时间等；皮肤及黏膜的颜色变化；尸体解剖观察肝及血液的变化。

【实验方法和步骤】

(一) 低张性缺氧

(1) 取6只内先盛有钠石灰 (约5g) 的缺氧瓶 (图7-1)，标明瓶号 (1-6号)，然后取6只小白鼠称重 (体重要相近)，用苦味酸标记后作如下处理。

1) 1号鼠放入1号缺氧瓶中，盖紧瓶塞。

2) 2号鼠腹腔注射0.25%氯丙嗪10ml/kg，待其安静后 (待药效充分发挥时) 放入2号缺氧瓶中，盖紧瓶塞。

3) 3号鼠腹腔注射1%咖啡因10ml/kg，10～20分钟后将其放入3号缺氧瓶中，盖紧瓶塞。

4) 4号鼠腹腔注射生理盐水10ml/kg，待动物安静后15～20分钟放入4号缺氧瓶中，盖紧瓶塞。

5) 5号鼠放入5号缺氧瓶中，再将缺氧瓶放入盛有40～42℃热水的搪瓷碗中。

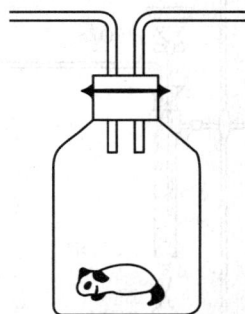

图7-1　小白鼠缺氧瓶示意图

6) 6号鼠放入6号缺氧瓶中，再将缺氧瓶放入盛有0～4℃冷水 (加冰块) 的搪瓷碗中。

(2) 观察各鼠在瓶中的一般行为、呼吸变化情况 (图7-2)，准确记录其死亡时间

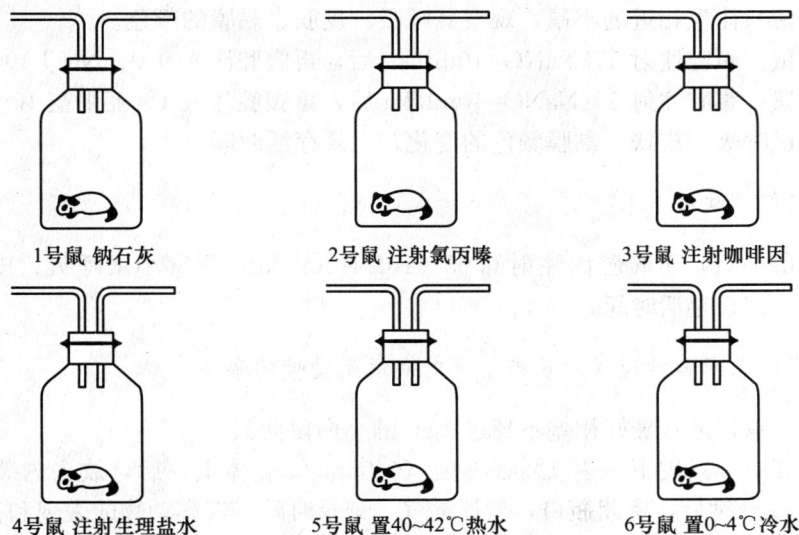

| 1号鼠 钠石灰 | 2号鼠 注射氯丙嗪 | 3号鼠 注射咖啡因 |
| 4号鼠 注射生理盐水 | 5号鼠 置40~42℃热水 | 6号鼠 置0~4℃冷水 |

图7-2　观察各鼠在瓶中的变化

（由盖紧瓶塞到小鼠死亡时间）。

（3）5、6 号鼠死亡后马上将缺氧瓶置于室温下平衡 15 分钟（注意不要打开缺氧瓶盖），然后测定耗氧量并计算出耗氧率（测定方法见附注）。

（4）尸解小鼠，观察皮肤、黏膜、血液及内脏颜色变化。

（二）血液性缺氧

1. 一氧化碳中毒

（1）取小白鼠一只，观察小鼠皮肤黏膜的颜色后，放入缺氧瓶内，盖上瓶盖，与 CO 发生装置连接（图 7-3）。

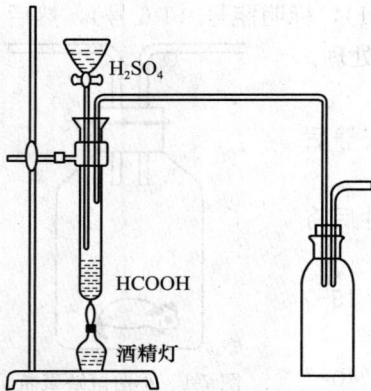

图 7-3　CO 发生装置示意图

（2）取甲酸 3ml 左右滴入 CO 发生装置的烧瓶内，用酒精灯加热烧瓶，再经分液漏斗一滴一滴地滴入浓硫酸 2～3ml，即产生 CO。然后将产生的 CO 通入缺氧瓶内，观察小白鼠的变化、并记录存活时间。

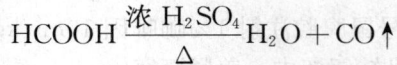

$$HCOOH \xrightarrow[\triangle]{浓 H_2SO_4} H_2O + CO\uparrow$$

（3）对 CO 中毒死亡的小鼠进行解剖，观察肝颜色。

（4）用滴管吸取 3 滴血液置于凹面玻片上，加 5％NaOH 3 滴，观察血液颜色的变化。另取一正常小鼠作对照，观察其皮肤、黏膜颜色后，从球后静脉丛采血滴入凹面玻片上，再加入 5％NaOH 3 滴，观察血液颜色的变化。

2. 亚硝酸钠中毒

（1）取两只体重相近的小鼠，观察其呼吸、皮肤、黏膜的颜色。

（2）甲鼠：腹腔注射 5％NaNO$_2$ 10ml/kg 后，再腹腔注入 0.9％NaCl 10ml/kg。

（3）乙鼠：腹腔注射 5％NaNO$_2$ 10ml/kg 后，再腹腔注入 1％亚甲蓝 10ml/kg。观察小鼠呼吸、皮肤、黏膜颜色的变化，记录存活时间。

（三）组织性缺氧

取小白鼠一只，于腹腔内注射 0.05％KCN40ml/kg。观察小鼠呼吸、皮肤、黏膜颜色的变化，记录存活时间。

（四）机体代谢和神经活动状态不同对缺氧耐受性的影响

（1）选体重相近（最好相差不超过 1g）的小白鼠两只。

（2）取其中一只皮下注射 1％咖啡因（0.05ml/10g 体重）后，放入内装钠石灰的缺氧瓶内。10 分钟后，密闭瓶口，勿使漏气，记录时间，观察动物的表现和存活时间。

（3）取另一只小白鼠，腹腔注射 20％乌拉坦（0.06ml/20g 体重）；10 分钟后，密闭瓶口，记录时间，并与注射咖啡因的小白鼠结果做比较。

（五）外界环境温度不同对缺氧耐受性的影响

取体重相近小白鼠 2 只，分别装入口径大小一致的装有钠石灰的缺氧瓶内，密闭瓶口，分别将缺氧瓶置入盛有 40～45℃ 温水、冰水（0～4℃）的 2 个大烧杯内，观察 2 只小白鼠出现缺氧症状和存活时间。

【注意事项】

（1）缺氧瓶必须密闭，动物要做好标记，以免实验动物混淆。

（2）腹腔注射时针头要朝下并稍靠左下腹，勿损伤肝，避免药液注入膀胱或肠腔。

（3）小白鼠的体重最好相近，以免由于体重的差异造成实验结果的不准确。

（4）复制 CO 中毒时不可太热以致液体煮沸，因 CO 产生过多过快动物会迅速死亡。

（5）实验内容多，可根据条件选择性进行或分组进行。

【思考题】

（1）各型缺氧对呼吸有何影响？为什么？

（2）分析实验复制的缺氧类型的发生机制如何？

（3）不同类型缺氧的动物，皮肤、黏膜颜色有何变化？

（4）当外界环境温度逐渐降低时，小白鼠对缺氧的耐受性有何变化？为什么？

（5）神经系统处于兴奋或抑制状态对小白鼠的缺氧耐受性产生何种影响？为什么？

（6）如果要观察年龄因素对小白鼠缺氧耐受性的影响，你该如何设计？

附 1　小白鼠耗氧率的测定

1. 原理　小白鼠在密闭的缺氧瓶内不断地消耗氧气，产生 CO_2，而 CO_2 可被钠石灰吸收。由于小白鼠不断地消耗氧，使缺氧瓶内氧分压逐渐下降并进而形成负压。当缺氧瓶与测耗氧量装置连通后，其移液管内液面因瓶内负压而上升，量筒内液面下降的体积数（ml）即为耗氧体积（为小白鼠的总耗氧量）。其装置如图 1 所示。

2. 方法与步骤

（1）向量筒内加水至一定刻度，然后将玻璃管接头与缺氧瓶上的一个橡皮管相连。

（2）打开橡皮管上的螺旋夹，待移液管内水面下降稳定后读出量筒内液面下降的毫升数，即耗氧体积（V）。

（3）结合小白鼠体重（m）存活时间（t）按下式计算出小白鼠耗氧率（R）。

$$R = V/m \cdot t^-$$

3. 注意事项

（1）必须保证缺氧瓶完全密闭。

（2）测剩余氧浓度前，作高、低温实验的两只缺氧瓶必须放在室温平衡 15 分钟左右。

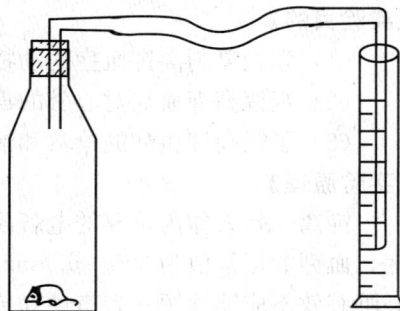

图 1　测耗氧量装置示意图

附 2　氧电极法测定瓶内空气氧浓度（%）的方法

1. 原理　氧电极法测定的原理是利用溶解的氧分子在一定的极化电压下，被还原而产生电流。

$$O_2 + 2H + \quad + 2e \rightarrow H_2O$$

当测定系统将电极与被测溶液用仅能通过气体分子的聚乙烯薄膜隔开时，在一定极化电压下，电极中测出的电流量将只反映被测系统中弥散过来的氧分子，并与被测溶液中的氧分压成正比。

2. 方法与步骤

(1) 按测氧仪说明书安装电极，检查电池电压，调整极化电压和调节零点。

(2) 将已装好的氧电极插入仪器的"输入"孔，进行电极的灵敏度调节；先用新鲜配制的无氧水，以缓慢的速度从电极进样管，注入样品池内，校正零点。然后用已知氧浓度的混合气体，调节灵敏度至刻度。重复以上操作1～2次，使重现性误差小于读数误差的2.5%。

(3) 将缺氧瓶塞上的一个橡皮管同测瓶内空气容积装置相接，装置内的水即因负压而进入缺氧瓶内。然后将另一橡皮管同测氧仪的电极进样管相连，并从电极出样管缓慢抽气，使缺氧瓶内气体缓慢进入测氧仪的测量池。待测氧仪的表头指针稳定后，直接读出瓶内空气剩余氧浓度（C）。

附 3　测缺氧瓶内空气容积的方法

(1) 将测瓶内空气容积装置的全部系统内充满水，并向量筒内加水至刻度。

(2) 将缺氧瓶塞上的两橡皮管全部打开，其中之一与装置相连。

(3) 装置内水因虹吸作用进入缺氧瓶内，待瓶内全部充满水时立即夹紧装置上的弹簧夹。

(4) 读出量筒上液面下降的毫升数，即为缺氧瓶内空气的容积。

实验七　急性高钾血症及其治疗

【实验目的】

(1) 学会复制高钾血症的动物模型。

(2) 观察高钾血症对心脏的毒性作用，掌握高钾血症时心电图改变的特征。

(3) 了解高钾血症的抢救和治疗方案。

【实验原理】

钾离子是人体内重要的电解质之一，通常以血钾浓度的高低分为低钾血症和高钾血症。血钾的正常值为3.5～5.5mmol/L。高钾血症对机体的危害主要表现在心脏，可使心脏有效不应期缩短、兴奋性和传导性呈双向变化，可引起多种心律失常。本实验通过静脉推注不同浓度的氯化钾，复制高钾血症模型，观察高钾血症对心脏的作用。掌握对高钾血症的抢救治疗措施。

【实验对象】

家兔，体重 2.0kg 左右。

【实验器材和试剂】

压力换能器、兔手术器械一套、固定台、BL-420 微机化实验教学系统、5ml 注射器、小儿头皮针、气管插管、动脉插管，胶布。

20％氨基甲酸乙酯、5％氯化钾、10％氯化钾、10％氯化钙。

【实验方法和步骤】

（1）家兔称重后用 20％氨基甲酸乙酯 5ml/kg 注入耳缘静脉麻醉，仰卧固定。

（2）剪去颈部被毛，沿正中线切开皮肤，分离气管并作气管插管以利通气；分离颈总动脉并作动脉插管；给动脉插管后，通过压力换能器连接至 D-95 第 3 通道，用于测定血压。

（3）用注射针头作为记录电极，分别插入家兔心尖部和心底部皮下，以记录监护Ⅱ导联心电图。各电极分别连接 BL-420 微机化实验教学系统的第 1 通道输入端（红夹子连心尖，黑夹子连心底，裸线接肢体）。

（4）记录一段正常心电图，并记录血压和计算心率。

（5）用小儿头皮针插入耳缘静脉，用胶布固定或缝一针将头皮针固定在耳郭上，向静脉内缓缓静脉注射 5％氯化钾 1ml，注射后观察荧光屏上的心电图波形。如无改变，继续注入 5％氯化钾 2ml，直至出现波形异常。继续间歇性注入 5％氯化钾，每次 2ml，描记异常心电图波形，并注意血压、心率的改变。

（6）观察高钾血症时的心电图改变后（特别是出现室颤后），运用已学知识，自行设计抢救治疗方案，并根据现有条件实施，观察心电图改变是否恢复正常，记录波形并注意心率、血压的变化。当出现心室扑动或颤动波形后，立即停止滴注氯化钾，并迅速准确地由另外一侧耳缘静脉注入已预先准备好的抢救药物（10％氯化钙 2ml/kg，或 4％碳酸氢钠 5ml/kg，或葡萄糖－胰岛素溶液 7ml/kg）。如果短时间内无法快速输入抢救的药物，救治效果不佳。

待心室扑动或颤动波消失，心电图基本恢复正常时，再由颈总动脉采血测定救治后的血钾浓度。

（7）最后注入 10％氯化钾，边注射边观察心电图波形的改变。出现室颤或成一条直线时，立即开胸观察心脏停搏情况、肺水肿、胸腔积液、肝淤血等脏器改变，记录其变化并分析形成机制。

【注意事项】

（1）保持动静脉导管的通畅：每次由颈总动脉取血后，均用肝素生理盐水溶液 2ml 冲洗管道内的余血，防止导管内血液凝固。

（2）正确记录心电图波形：有时家兔 T 波高出正常值 0.5mV 或融合在 S-T 段中而不呈现正向波，这与动物个体差异有关，此时要变换导联。若在头胸导联、肢体标Ⅱ导联及 aVF 导联上描记出正向 T 波就可进行实验，否则需更换动物。

（3）动物对氯化钾的耐受性有个体差异。有的动物需要注入较大量的氯化钾才会异常心电图改变。

（4）注意针电极要插在皮下，误插入肌肉可致肌电干扰。动物固定台要保持干燥。

【思考题】

（1）高钾血症时，心电图的变化特征是什么？

（2）氯化钾引起心电图改变的机制？心功能会如何改变？

（3）出现异常心电图后有哪些抢救治疗方案？救治高钾血症的机制是什么？

（4）影响血钾浓度的因素有哪些？

实验八　急性肺水肿及其治疗

【实验目的】

（1）复制家兔急性肺水肿模型。

（2）了解急性肺水肿临床表现及其发生机制。

（3）探讨急性肺水肿的治疗方案。

【实验原理】

肺水肿是由于液体从毛细血管渗透至肺间质或肺泡所造成的。本实验主要是通过静脉滴注大量生理盐水并注射肾上腺素导致急性心源性肺泡性肺水肿。中毒剂量的肾上腺素使心动速度加快，左心室不能把注入的血液充分排出，左心室舒张期末压力递增，可引起左心房的压力增高，从而使肺静脉发生淤血，肺毛细血管液体静压随之升高，一旦超过血浆胶体渗透压，使组织液形成增多，不能为淋巴充分回流，即可形成肺水肿。

【实验动物】

家兔，雌雄不限。

【实验器材和试剂】

动脉插管、气管插管、静脉导管及静脉输液装置、注射器、兔手术器械一套、烧杯、纱布、线、胶布、兔手术台、血气分析仪、BL-420 微机化实验教学系统、婴儿秤。

生理盐水、氨基甲酸乙酯（20％）、肾上腺素（0.1％）、肝素（3g/L）、盐酸（10g/L）、呋塞米（0.1％）、盐酸山莨菪碱注射液（1％）。

【实验方法和步骤】

（1）先分 4 个实验小组，各取家兔 1 只，分为①实验组；②呋塞米治疗组；③山莨菪碱治疗组；④对照组。

（2）称重后，用 20％氨基甲酸乙酯 5ml/kg 耳缘静脉注射麻醉，固定于兔台上。

（3）进行颈部手术，分离气管和一侧颈总动脉，一侧颈外静脉。作气管插管。

（4）将动物肝素化后，作动脉插管和静脉插管，静脉管连于输液装置。进行腹股沟手术准备股动脉插管。

（5）各组动物分别描记正常呼吸和血压曲线，股动脉取血，进行血气分析。

（6）输入生理盐水（输入总量按 100ml/kg，输入速度 150～200 滴/分），待滴注接近完毕时立即向输液瓶中加入肾上腺素（0.5ml/kg）继续输液（对照组不加肾上腺素）。

（7）输液完毕，立即股动脉取血，进行血气分析。

（8）取血完毕治疗组立即进行抢救。呋塞米治疗组耳缘静脉注射呋塞米（1ml/kg），观察疗效；山莨菪碱治疗组耳缘静脉注射山莨菪碱（1.5ml/kg），观察疗效。

（9）密切观察呼吸改变和气管插管内是否有分红色泡沫液体流出，死亡动物记录死亡时间，存活动物造病后 30 分钟则夹住气管，放血处死。所有动物均打开胸腔，用线在气管分叉处结扎以防止肺水肿液渗出，在结扎处以上切断气管，将肺取出。

（10）用滤纸吸去肺表面的水分后称重，根据"肺系数＝肺重量（g）/体重（kg）"的公式计算肺系数，然后肉眼观察肺大体改变，并切开肺，观察切面的改变。

将实验结果填入表 7-4。

表 7-4　实验结果

	实验组	呋塞米治疗组	山莨菪碱治疗组	对照组
呼吸改变				
实验前				
注射 NS				
注射 Adr				
治疗				
血气分析				
pH				
$PaCO_2$				
PO_2				
HCO_3^-				
BE				
粉红色的泡沫液				
肺表面状况				
肺重量（g）				
兔体重（kg）				
肺切面				
肺系数				

【注意事项】

（1）手术时间不能过长，以免家兔不能耐受，影响机体功能。

（2）手术时注意止血，以免失血过多造成家兔失血性休克，导致实验失败。

（3）气管插管之前，最好检查一下气管内有无出血或分泌物，如有应先将出血或分泌物清理或抽吸干净，再插管，否则容易在气管内阻塞而影响实验指标的观察。

（4）插管的同时即可连接人工呼吸机，并开机（尤其是开胸后胸膜损伤引起气胸）。

（5）夹闭下腔静脉时一定要边观察血压边夹闭，当血压有明显下降，而且舒张压下降较明显时即可夹死止血钳，观察血压是否有回升，如有回升说明假定范围还可以，如血压没有回升，仍在快速下降，则说明夹闭的范围太大。需松开止血钳重新夹闭，否则下肢水肿还未出现动物就发生死亡。

（6）实验组、对照组或治疗组的滴注速度应基本一致，滴注速度不要太快，以控制在 180～200 滴/分为宜。

（7）实验性肺水肿模型复制时注射肾上腺素的量要控制好，最好从莫非管内加入，以免引起呼吸抑制或呼吸暂停。

【思考题】

(1) 本实验急性肺水肿发生的机制是什么?

(2) 利用呋塞米和山莨菪碱进行抢救的机制是什么?

(3) 各实验组动物的表现有何不同? 为什么

实验九　温度、pH、激活剂与抑制剂对酶促反应的影响

【实验目的】

(1) 通过实验观察 pH 对酶促反应的影响。

(2) 通过实验观察激活剂与抑制剂对酶促反应的影响。

(3) 提高分析问题和动手能力。

【实验原理】

淀粉在淀粉酶催化下水解,其最终产物是麦芽糖和葡萄糖。在水解反应过程中淀粉的分子质量逐渐变小,形成若干分子质量不等的过渡性产物,称为糊精。向反应系统中加入碘液可检查淀粉的水解程度,淀粉遇碘呈蓝色,麦芽糖对碘不显色。糊精中分子质量较大者呈蓝紫色,随糊精的继续水解,对碘呈橙红色。

根据颜色反应,可以了解淀粉被水解的程度。在不同温度、不同酸碱度下,唾液淀粉酶活性不同,淀粉水解程度也不一样。进而了解温度及 pH 对酶促反应的影响。

在激活剂或抑制剂存在时,唾液淀粉酶活性不同,淀粉水解程度也不一样,通过与碘反应的颜色可判断淀粉被水解的程度,进而了解激活剂与抑制剂对酶促反应的影响。

【实验器材】

1. 器材　10mm×100mm 试管、试管架、恒温水浴箱、沸水浴、记号笔、一次性杯子。

2. 试剂

(1) 10g/L 淀粉溶液:配制方法:取可溶性淀粉 1g,加 5ml 蒸馏水,调成糊状,再加蒸馏水约 80ml,加热,使其溶解,最后用蒸馏水稀释至 100ml,冰箱保存。

(2) 稀释唾液:将痰咳尽,用水漱口(洗涤口腔),再含蒸馏水 30ml,作咀嚼动作,2 分钟后吐入烧杯中待用。

(3) 缓冲溶液

pH6.8 磷酸盐缓冲液:取磷酸氢二钠 477mg,磷酸二氢钠 397mg,蒸馏水溶解至 100ml。

pH3.0 缓冲液:取 0.2mol/L 磷酸二氢钾 (KH_2PO_4 2.722 克加蒸馏水溶解至 100ml) 50ml,加 0.2mol/L 盐酸溶液 20.3ml,混合后即成。

pH9.0 缓冲液:取 0.2mol/L Na_2HPO_4 溶液 (磷酸氢二钠 2.840g 加蒸馏水溶解至 100ml) 60ml,0.2mol/L 氢氧化钠溶液 20ml,混合后即成。

(4) 碘溶液:取碘化钾 4g 溶于少量蒸馏水中,再取碘 2g,完全溶解后加蒸馏水至 300ml,储于棕色瓶中。

(5) 170mol/L 氯化钠溶液:取氯化钠 1g 溶于蒸馏水至 100ml。

（6）63mol/L 硫酸铜溶液：取硫酸铜 1g 溶于蒸馏水至 100ml。

【实验方法和步骤】

1. pH 对酶促反应的影响　取三支试管按表 7-5 操作。

表 7-5　pH 对酶促反应的影响

加入物	1	2	3
10g/L 淀粉溶液	10 滴	10 滴	10 滴
pH3.0 缓冲液	10 滴	—	—
pH6.8 缓冲液	—	10 滴	—
pH9.0 缓冲液	—	—	10 滴
摇匀后 37℃	恒温水浴中保温	5 分钟	
稀唾液	5 滴	5 滴	5 滴

将上面各管摇匀后放入 37℃恒温水浴中保温。放置 10 分钟后取出，分别向各管加入稀碘液 1 滴，观察 3 管中颜色的区别，说明 pH 对酶促反应的影响。

2. 温度对酶促反应的影响　取三支试管按表 7-6 操作。

表 7-6　温度对酶促反应的影响

加入物	1	2	3
10g/L 淀粉溶液			
pH6.8 缓冲液			
摇匀后分别于 37℃、沸水、冰浴 5 分钟			
稀唾液			
摇匀后分别于 37℃、沸水、冰浴 10 分钟			

取出后，分别向各管加入稀碘液 1 滴，观察 3 管中颜色的区别，说明温度对酶促反应的影响。

3. 激活剂与抑制剂对酶促反应的影响　取三支试管编号，按表 7-7 操作。

表 7-7　激活剂与抑制剂对酶促反应的影响

加入物	1	2	3
10g/L 淀粉溶液	10 滴	10 滴	10 滴
pH6.8 缓冲液	10 滴	10 滴	10 滴
NaCl 溶液	10 滴	—	—
$CuSO_4$ 溶液	—	10 滴	—
蒸馏水（DH_2O）	—	—	10 滴
分别于 37℃水浴 10 分钟			
稀唾液	5 滴	5 滴	5 滴

分别于 37℃水浴中放置 10 分钟后取出，向各管加入稀碘液 1 滴，观察 3 管中颜色的区别，说明激活剂与抑制剂对酶促反应的影响。

【注意事项】

稀释唾液的制备是实验成功与否的关键。制备稀释唾液时，口含的时间不能太长或太短，1~2 分钟即可。

【实验报告】

pH、T、激活剂与抑制剂对酶促反应的影响。

【思考题】

利用所学知识，说明 T 与 pH 对酶促反应的影响机制，分析结果。

实验十　饥饿与饱食对肝糖原含量的影响

【实验目的】

了解饱食与饥饿对肝糖原的影响，学习组织中糖原的提取和测定方法。

【实验原理】

把动物分成饥饿与饱食两组，用三氯乙酸提取其肝糖原，后者与碘试剂产生颜色反应。与标准液同时比色即可定量。

【实验器材】

1. 仪器　721 分光光度计、研钵、试管、漏斗。

2. 试剂

(1) 碘试剂：①称取 1 克碘和 2 克碘化钾，溶于 20ml 蒸馏水中；②19.6％氯化钠溶液取 196g 氯化钠用蒸馏水溶解并定容至 1000ml。将 16.5ml 的①液加到 990ml 的②液中，混匀后贮存于棕色瓶中。

(2) 5％三氯乙酸溶液：称 50g 三氯乙酸，用蒸馏水溶解并定容至 1000ml。配制后需用标准的 0.1mol/L 氢氧化钠溶液滴定（酚酞指示剂）。三氯乙酸的浓度必须在 4.9～5.1 范围内才能用，否则会影响显色结果。

(3) 肝糖原标准液（30mg％）：精确称取 100％纯度的肝糖原 30mg，溶于 5％三氯乙酸溶液至 100ml，贮于冰箱中。

【实验方法和步骤】

1. 动物准备　选择体重相近的健康小白鼠两只，一只照常喂食，另一只饥饿 6 小时。

2. 糖原提取　将上述两只小白鼠以断头术杀死，立即取出肝，尽快精确称取各 0.2g，分别放入研钵内，先加 5％三氯乙酸溶液 1ml，仔细匀浆，然后再加入 5％三氯乙酸溶液 9ml，搅匀后静置 15 分钟，过滤取得肝滤液。

3. 糖原的测定　取 6 支试管，编号，按表 7-8 操作。混匀后，以 1 号管调零，在 520nm 波长下测吸光度（表 7-8）。

表 7-8　肝糖原的测定

试管（ml）	1	2	3	4	5	6
5％三氯乙酸	2	2	1.5	1.5	1	1
肝糖原标准液	—	1				
饱鼠肝滤液	—		0.5	0.5		
饥鼠肝滤液	—				1	1
碘试剂	3	3	3	3	3	3

4. 计算　以 3、4 两管吸光度平均值为 A，5、6 两管吸光度平均值为 B，标准管吸光度为 C。

饱食小白鼠肝糖原克％＝A/C×0.3×1/1000×(10＋肝重量)/0.5×100/肝重量

饿小白鼠肝糖原克％＝B/C×0.3×1/1000×(10＋肝重量)/1×100/肝重量

【注意事项】

(1) 小鼠断头取肝速度要快，避免糖原分解。

(2) 匀浆要仔细，尽量使细胞破碎。

【实验报告】

饱食与饥饿对肝糖原的影响。

【思考题】

肝糖原的合成与分解是如何进行的？

实验十一　胰岛素、肾上腺素对血糖浓度的影响

【实验目的】

(1) 观察胰岛素和肾上腺素对家兔血糖浓度的影响。

(2) 掌握血糖浓度的测定方法。

(3) 掌握葡萄糖氧化酶法测定血糖浓度的原理和方法。

(4) 掌握血糖浓度的正常参考值，了解血糖测定的临床意义。

【实验原理】

1. 胰岛素、肾上腺素对血糖浓度的影响　激素是调节机体血糖浓度的重要因素。胰岛素能降低血糖，肾上腺素等激素能升高血糖。

本实验给两只家兔分别注射胰岛素或肾上腺素，取注射前后兔的静脉血，测定血糖含量，观察注射前后血糖浓度变化，从而了解胰岛素和肾上腺素对血糖浓度的影响。

2. 葡萄糖氧化酶法测定血清葡萄糖　本实验是葡萄糖氧化酶（GOD）和过氧化物酶（POD）相偶联发生的偶联反应。

第一步：葡萄糖氧化酶利用氧和水将葡萄糖氧化为葡萄糖酸，并释放过氧化氢。

第二步：过氧化物酶在色原性氧受体存在时将过氧化氢分解为水和氧，并使色原性氧受体 4-氨基安替比林和酚去氢缩合为红色醌类化合物（苯醌亚胺非那腙）。

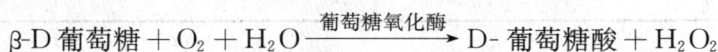

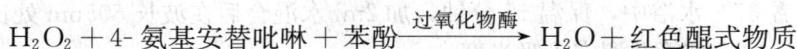

$$\beta\text{-D 葡萄糖} + O_2 + H_2O \xrightarrow{\text{葡萄糖氧化酶}} \text{D- 葡萄糖酸} + H_2O_2$$

$$H_2O_2 + 4\text{- 氨基安替吡啉} + \text{苯酚} \xrightarrow{\text{过氧化物酶}} H_2O + \text{红色醌式物质}$$

【实验器材】

1. 器材　10mm×100mm 试管、试管架、恒温水浴、沸水浴、冰浴、蜡笔、721-分光光度计。

2. 试剂

(1) 酶酚混合试剂主要成分：①葡萄糖氧化酶；②H_2O_2 酶；③苯酚；④4-氨基安替吡啉。

（2）葡萄糖标准储存液（100mmol/L）。

（3）葡萄糖标准应用液（5mmol/L）：取葡萄糖标准储备液 5ml，置于 100ml 容量瓶中，加苯甲酸溶液至刻度。

（4）肾上腺素。

（5）胰岛素。

【实验方法和步骤】

1. 胰岛素、肾上腺素对血糖浓度的影响

（1）动物准备：取正常家兔两只，实验前预先饥饿 16 小时，称体重（一般为 2～3kg）。

（2）注射激素前取血：一般多从耳缘静脉取血：剪去耳毛，用二甲苯擦拭兔耳，使其血管充血，再用干棉球擦干，于放血部位涂一薄层凡士林，再用粗针头或刀片刺破静脉放血。采用葡萄糖氧化酶—过氧化物酶法时，则将静脉血收集于干净试管中，静置至血清析出。取血完毕，用干棉球压迫血管止血。

（3）注射激素：一只兔子注射胰岛素；皮下注射，剂量为 0.75U/kg 体重。另一只兔子注射肾上腺素：皮下注射，剂量为 0.4mg/kg 体重。分别记录注射时间。

（4）注射激素后取血：方法同上；取血时间：肾上腺素注射后 30 分钟；胰岛素注射后 1 小时。从注射胰岛素的兔子取血后，应立即用 10ml 250g/L 葡萄糖做腹腔内或皮下注射，以防家兔发生胰岛素休克（低血糖休克）。

（5）测定血糖：分别测定各血样的糖含量，方法请见实验四"血糖测定"。

（6）计算：计算注射胰岛素后血糖降低和注射肾上腺素后血糖增高的百分率：

$$血糖改变百分率(\%) = \frac{\Delta BS}{注射前 BS} \times 100\%$$

$\Delta BS =$ 注射后 BS—注射前 BS；"＋"值表示 BS 升高；"—"值表示 BS 降低（BS—血糖）。

2. 葡萄糖氧化酶法测定血清葡萄糖

（1）取试管 3 支，按表 7-9 操作。

表 7-9　葡萄糖氧化酶法测血糖操作步骤

加入物（ml）	空白管	标准管	测定管
血清	—	—	0.01
葡萄糖标准应用液	—	0.01	—
蒸馏水	0.01	—	—
酶酚混合试剂	1.5	1.5	1.5

混匀，置 37℃水浴中，保温 15 分钟，加 2ml 水混合后在波长 505nm 处比色，以空白管调零，读取标准管及测定管吸光度。

（2）计算：

$$血清葡萄糖(mmol/L) = \frac{测定管吸光度}{标准管吸光度} \times 5$$

【注意事项】

1. 胰岛素、肾上腺素对血糖浓度的影响

（1）剃兔耳毛时，先用水润湿后再剃毛，要求耳缘静脉四周要剃干净，否则取血时易引起溶血。

（2）选用腹部皮肤作胰岛素和肾上腺素皮下注射，一手轻轻提起腹部皮肤，另一手持注射器以 45°进针，针头不要刺入腹腔，更不要穿破皮肤注射到体外。

2. 葡萄糖氧化酶法测定血清葡萄糖

（1）最后加酶酚混合试剂，各管反应时间应一致。

（2）因用血量甚微，操作中应直接加样本至试剂中，再吸试剂反复冲洗吸管，以保证结果可靠。

（3）葡萄糖氧化酶法可直接测定脑脊液葡萄糖含量，但不能直接测定尿液葡萄糖含量。

（4）严重黄疸、溶血及乳糜样血清应先制备无蛋白血滤液，然后再进行测定。

【思考题】

葡萄糖氧化酶法不能直接测定尿液葡萄糖含量；而且严重黄疸、溶血及乳糜样血清应先制备无蛋白血滤液，然后再进行测定。为什么？

实验十二　肝组织核酸的提取、分离和鉴定

【实验目的】

验证核酸的三大组成成分。熟悉组织中核酸的提取与鉴定的基本操作方法。

【实验原理】

动物组织细胞中的核糖核酸（RNA）与脱氧核糖核酸（DNA）大部分与蛋白质结合而形成核蛋白。被三氯乙酸沉淀的核蛋白，先用 95％乙醇加热去除附着在沉淀上的脂类杂质，再用 1.7mol/L NaCl 溶液提取出核酸的钠盐，然后加入乙醇即可使核酸钠盐沉淀析出。

RNA 与 DNA 均可被硫酸水解产生磷酸、含氮碱基（嘌呤与嘧啶）及戊糖（RNA为核糖，DNA 为脱氧核糖）。此三类物质分别可按照下述原理鉴定。

1. 磷酸　磷酸与钼酸铵试剂作用生成黄色磷钼酸，磷钼酸中的钼在有还原剂（硫酸亚铁）存在时可被还原成蓝色的钼蓝。根据此呈色反应即可鉴定磷酸的存在。

2. 嘌呤碱　根据嘌呤碱能与硝酸银产生灰褐色的絮状嘌呤银化合物而鉴定。

3. 戊糖　根据核糖经浓盐酸或浓硫酸作用生成糠醛，后者能与 3,5 二羟甲苯缩合而形成绿色化合物而鉴定。

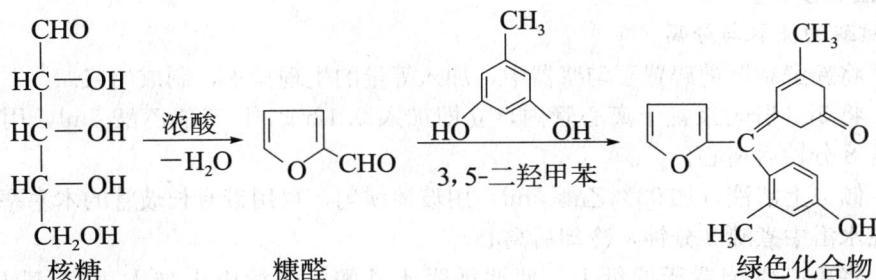

核糖　　　　　糠醛　　　　　　　　　　　　　　　　绿色化合物

脱氧核糖在浓酸中生成 ω-羟基-γ-酮基戊醛，它和二苯胺作用生成蓝色化合物。

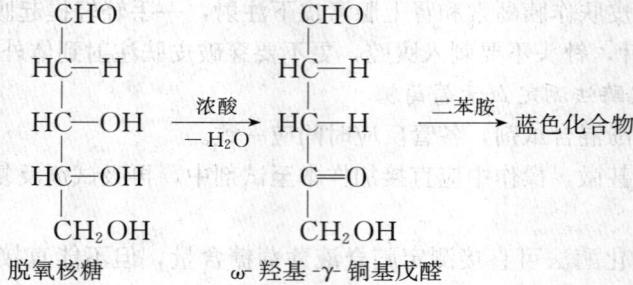

$$
\begin{array}{ccc}
\text{CHO} & & \text{CHO} \\
\text{HC—H} & & \text{HC—H} \\
\text{HC—OH} & \xrightarrow[{-H_2O}]{\text{浓酸}} & \text{HC—H} \xrightarrow{\text{二苯胺}} \text{蓝色化合物} \\
\text{HC—OH} & & \text{C═O} \\
\text{CH}_2\text{OH} & & \text{CH}_2\text{OH} \\
\text{脱氧核糖} & & \omega\text{-羟基-}\gamma\text{-铜基戊醛}
\end{array}
$$

【实验器材】

1. 器材　剪刀、镊子、玻棒、滤纸、试管、试管架、蒸发皿、匀浆器、离心机、沸水浴箱。

2. 试剂

（1）生理盐水。

（2）0.12mol/L 三氯乙酸溶液。

（3）95％乙醇。

（4）10％ NaCl 溶液：NaCl 10g 溶于蒸馏水中，加至 100ml。

（5）0.92mol/L H_2SO_4：取浓 H_2SO_4（比重 1.84，含量 98％）5ml 加入蒸馏水中，加水至 100ml。

（6）钼酸铵试剂：钼酸铵 3g，溶于 70ml 蒸馏水中，逐渐加入浓 H_2SO_4 14ml，冷却后再加至 100ml，混匀备用。

（7）硫酸亚铁试剂：硫酸亚铁 10.6g，硫脲 5g，加蒸馏水溶解并加水至 500ml，冰箱内保存备用。

（8）浓氨水。

（9）0.29mol/L $AgNO_3$：取 $AgNO_3$ 5g 加蒸馏水溶解并稀释至 100ml，于棕色瓶避光保存。

（10）3,5 二羟甲苯试剂：取浓盐酸 100ml，加入 $FeCl_3 \cdot 6H_2O$ 100mg 及二羟甲苯 100mg 混匀溶解后，置于棕色瓶中。临用前配制，冰箱保存。（市售 3,5 二羟甲苯不能直接使用，必须用苯重结晶 1～2 次，并用活性炭脱色后方可使用）。

（11）二苯胺试剂：取 1g 纯二苯胺溶于 100ml 冰醋酸中，加入 2.75ml 浓硫酸，盛于棕色瓶中，临用前配制。

【实验方法和步骤】

1. 核酸的提取与分离

（1）将新鲜猪肝剪碎置于匀浆器中，加入等量的生理盐水，制成匀浆。

（2）将 5ml 肝匀浆置于离心管内，立即加入 0.12mol/L 三氯乙酸 5ml，用玻棒搅匀，静置 8 分钟后离心。

（3）倾去上清液，加 95％乙醇 5ml，用玻棒搅匀，再用带有长玻管的木塞塞紧离心管口，在水浴中煮沸 2 分钟，冷却后离心。

（4）将离心管倒置于滤纸上，使滤纸吸干乙醇。沉淀中再加入 10％ NaCl 溶液

4ml，置于沸水浴中加热 8 分钟，并用玻棒不断搅拌，取出冷却后再离心。

（5）将上清液倾入另一离心管内，再离心一次，去除可能存在的微量残渣。将上清液倒入烧杯内。

（6）取等量的在水浴中冷却过的 95％乙醇逐滴加入小烧杯内，即可见白色沉淀逐渐析出。静置 10 分钟后，将小烧杯中沉淀物移入离心管内离心，弃去上清液即得到核酸钠的白色沉淀。

2. 核酸的水解　在含有核酸钠的离心管内加入 0.92mol/L 的 H_2SO_4 4ml，用玻棒搅匀，再用带有长玻管的软木塞塞紧管口，在沸水浴中加热 15 分钟。

3. 核酸组成成分的鉴定

（1）磷酸的鉴定：按表 7-10 操作。

表 7-10　核酸中磷酸的鉴定

加入物（滴）	测定管	对照管
核酸水解液	5 滴	—
0.92mol/L H_2SO_4 溶液	—	5 滴
钼酸铵试剂	3 滴	3 滴
硫酸亚铁试剂	10 滴	10 滴

（2）嘌呤碱的鉴定：按表 7-11 操作。

表 7-11　嘌呤碱的鉴定

加入物（滴）	测定管	对照管
核酸水解液	10 滴	—
0.92mol/L H_2SO_4 溶液	—	10 滴
浓氨水	数滴（使呈碱性）	数滴（使呈碱性）
0.29mol/L $AgNO_3$	5 滴	5 滴

观察加入 $AgNO_3$ 后有何变化。静置 15 分钟后，再比较两管的沉淀。

（3）核糖的鉴定：按表 7-12 操作。

表 7-12　核糖的鉴定

加入物（滴）	测定管	对照管
核酸水解液	4 滴	—
0.92mol/L H_2SO_4 溶液	—	4 滴
3,5-二羟甲基试剂	6 滴	6 滴

混匀，放沸水浴中加热 10 分钟，观察两管颜色有何不同。

（4）脱氧核糖的鉴定：按表 7-13 操作。

表 7-13　脱氧核糖的鉴定

加入物（滴）	测定管	对照管
核酸水解液	10 滴	—
0.92mol/L H_2SO_4 溶液	—	10 滴
二苯胺试剂	15 滴	15 滴

混匀，放沸水浴中加热 10 分钟，观察两管有何不同。

【注意事项】

动物组织细胞中的核糖核酸（RNA）与脱氧核糖核酸（DNA）量少，操作不能大意。

【实验报告】

组织中核酸的提取与鉴定。

【思考题】

（1）RNA 与 DNA 的组成成分有何异同？

（2）观察各测定管颜色及沉淀的生成情况，比较与对照管有何不同，并解释其原因。

实验十三　溶血空斑试验

【实验目的】

（1）掌握溶血空斑试验的基本原理。

（2）熟悉溶血空斑试验的操作过程。

【实验原理】

溶血空斑试验（PFC）是体外检测单个抗体形成细胞（B 淋巴细胞）的一种方法，即将经绵羊红细胞（SRBC）免疫过的家兔淋巴结或小鼠脾脏制成细胞悬液，与一定量的 SRBC 结合，于 37℃ 作用下，免疫活性淋巴细胞能释放出溶血素，在补体的参与下，使抗体形成细胞周围的 SRBC 溶解，从而在每一个抗体形成细胞周围，形成肉眼可见的溶血空斑。每个空斑表示一个抗体形成细胞，空斑大小表示抗体生成细胞产生抗体的多少。由于溶血空斑试验具有特异性高，筛选力强，可直接观察等优点，故可用做判定免疫功能的指标，观察免疫应答的动力学变化，并可进行抗体种类及亚类的研究。

一、玻片法

【实验材料】

1. 动物　小白鼠，体重 18～22g。

2. 补体　小鼠新鲜血清。

用前须经 SRBC 吸收：1ml 压积 SRBC 加 20ml 补体，置 4℃ 20 分钟，离心，取上清，用 Hanks 液稀释为 1∶10。

3. 主要试剂　Hanks 液，琼脂（表层基 0.7%，底层基 1.4%，用 Hanks 配制），用 Hanks 配制的 20% SRBC，DEAE 葡聚糖溶液（右旋糖酐）（10mg/ml）。

4. 载玻片。

5. 仪器设备　37℃ 恒温箱、立体显微镜。

【实验方法和步骤】

1. 小鼠免疫及脾细胞悬液的制备

（1）以 4×10^{8}/ml SRBC 免疫小鼠，4 天后取出免疫和对照小鼠的脾。

（2）称重后置含冷 Hanks 的培养皿中，将脾在 100 目不锈钢网上研磨后，再经 200 目不锈钢网过滤，然后将细胞收集于刻度离心管中（将试管置冰浴中）。

（3）用 Hanks 悬浮细胞，调细胞浓度到 $2×10^6$/ml。

2. 琼脂凝胶板的制备

（1）预热底层琼脂，倒 4ml 于载玻片上，待凝。

（2）将底层基载玻片和所有试剂（除脾细胞）预温 40℃左右。

（3）在表层琼脂中加入牛胎血清、右旋糖酐、20％SRBC 和脾细胞悬液各 0.1ml，然后倾注入铺有底层基的载玻片上，凝固后于 37℃孵育 1 小时。然后加 1.0ml 补体，再次孵育 30 分钟。用放大镜或肉眼或显微镜观察溶血空斑，并计数。

【实验结果】

将平皿置立体显微镜下计数空斑数。一般计算 4 块载玻片上的空斑均数，也可分别计数每块载玻片的空斑数，计算出每组动物每 100 万个脾细胞中含空斑形成细胞的平均值。

【注意事项】

（1）一般选用纯系小鼠。

（2）在加入细胞之前，琼脂平板制备时要使琼脂完全溶解，加入脾细胞时应检查是否充分均匀分布，因一时性的冷激会导致形成小的凝胶灶，造成观察和判断困难。

（3）注意防止琼脂泡沫的出现。

（4）摘除的脾不宜立即放入冰浴中的液体中，可显著降低空斑计数。

二、琼脂平板法

【实验材料】

（1）平皿（直径 5.5cm×1.5cm），温箱（37℃），水浴箱（45℃），离心机。

（2）显微镜及白细胞计数器，18～25g 小鼠等。

（3）SRBC 悬液：取无菌脱纤绵羊血，用灭菌生理盐水或磷酸盐缓冲盐水（PBS）洗 3 次，每次 2000r/min 离心 5 分钟，最后取压积红细胞，悬于灭菌 pH7.2PBS（含 Ca^{2+}、Mg^{2+}）中，使成为 20％浓度，经细胞计数后，调整细胞浓度为 $2.00×10^9$ 个/ml。

（4）0.1mol/L pH7.2PBS（含 Ca^{2+}、Mg^{2+}）。

（5）低层和顶层琼脂：将抗补体作用小的琼脂（日本琼脂粉或旅大水产制品厂的产品）用 PBS 配成 1.4％和 0.7％两种浓度。将 0.7％的琼脂分装小试管，每管 1.5ml 备用。

（6）DEAE-右旋糖酐：分子质量 5 万，用蒸馏水配成 1％浓度备用。

（7）补体：采集 3 只以上豚鼠血清，应用时用 PBS 稀释成 1∶30 浓度（如不加 DEAE-右旋糖酐，可采用原补体或做 1∶5 稀释）。

【实验方法和步骤】

1. 免疫脾细胞悬液的制备

（1）小鼠免疫：每只小鼠经尾静脉或腹腔注入上述 SRBC 悬液 0.2ml。

（2）脾细胞悬液的制备：将免疫后第四天的小鼠拉颈处死，解剖取出脾脏，放入含

Ca^{2+}、Mg^{2+} 冷的 pH7.2 的 PBS 中漂洗后，去掉结缔组织，加入适量的 PBS，用弯头镊子挤压脾细胞，稍静置，吸上清液至离心管中，1500r/min 离心 5 分钟，弃上清后，定量加入 PBS，混匀，按白细胞计数法计算脾细胞数，最后用 PBS 调整细胞数至 1.00×10^7 个/ml，一般每只鼠脾脏细胞数为 $(1 \sim 1.5) \times 10^8$。

2. 倾注底层琼脂　将 1.4％琼脂凝胶加热融化后，倾注于水平位置的平皿内，每皿 2～3ml，凝固后，置 37℃温箱，平皿反扣，开盖 1 小时后备用。

3. 顶层琼脂的制备　将 0.7％的琼脂融化后，置于 45℃恒温水浴箱中，依次加入以下试剂：

(1) 2.00×10^9/ml SRBC 悬液 0.1ml。

(2) 1％DEAE-右旋糖酐 0.05ml。

(3) 1.00×10^7/ml 脾细胞悬液 0.1ml。迅速混匀后，倾注于已铺好底层琼脂的平皿内，使之均匀铺平凝固后，静置约 15 分钟，放 37℃温育 1～1.5h。

4. 加补体　从温箱中取出平皿，每皿加入 1：30 稀释的新鲜豚鼠血清 1.5ml（如未加 DEAE-右旋糖酐，则加原血清或 1：5 稀释的新鲜血清 1.5ml），继续放 37℃温箱中温育 30 分钟后取出，观察溶血空斑。也可在室温下放置 1 小时，4℃冰箱过夜，翌日观察结果。如需保存，可加入用生理盐水或 PBS 配制的 0.25％戊二醛 6ml 进行固定。

【实验结果】

观察时，将平皿对着光亮处，用肉眼或放大镜观察每个溶血空斑的溶血状况，并记录整个平皿中的空斑数，同时求出每百万个脾细胞内含空斑形成细胞的平均数。

【注意事项】

1. 对 SRBC 的要求　因为 SRBC 既是免疫原，也是靶细胞和指示细胞，故要求 SRBC 应新鲜，洗涤不超过 3 次，每次 2000r/min 离心 5 分钟，细胞变形或脆性增大者均不能使用。阿氏液保存的血液可用 2 周。

2. 免疫所用 SRBC 的数量　尾静脉注射以 2.00×10^4 个/0.2ml 为宜。腹腔注射为 4.00×10^8 个/ml，用量小，如低于 1.00×10^7 个/ml 注射 0.5ml，空斑形成极少；用量过大，超过 2.50×10^9 个/ml，多不能形成空斑。

3. 采取免疫脾的时间　无论是经尾静脉还是腹腔免疫，均以免疫后第 4 天取脾为宜，过早或过晚空斑都形成极少。

4. 脾细胞的活力　为了保证脾细胞的活力，制备脾细胞过程中所用 PBS（或 Hanks 液），最好临用时方从 4℃冰箱中取出，或整个操作过程应在冰浴中进行。

5. 倾注平板的要求底层要平，上层要把握好温度。

6. 补体的活力　补体活力的大小，对溶血空斑的形成关系很大。如出现抗体或补体的活力低下，将不能形成空斑。所以补体要新鲜，并宜将 3 只以上豚鼠血清混合。

7. 空斑计数　要求判读准确，避免辨认造成的误差。

【思考题】

(1) 简述溶血空斑试验的原理。空斑的大小反映了什么？

(2) 影响溶血空斑试验的因素有哪些？

实验十四　抗血清的制备

【实验目的】

（1）了解抗血清制备的基本过程。

（2）掌握抗血清的收集和保存方法。

【实验原理】

抗血清为含有某一类具有特异免疫功能的抗体分子的血清，一般为动物被人工注射某类抗原后制备的动物血清。高效价的抗血清用于研究工作以及疾病的诊断和治疗。

一种抗原能否引起抗体生成反应，一方面取决于抗原分子表面有无抗原决定簇（antigenic determinant），另一方面取决于机体的免疫状态，当具备以上两个条件后，抗体生成将遵循抗体生成的一般规律——初次反应和再次反应。

抗原的种类繁多，包括天然的蛋白质抗原和细胞性抗原、合成性抗原以及基因工程抗原等，不同的抗原免疫动物具有不同的特殊性。一般完全抗原免疫动物需加用佐剂，尤其在使用可溶性抗原时，以期得到高效价的抗血清；合成性抗原和基因工程抗原等半抗原物质需先通过人工的方法与蛋白质载体连接后再与佐剂混合免疫动物，方可获得理想的免疫效果。使用佐剂后可增加抗原的免疫原性和延长抗原在机体内存留的时间，从而改变了抗原原有的免疫原性。

【实验材料】

（1）金属编号牌（对动物作标记录）或染料。

（2）1ml、5ml、20ml注射器。

（3）采血针头（9号、12号），卡介苗针头（4.5～5.5号）。

（4）灭菌平皿，疫苗瓶，青霉素瓶，皮塞以及吸管，脱脂棉。

（5）卡介苗（75mg/ml）。

（6）抗原（小鼠血清）。

（7）青霉素溶液、链霉素溶液和5％葡萄糖溶液。

（8）液状石蜡（医用）、羊毛蜡（配制佐剂用）。

（9）灭菌生理盐水、消毒用乙醇、2.5％碘酒。

（10）1.5％琼脂、玻板、饭盒（保湿、保温作用）。

（11）实验动物（家兔）。

【实验方法和步骤】

（一）动物的选择

羊、马、鸡、猴、豚鼠、兔都是常用的免疫动物，在实验中，选择动物时应考虑抗原与动物的种属关系、抗原性质与动物种类、免疫血清的需要量、免疫血清的要求以及动物个体等因素。免疫用动物应选适龄、健壮，最好为雄性。最常用的实验动物是家兔，一般选择选择年龄在6个月以上当年繁殖的♂性，体重2～3kg，健康家兔3只，免疫前用金属编号牌固定兔耳，或用染料涂抹在动物的背部，做出明确的标记。

（二）抗原制备

1. 抗原稀释　用灭菌生理盐水将抗原稀释为 2mg/ml，于免疫前一天加入青霉素溶液，使每毫升抗原溶液含青霉素 1000U，链霉素 1000U，放 4℃过夜，次日取出，与佐剂混合制成乳剂后用于动物免疫。

免疫原的注射剂量应考虑其抗原性的强弱、分子质量大小、动物的个体状态和免疫时间。对于纯的可溶性抗原的免疫剂量，通常小鼠首次抗原剂量为 50～100μg/次，大鼠为 100～200μg/次，兔为 100μg～1mg/次，合成免疫原为 2mg（半抗原约为 20～200μg），一般需要与等量的福氏完全佐剂混合。加强免疫的剂量为首次计量的 1/2，通常用不完全弗氏佐剂或不用佐剂。如需制备高度特异性的抗血清，可选用低剂量抗原短程免疫法；反之，欲获得高效价的抗血清，宜采用大剂量抗原长程免疫法。

2. 佐剂和抗原乳剂的配制

（1）佐剂的配制：弗氏完全佐剂即用医用液状石蜡 20ml，羊毛脂 12g，水浴溶化、混匀，分装于青霉素小瓶，用纱布、线绳扎紧瓶塞。121℃20 分钟灭菌，4℃保存备用。于免疫前准备抗原乳剂制备时，以活卡介苗（有时亦用死卡介苗）代替死结核菌，每毫升试剂中加入 10mg 活卡，即为弗氏完全佐剂。

（2）抗原乳剂的制备：①方法一：将等量的完全佐剂（注意佐剂必须预先加热融化，但不超过 50℃）和抗原溶液分别吸入两个 5ml 注射器内，在两个注射器的 12 号针头间套上一根长 8～12cm 的医用无毒塑料管，将两个注射器连接在一起（塑料管必须先经乙醇浸泡消毒，使用时取出，用灭菌生理盐水冲洗后，与注射器针头相连接，塑料管与针头的口径须合适，不能松，稍紧些为宜），针头插进塑料管 1～2cm 然后由两人相对而坐后缓缓推动针蕊，使管内溶液进入塑料管道至对侧注射器内，每次推动针蕊时必须把管内容物全部推出，另一侧也同样操作，使管内液体往返混合，直至形成油包水乳剂为止。②方法二：将等量的佐剂和抗原溶液倒入钵内，经过反复碾磨，也可形成油包水乳剂，该法主要优点是快速，可靠，不足方面主要是由于黏附过多，浪费佐剂及抗原。

制成的乳剂是否形成油包水乳剂直接影响免疫效果，因此，必须进行质量检查，检查的方法是将制成的乳剂滴一滴在自来水表面，质量合格的乳剂滴入水面保持滴珠完整而不分散，不合格者进入水面后立即扩散，水面油亦逐渐扩大，这就必须要继续操作至质量合格为止。

但有时，由于佐剂的配制质量原因，很难乳化至合格，遇有这种情况，须考虑重新配制佐剂。

（三）免疫途径、剂量和免疫周期

抗原注射途径可根据不同抗原及试验要求，选用皮内、皮下、肌肉、静脉或淋巴结内等不同途径注入抗原进行免疫。一般常采用背部、足掌、淋巴结周围、耳后等处皮内或皮下多点注射。初次免疫与第二次免疫的间隔时间多为 2～4 周。常规免疫方案为抗原加 CFA 皮下多点注射进行基础免疫；再以免疫原加 IFA 作 2～5 次加强免疫，每次间隔 2～3 周，皮下或腹腔注射加强免疫。

1. **常规（皮内多点注射）免疫**

（1）第一次免疫：剂量为每只兔子注射 1.0ml 抗原乳剂（含抗原量 1～2mg）。注射部位为两只后脚掌的皮内各注射 0.2ml，其余 0.6ml 分多点注入脊柱两侧，颈部、腹股沟和腋窝等处淋巴结附近部位皮内，每点可注入 0.05ml，分 12 点注入。

（2）第二次免疫：初次免疫后 20 天左右，剂量为 1.0ml/只（1～2mg/ml），加福氏不完全佐剂。注射部位在腹部皮下多点注射，每点注入 0.1ml。

（3）第三次免疫：再次免疫后两周内进行，注射剂量和部位同第二次免疫，免疫后 7～14 天抽取少许静脉血，分离血清，试血测定效价。

2. **淋巴结免疫**　主要优点是可减少抗原用量。过程如下。

（1）卡介苗致敏：免疫前足掌皮下每侧各注入活卡介苗（75mg/ml）0.3ml。10 天左右观察两侧腘窝淋巴结，一般可肿胀如蚕豆大小，此时即可进行淋巴结内免疫注射。

（2）第一次免疫：用手指定淋巴结后在两侧腘窝淋巴结内各注入抗原乳剂 0.25ml，每只兔总量 0.5ml；为加强免疫，于初次免疫 20 天后，于腹部皮下多点注射不加佐剂抗原溶液 1mg/ml。

（3）2 周后可如同第一次免疫的剂量和途径再注射一次，一般可在第 3 次免疫注射前试血滴定效价，效价如已达到要求可不必进行第 3 次免疫。

有条件的情况下，免疫后要加强动物饲料管理，如给熟黄豆饲养等。

3. **腹腔免疫**　一般不必加佐剂，适用于细胞性或颗粒性抗原，而且抗原性较强者，例如用绵羊红细胞免疫家兔或小鼠即可用此法。

（四）试血，测定抗体效价

一般在第 3 次免疫后 7～10 天即可于兔耳静脉或小鼠尾尖取少量血，分离出血清之后进行试血。

1. **环状试验**　环状试验是较为经典的方法，目前较少采用，如与 $20\mu g/ml$ 以下的抗原于 30 分钟内能出现"++"的沉淀环，即测定抗体效价达 1：5000 以上时为合格。

2. **免疫双扩散法**，这是最常用的试血方法，其具体方法是，中间孔加稀释的抗原（1mg/ml）$10\mu l$，周围孔顺时针方向加制备的抗血清分别为 1：2、1：4、1：8、1：16、1：32 和 1：64，（用生理盐水或 PBS 稀释）。经 37℃ 保温 24 小时后观察结果，效价在 1：16 以上即可决定放血。

（五）放血

经效价检查合格后即可放血。放血前动物应停食 12 小时，以减少血清中的脂肪含量。如拟保留该免疫动物，可直接由心脏取血，或切开耳缘静脉滴血或心脏穿刺取血。取血后由静脉缓缓注入等量 5% 葡萄糖溶液以补足失血量。取血的动物经 2～3 个月休息，可再次加强免疫后取血。如拟一次放血致死，可用颈动脉放血的方法，各种取血方法如下。

1. **心脏取血**　固定动物于仰卧位置，用食指探明心脏搏动量高部位（在胸骨左侧，由下向上数第 3 与第 4 肋骨之间，指兔），剪去少许毛，用 2.5% 碘酒和 75% 乙醇消毒后，以 9 号针头在预定位置与胸部呈 45°角刺入心脏，微微上下移动针头，待见血液进入针筒后，即将注射器位置固定取血。2.5kg 体重的家兔一次可取血 20~30ml。

2. **耳缘静脉滴血**　先将耳缘静脉附近的毛剪去用无菌棉球将皮肤擦干净（不用乙醇消毒，避免溶血）。用台灯照射耳部使血管因温度增高而扩张，然后用无菌刀片将耳缘静脉切一长 0.5cm 的纵切口，第一次切口应从耳尖部开始，以后再切时，逐步向耳根方向移动。用无菌试管或平皿收集流出的血液。如切口凝血，血流不畅时，可用无菌棉棒轻轻将切口外血凝块擦去（注意勿使切口损伤太大），血流仍可继续流出，直至达到所需要的血量为止。取血后用无菌棉球压迫切口止血。耳缘静脉取血一次可取血 50ml 左右而动物不死。

3. **颈动脉放血**　使动物仰卧固定四肢，颈部剪毛、消毒后纵向切开前颈部皮肤长约 10cm，用止血钳将皮肤分开夹住，剥离皮下组织，露出肌层，用刀柄加以分离，即见搏动的颈动脉。小心将颈动脉和迷走神经剥离长约 5cm，选择血管中段，用止血钳夹住血管壁周围的筋膜。远心端用丝线结扎，近心端用动脉钳夹住，用酒精棉花球消毒血管周围，用无菌剪刀剪一 "V" 形缺口。取长 2.5cm、直径为 1.6mm 塑料管一段，将一端剪成针头样斜面，并将此端插入颈动脉中，另一端放入 200ml 无菌三角瓶内，然后放开止血钳，血即流入三角瓶内，动物流血致死，2.5kg 家兔可放血 80~100ml。

（六）分离血清

必须在无菌条件下进行，待收集于平皿或三角瓶内的血液凝固之后，用无菌滴管在无菌环境（例如超净工作台）中把血块与瓶壁剥离后，放入 37℃环境下，1~2 小时取出后放入 4℃条件下过夜，使血清充分析出（不能冰冻，否则产生溶血），经离心沉淀分出血清，放进低温冰箱保存。使用前必须经过鉴定合格后再分装保存备用。

（七）抗血清的保存

（1）经鉴定合格后的抗血清，以 1∶100 比例加入 1% 的硫柳汞或 5% 叠氮钠，使其最后浓度分别为 0.01% 或 0.05%。

（2）用无菌滴管将抗血清分装小管，每管装 1ml 左右。

（3）-20℃以下保存，可保存 2 年以上。

（4）如有条件可将血清冷冻干燥保存于 4℃以下，保存时间更久。

【注意事项】

（1）动物的免疫反应存在着个体差异，甚至有人报告不同品种动物一次免疫后产生的抗体的差别可高达 500 倍，所以制备抗血清时不能只免疫一只动物，一般最好免疫 3~4 只，因为有的动物可能产生抗体效价很低或不产生抗体，免疫反应好的动物所能提供的抗体往往高于一般动物 3~4 倍。

（2）为制备单价特异性高的抗血清，所用抗原纯度越高越好，因此，在纯化抗原过程中应尽量除去可能存在的杂蛋白，这样可以省去许多时间来吸收抗血清中的非特异性抗体。

（3）要制备高效价的抗体，必须要加佐剂（一般采用完全福氏佐剂），加佐剂后免疫动物，抗体效价至少可增加 5 倍。但也应考虑到，如果抗原中有微量的杂蛋白存在，即使 0.005mg，亦可因有佐剂而产生非特异性的抗体，所以要根据实验需要和抗原的纯度适当地使用佐剂。

（4）制成的抗原乳剂是否为油包水乳剂应进行检查，否则会影响免疫效果，如不是油包水乳剂，应重新制备。

（5）当抗原量过少不易提纯时，可采用抗原抗体在琼脂扩散中形成的沉淀线直接免疫动物制备抗体。

（6）抗血清效价一般以抗血清稀释倍数表示。血清效价的检测方法很多，灵敏度各不同，因此在表示抗血清效价时，应标明检测方法。另外，在沉淀反应中，出现沉淀时的抗原、抗体比例有一较大的范围，如用不同浓度的抗原测定效价时，结果会因此有别，所以在测定抗血清效价时，需注意抗原的浓度。

（7）分装保存的抗血清应注明抗血清的名称、效价、制备日期以及包装量。

【思考题】

（1）要制备高效价的抗血清应注意哪些事项？

（2）抗血清应如何保存？

第八章 机能学设计性实验

设计性实验又称探索性实验，系指采用科学的逻辑思维配合实验方法和技术，对拟定研究的目的（或问题）进行的一种有明确目的的探索性研究。与基础性、综合性实验的区别在于设计性实验是在借助前人工作与经验的基础上，通过对研究对象进行积极的思考与归纳，对未知因素进行大胆设计、探索研究的一种科学实验。

第一节 概 述

一、设计性实验的目的

体验过程，初步掌握基本程序和方法，培养能力和技能。一个周密而完善的实验设计，能合理地安排各种实验因素，严格地控制实验误差，从而用较少的人力、物力和时间，最大限度地获得丰富而可靠的资料。

二、实验设计的基本要素

1. 受试对象 又称实验对象，是处理因素作用的客体，根据研究目的确定的研究总体。
2. 处理因素 根据研究目的确定的欲施加或欲观察的，并能引起受试对象直接或间接效应的因素。
3. 实验效应 处理因素作用于受试对象的反应和结局，通过观察指标来体现。应尽可能多选用特异性强、灵敏度高、准确可靠的客观指标。

三、实验设计的基本原则

1. 随机原则 每个受试对象都有同等的机会被抽取或分到不同的实验组或对照组，防止因抽样误差造成实验结果不准确。

随机应该贯穿整个实验设计和实施的全过程：①抽样的随机；②分组的随机；③实验顺序的随机。

2. 重复原则 在相同实验条件下进行多次研究或多次观察，以提高实验的可靠性和科学性。包括①整个实验的重复；②多个受试对象进行重复；③同一受试对象的重复观察。重复 5 次以上的实验才具有较高的可信度。

3. 对照原则 为避免非实验因素造成的干扰，设立对照组以消除无关因素。

从实验组与对照组两组效应指标的数据差别中，找到实验因素的本质所在。

对照组效应＝非实验因素效应（非特异性因素效应）

实验组效应＝非实验因素效应＋实验因素效应

实验因素效应＝实验组效应－对照组效应

常见的对照形式：①安慰剂对照；②空白对照；③实验对照；④自身对照；⑤标准对照。

4. 均衡原则　在实验设计的过程中要注意时间上的分配。

四、学生实验设计步骤

1. 调研选题　要具有科学性、创新性和可行性。来源：①现实生活中观察到的现象；②查阅文献。

2. 实验目的　医学研究是为了阐明生理现象、病理变化、疾病发生发展的规律和机制、疾病的防治方法、药物的作用机制等，有一定的理论和或实用意义的科学研究才有研究的价值。每一课题的目的应明确，具体地提出要解决的问题，集中解决 1～2 个问题，切忌范围过宽。

3. 确定实验方法和观察指标

（1）实验方法：一般选用公认的、可靠的，允许创新。

（2）观察指标：测定的指标不是要很多，应选择能反映该课题研究的生理、病理过程或药物作用等较特异、较灵敏、可靠的客观指标。

4. 选择恰当的实验动物或标本　动物模型的制备应遵循：相似性、重现性、实用性、可靠性。

5. 确定样本大小　重复原则，一般情况下选取的重复例数：①小动物（鼠、蛙）每组 10～40 例；②中等动物（兔、豚鼠）每组 8～30 例；③大动物（猫、犬）每组 5～10 例。

6. 设立适当对照组　对照分为自身对照和异体对照。

7. 随机分组　随机原则：①完全随机分组法；②随机配对分组法；③随机区组法；④拉丁方分组法。

8. 拟订实验记录格式　强调原始记录。

原始记录的内容包括：①实验名称、日期、实验者；②受试对象如为动物，应标明种类、品系、体重、性别、健康状况等；③实验环境情况：时间、室温、湿度等；④实验仪器和药品：主要仪器应标明名称、型号、厂家；药品应写明名称、厂家、纯度、浓度、给药剂量、给药时间、给药方法等；⑤实验方法和步骤：动物分组、给药及处理方法、观察方法、测量方法、实验步骤及注意事项等；⑥实验指标：包括名称、单位、数量及不同时间的变化等，可预先设计好原始记录表格，数据整理表格，规定记录的方式。

9. 拟订统计处理方法　①t 检验；②F 检验；③χ^2 检验。

10. 研究报告的撰写　医学科研论文的书写格式：论文题目、论文作者与单位、论文摘要（中文和英文）、关键词（中文和英文）、正文、致谢及参考文献。

正文包括前言或引言、材料与方法、结果、讨论及结论。

字数一般不超过 4000 字（不包括图表和参考文献）。

五、实验程序与实施方案

由 4～5 名同学组成实验小组→立题、查阅文献、书写实验方案经指导教师修改同意后填写实验设计书→开题报告与答辩→实施实验→数据收集与整理→撰写研究报告。

实验设计书

研究题目：

理论依据及研究现状：

研究内容：

研究方法：

实验对象：　　性别：　　　规格：　　数量：

实验组与对照组的处理：

观察指标：

实验步骤：

仪器与药品：

预期实验结果：

设计人：

课后习题：每个组同学独立完成 1 份设计书。

第二节　药理学实验设计的基本知识

一、实验设计的基本原则

药理学研究的目的是通过动物实验来认识药物作用的特点和规律，为开发新药和评价药物提供科学依据。由于生物学研究普遍存在的个体差异，要取得精确可靠的实验结论必须进行科学的实验设计，因此必须遵循以下基本原则。

（一）重复

重复包括两方面的内容，即良好的重复稳定性（或称重现性）和足够的重复数，两者含意不同又紧密联系。有了足够的重复数才会取得较高的重现性，为了得到统计学所要求的重现性，必须选择相应的适当的重复数。

统计学中的显著性检验规定的 $P<0.05$ 及 $P<0.01$ 反映了重现性的高低；"P"表示不能重现的概率。在已达到良好的重现性的条件下，如果 P 值相同，重复数越多的实验，其价值越小。它说明实验误差波动太大，或是两药的均数相差太小。前者提示实验方法应予改进，后者提示两药药效的差别没有临床意义。可见，靠增加实验例数来提高重现性是有一定限度的。

1. **实验重复数的质量**　除了重复数的数量问题外，还应重视重复数的质量问题。要尽量采用精密、准确的实验方法，以减少实验误差。同时应保证每次重复都是在同等情况下进行。即实验时间、地点、条件，动物品系、批次，药品厂商、批号，临床病情的构成比或动物病理模型的轻重分布应当相同。质量不高的重复，不仅浪费人力和物力，有时还会导致错误的结论。

2. 药理实验设计中的例数问题　实验结论的重现性与可靠性同实验例数有关，实验质量越高、误差越小，所需例数越少，但最少也不能少于"基本例数"。实验动物的基本例数：①小动物（小鼠、大鼠、鱼、蛙）：计量资料每组 10 例，计数资料每组 30 例；②中动物（兔、豚鼠）：计量资料每组 6 例，计数资料每组 20 例；③大动物（犬、猫、猴、羊）：计量计数资料每组 5 例，计数资料每组 10 例。

（二）随机

"随机"指每个实验对象在接受处理（用药、化验、分组、抽样等等）时，都有相等的机会，随机遇而定。随机可减轻主观因素的干扰，减少或避免偏性误差，是实验设计中的重要原则之一。随机抽样的方案有以下 3 种。

1. 单纯随机　所有个体（患者或动物）完全按随机原则（随机数字表或抽签）抽样分配。本法虽然做到绝对随机，但在例数不多时，往往难以保证各组中性别、年龄、病情轻重等的构成比基本一致，在药理实验中较少应用。

2. 均衡随机　又称分层随机。首先将易于控制且对实验影响较大的因素作为分层指标，人为地使各组在这些指标上达到均衡一致。再按随机原则将各个体分配到各组。使各组在性别、年龄、病情轻重等的构成比上基本一致。该法在药理学实验中常用，如先将同一批次动物（种属、年龄相同）按性别分为两大组，雌雄动物总数应当相同（雌雄各半）。每大组动物再分别按体重分笼，先从体重轻的笼中逐一抓取动物，按循环分组法分别放入各组的笼中，待该体重动物分配完毕后，从体重次轻的笼中继续抓取动物分组，……直至体重最重的笼中动物分配完毕。

3. 均衡顺序随机　该法主要用于临床或动物病理模型的抽样分组。即对病情、性别、年龄等重要因素进行均衡处理，其他次要因素则仅作记录，不作分组依据。先根据主要因素画一个分层表，然后根据患者就诊顺序依次按均衡的层次交替进行分组。例如准备将病情及性别加以均衡的临床试验分组情况见表 8-1（患者总数 22 人），最后分组结果达到在病情及性别基本均衡。均衡顺序随机分组。

表 8-1　均衡顺序随机分组表

均衡层次 Balance degree	开始组别 Group No. 1	按就诊顺序分层交替分为 A，B 组 Grouped alternately as clinical ordering to A and B	共计 Total A　B
病重　男（M） Bad　女（F）	A B	1A，2B，3A，4B，5A，6B，11A，13B 7B，15A，16B，17A，18B	4　4 2　3
病轻　男（M） Mild　女（F）	B A	8B，9A，10B，19A，20B，22A 12A，14B，21A	3　3 2　1

（三）对照

"对照"是比较的基础，没有对照就没有比较，没有鉴别。对照组的类型很多，将在后面加以介绍。对照应符合"齐同可比"的原则，除了要研究的因素（如用药）外，对照组的其他一切条件应与给药组完全相同，才具有可比性。

1. 分组的类型

（1）阴性对照组：即不含研究中处理因素（用药）的对照，应产生阴性结果。

1）空白对照：不给任何处理的对照，多用于给药前后对比，两组对比时较为少用。

2）假处理对照：经过除用药外的其他一切相同处理（麻醉、注射、手术等），所用注射液体在pH、渗透压、溶媒等均与用药组相同，可比性好，两组对比时常用。

3）安慰剂对照：用于临床研究，采用外形、气味相同，但不含主药（改用乳糖或淀粉）的制剂作对照组药物，以排除病人的心理因素的影响。

（2）阳性对照组：采用已肯定疗效的药物作为对照，应产生阳性结果。如果没有阳性结果出现，说明实验方法有待改进。

1）标准品对照：采用标准药物或典型药物作为对照，以提供对比标准，便于评定药物效价。

2）弱阳性对照：采用疗效不够理想的传统疗法或老药作为对照，可代替安慰剂使用。

（3）实验用药组

1）不同剂量：可阐明量－效关系，证明疗效确由药物引起；还可避免因剂量选择不当而错误淘汰有价值的新药。一般采用3～5个剂量组，离体平滑肌实验组间剂量比为10，整体脏器活动为3.16或2，整体效应为1.78或1.41。

2）不同制剂：将提取的各种有效组分、不同提取部分或不同方式提取的产物，同时进行药效对比，以了解哪种最为有效。

3）不同组合：用于分析药物间的相互作用，多采用正交设计法安排组合方式。

2. 对比的性质

（1）自身对比：又称同体对比、前后对比，为同一个体用药前后、或身体左右侧用药的对比。可大幅度较少个体差异，但要注意前后两次机体状况是否有自然变异。

（2）配对对比：采用同种、同窝、同性别、同体重的动物，一一配对。可减实验误差，提高实验效率，但要注意不可滥用。

（3）组间对比：药理实验中应用最广的对比。注意非用药因素要尽可能一致，以减少误差。

对比的特殊情况：①交叉对比，同一个体前后两次分别接受甲乙两药治疗。一组动物先用甲药，后用乙药，另一组动物先用乙药，后用甲药。两次用药期间可根据实验性质休息一定时间，以避免前药对后药的影响。动物实验或临床研究中均可应用，主要适用于病程较长的疾病或病理模型；②历史对比，利用个人既往经验、过去的病历记录或历史文献资料作为对比。可比性差，除癌症、狂犬病等难治疾病外，最好不用；③双盲对比，主要用于临床研究，可减少医师和患者两方面的心理因素影响。实验中患者和观察病情的医师都不知道谁是用药组，谁是对照组。只有主持研究者保留名单，以决定具体治疗措施和分析实验结果。为新药临床研究中必不可少的方法之一。

二、药理实验设计中的剂量问题

1. 安全剂量的探索 首先用小鼠作急性毒性实验，求出最大耐受量（或 LD_1）。然后按等效剂量的直接折算法计算出实验中所用动物的最大耐受量；取其 1/3～1/5 作为较安全的试用量。

2. 剂量递增方案 对于非致死性毒性反应较明显的药物，可先采用较小的剂量（例如 LD_1 的 1/50）作预试，以策安全。试用后如未出现药效，也无任何不良反应，可将药物剂量递增。每次增幅由 100% 递减至 30% 左右，直至出现明显药效或产生明显不良反应。具体方案见表 8-2。

表 8-2 剂量递增表

实验次数（experiment no）	1	2	3	4	5	6	7	8	9	10	11	12
剂量倍数（dosage times）	1	2	3.3	5	7	9	12	16	21	28	38	50

3. 不同种属动物间的剂量换算 对于文献中有在其他种属动物使用剂量的药物，可通过剂量换算过渡到实验需用动物上来。以往常用的标准动物的等效剂量折算系数法，简便适用，但不宜用于体重不标准的动物。不同种属标准体重动物整体（只）剂量折算倍数 K（表 8-3）。

表 8-3 不同种属标准体重动物整体（只）剂量折算倍数 K

动物种属 animal sorts	小鼠 mouse	大鼠 rat	豚鼠 cavy	兔 rabbit	猫 cat	猴 monkey	犬 dog	人 human
小鼠 mouse（20g）	1	7.0	12.25	27.8	29.7	64.0	124	388
大鼠 rat（200g）	0.14	1	1.74	3.9	4.2	9.2	17.8	56.0
豚鼠 cavy（400g）	0.08	0.57	1	2.25	2.4	5.2	9.2	31.5
兔 rabbit（1.5kg）	0.04	0.25	0.44	1	1.08	2.4	4.5	14.2
猫 cat（2.0kg）	0.03	0.23	0.41	0.92	1	2.2	4.1	13.0
猴 monkey（4.0kg）	0.016	0.11	0.19	0.42	0.45	1	1.9	6.1
犬 dog（12kg）	0.008	0.06	0.10	0.22	0.23	0.52	1	3.1
人 human（70kg）	0.0025	0.018	0.031	0.07	0.078	0.16	0.32	1

注：整体动物剂量（dosage of a whole animal），$D_B = D_A \times K_B / K_A$。

现介绍一种对任何体重动物都适用的"等效剂量直接折算法"。表 8-4 列出了不同动物的公斤体重剂量折算的有关系数和标准体重整体剂量折算倍数，供计算时使用。

表 8-4　不同种属动物单位体重（kg）剂量折算系数

动物种属	小鼠	大鼠	豚鼠	兔	猫	猴	犬	人
剂量折算系数 K	1	0.71	0.62	0.37	0.30	0.32	0.21	0.11
动物体型系数 R	0.059	0.09	0.099	0.093	0.082	0.111	0.104	0.1
标准体重（kg）	0.02	0.2	0.4	1.5	2	4	12	70

注：标准体重动物，$DB = D_A \times K_B / K_A$；非标准体重动物，$DB = D_A \times R_B / R_A \times (W_A / W_B)^{1/3}$。

三、药理实验设计中的预试问题

在正式实验前应充分重视预实验的重要性，它可大大提高实验的效率，避免盲目性。通过预试应建立并改进实验方法、选择最佳实验对象、条件及指标。通过预试应对于干扰实验的因素有明确的了解。通过预试应尽可能提高实验的稳定性和灵敏性。

1. 实验的稳定性及其选择　实验稳定性通常可用同一样本重复实验结果的变异系数 CV 表示：

$$CV = SD / \overline{X}$$

实验变异系数小于 0.05 表示稳定性好，大于 0.2 则表示波动太大，需改进实验方法。药理实验中可利用 CV 的测定选择适当的动物模型。

2. 实验的灵敏性及其选择　用药剂量稍有变化，反应强度即出现明显差异，说明灵敏度较高。灵敏度可用因变系数 $C.C.$ 表示：

$$C.C. = |(R_1 - R_2) / (\log D1 - \log D_2)|$$

式中 R_1、R_2 为反应强度，D_1、D_2 为相应的药物剂量。

药理实验中可利用 CV 和 $C.C.$ 的测定选择最佳的实验动物、实验脏器或实验条件。

3. 预试的任务及预试结果的意义　预试中应有计划地查明与保证正式实验成功有关的各种重要信息，如动物品种、脏器类型、实验条件、实验方法、药物用量、观察指标等。用于预试所得数据是在逐步改进的过程中陆续收集的，时间差异较大，一般不宜将预试结果并入正式实验结果。

通过预备实验，可拟出实验记录的内容，以保证正式实验能有条理、按顺序进行，不致遗漏重要的观察项目，便于对结果进行统计分析。实验记录一般包括以下内容。

（1）实验标本的条件：如动物的种类、来源、体重、性别、编号等。

（2）实验药物的情况：如药物的来源、批号、剂型、浓度、剂量及给药途径等。

（3）实验的环境条件：如实验日期、时间、温度、湿度等。

（4）实验进度、步骤及方法的详细记录。

（5）观察指标的变化情况：包括原始记录和相关描记图纸或照片。

（6）资料整理、数据统计分析及其结果。

（7）实验中存在的问题、改进措施，需要进一步探讨的问题。

每次实验都必须随时记录，每一阶段结束时，都要及时对进行分析结果、整理数据，并画出必要的统计图表，做出结论，写出报告。

附：机能学实验设计格式和范例

机能学实验设计书

实验名称：外源性 PS 和内源性 PS 在肺水肿疗效中的比较

课题来源：自选

设计班级：2010 级药学本科 1 班

设计人员：林子

设计日期：2012 年 10 月 8 日

指导老师：李达

机能学教研室
2012 年 10 月

一、实验设计的目的和意义

1. 实验设计的目的意义　复制肺水肿模型，利用直接使用外源性表面活性物质和药物促进内源性表面活性物质释放的方法，比较研究外源性 PS 和内源性 PS 在肺水肿中的治疗作用。本实验的目的即在于探讨外源性 PS 能否在肺水肿的防治中作为一种较为理想的内源性 PS 不足的替代药物，为临床上治疗肺水肿的联合用药提供一种新思路，具有十分重要的意义。

2. 国内外研究现状　任何原因引起肺泡表面活性物质（PS）减少或灭活，均可使肺泡表面张力增加，肺泡过度缩小甚至萎陷，间质负压加大，继而诱发或加重间质及肺泡水肿，临床体外循环后发现，肺含水量的明显增加与内源性 PS 活性降低有显著的相关性。肺泡表面活性物质（PS）具有降低肺泡表面张力，维持肺泡稳定性，防止肺泡萎缩，调节肺顺应性，阻止肺毛细血管内液体渗入肺间质和肺泡内，促进肺水的清除等重要生理功能。据相关文献报道，外源性 PS 能够在一定程度上抑制肺水肿的发生。张更荣等观察了气管内滴注外源性 PS 治疗家兔急性肺水肿的疗效，发现伤肺肺含水量明显减少、存活时间显著延长。同样应用外源性 PS 治疗大鼠肺水肿、肺出血实验中也发现肺泡内蛋白质渗出显著减少，肺体指数降低，肺含水量显著降低，肺水肿程度减轻。诸多资料显示，外源性 PS 疗法可能成为有效治疗肺水肿的综合措施之一。外源性 PS 治疗可减轻肺水肿程度，抑制肺水肿形成。目前，内源性 PS 的产生机制国内已经研究的很透彻了，PS 与肺泡Ⅱ型上皮细胞共同构成了 PS 系统，该系统异常与肺部损伤密不可分，它既是肺损伤的结果，同时也是肺损伤过程中的重要内在因素。肺泡Ⅱ型上皮细胞是合成表面活性物质的主要场所，细支气管非纤毛上皮细胞（Clara 细胞）也能分泌少量的 PS 物质。PS 在细胞内质网中合成，通过某种机制转运到高尔基复合体和多囊泡体，然后转运到板层体储存，板层体通过胞吐作用分泌入肺泡腔。肺水肿可导致表面活性物质减少、功能缺陷。目前，一部分药物具有直接恢复肺泡Ⅱ型上皮细胞的生理功能，使其分泌肺泡表面活性物质增多，以达到辅助治疗肺水肿的作用。如肾上腺糖皮质激素、内皮素-1、盐酸氨溴索等，而其中盐酸氨溴索具有可促进肺表面活性物质的分泌的作用，而对肺水肿没有其他干扰的治疗作用。结合本实验的目的，即探讨外源性 PS 能否在肺水肿的防治中作为一种较为理想的内源性 PS 不足的替代药物。利用直接使用外源性表面活性物质和药物促进内源性表面活性物质释放的方法，看哪种更具有临床使用价值。

3. 存在的问题　目前市场上已有外源性的 PS 使用，主要用于新生儿呼吸窘迫综合征的治疗。外源性 PS 目前只局限在实验室证明有治疗肺水肿的作用，还未查见广泛用于临床。

4. 解决问题的思路　用快速滴注生理盐水制作动物试验性肺水肿模型。对肺水肿动物分别行外源性 PS 灌入气管治疗和促内源性表面活性物质释放药，灌入气管治疗，并作实验对照和空白对照。

二、实验设计

1. 实验设计目标，拟解决的关键问题

(1) 设计目标：探讨外源性肺表面活性物质和内源性肺表面活性物质对实验性肺水肿治疗作用上所存在的区别，从而探讨外源性 PS 能否在肺水肿的防治中作为一种较为理想的内源性 PS 不足的替代药物。

(2) 拟解决的关键问题：实验模型的制备。对试验性肺水肿的模型进行分组与实验结果分析。

2. 实验设计

(1) 实验动物设计：我们选用家兔作为实验动物，有以下几点理由：①家兔易得到，容易饲养，在科研工作中被广泛利用；②家兔肺相对较大，易于得到样品，能在称重过程中减少实验误差。

(2) 实验专业设计：选用家兔作为实验动物，给予外源性肺表面活性物质和内源性肺表面活性物质，观察对实验性肺水肿治疗作用，观察兔子死亡时间(min)，肺系数(g/kg)，肺湿/干重比(g/g)，血管外肺水(g)等实验指标。

(3) 实验统计设计：实验统计设计中应始终贯彻随机、对照、重复三大原则。

随机：选正常成年健康重相近的家兔 80 只，将 80 只兔按体重由小变大编号后，从随机数字表中查取随机数字，依次抄录于家兔编号下。具体方法：动物编号为 1-80 号，随机数字从 11 行第一个数字开始接着抄写 80 个，按照能被 4 除的规律：不余到 A 组，余 1 到 B1 组，余 2 到 B2 组，余 3 到 B3 组，每组 20 只。

对照：本组实验做了空白对照和实验对照，在前面的专业设计里已经提及。

重复：本实验采用的是每实验小组有 20 只家兔，具有一定的重复性。

统计数据收集：本实验搜集计量资料，初步确定对各组实验数据的比较分为实验值和基础值比较。

表 1　实验数据收集记录表

编号	肺系数(g/kg)	肺湿/干重比(g/g)	血管外肺水(g)	兔子死亡时间(min)
A				
B1				
B2				
B3				

表 2　四组动物体重及模型形成时间比较（$\pm s$）

组别	模型形成时间(min)	兔子死亡时间(min)
A(n=20)		
B1(n=20)		
B2(n=20)		
B3(n=20)		

注：基础值比较。

表3　四组动物肺组织含水量测定比较（±s）

组别	肺系数(g/kg)	肺湿/干重比(g/g)	血管外肺水(g)
A(n=20)			
B1(n=20)			
B2(n=20)			
B3(n=20)			

注：实验值比较。

　　统计数据分析：本实验采用计量资料来测定各种指标的数值，所有数据均采用平均数±标准差（±s）表示，四组间实验数据比较行完全随机单因素方差分析，组间两两比较行 q 检验，B1、B2、B3 组模型形成时间行两样本比较 t 检验，均以 0.05 作为显著性检验水准。实验数据记录如表3。四组间实验数据比较行完全随机单因素方差分析，如各组肺系数总体均值的比较，其方法如下。

　　建立检验假设　$H0$：$1\mu=2\mu=3\mu$（各组肺系数总体均值相等）。

　　　　　　　　　$H1$：1μ、2μ、3μ 不等或不全相等，$\alpha=0.05$。

　　计算统计量　利用统计学专业软件 SPSS 做 One-way ANOVA。

　　查 F 值表，确定 P 值，得出结论。

　　B1、B2、B3 组模型形成时间行两样本比较 t 检验，如 B1 与 B2 组之间模型形成时间的比较，其方法如下。

　　建立检验假设　$H0$：$1\mu=2\mu$（两组肺模型形成时间总体均值相等）。

　　　　　　　　　$H1$：1μ、2μ 不等或不全相等，$\alpha=0.05$。

　　计算统计量　$X=(X1+X2+X3+\cdots+Xn)/n$

　　　　　　　　$\mu=\sum(Xi-X)2/(n-1)$　　　　　$t=(\chi-\mu)/Sx$

　　查 t 值表，确定 P 值，得出结论。

　　（4）实验方法设计（图1）

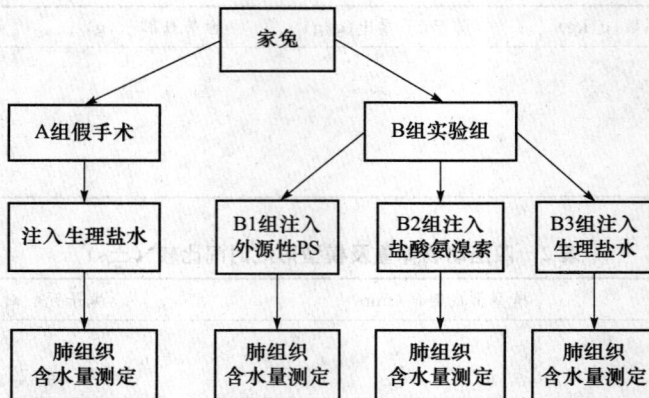

图1

　　A组为假手术组，在模型复制及治疗相应时间注入同等体积 NS 作为 PS 疗效的对照。

取材：等家兔自然死亡，并记录其死亡的时间。解剖家兔胸腔，支气管分叉处用线结扎，防止水肿液溢出。结扎处上方切断气管，将肺清理出（把心脏等清除），切勿挤压。

肺组织含水量测定：采用重量分析法。

肺系数：准确称肺重量，并计算肺系数，肺系数＝肺重量（g)/体重（kg)。

肺湿干重比：取左上肺叶称湿重，然后放入烤箱（80℃，48 小时）中烘烤至恒重，再秤干重，计算肺 W/D 以评估肺组织的水肿程度。

血管外肺水：取下右下肺并剪成两半（用 2 把止血钳夹住切口，避免肺内液体流出），各称湿质量；一半肺即刻剪碎，按 1ml/100mg 组织加入生理盐水匀浆，分别测血液和匀浆中 Hb 的含量，剩余组织匀浆迅速置于－70℃保存备用；另一半肺置于 80℃烘箱内干燥 72 小时至恒质量，称肺干质量；计算公式为：总肺水量指数（TLW)＝(肺湿质量－肺干质量)/肺湿质量，每克湿肺含残血量＝(匀浆液 Hb/血液 Hb)×匀浆总样本量×1.055/匀浆肺质量，湿肺含残血量＝肺湿质量×每克湿肺含残血量，EVLWI＝(肺湿质量－肺干质量－湿肺含残血量)/肺湿质量。

3. 可行性分析

(1) 家兔易得到，容易饲养，在科研工作中被广泛利用。

(2) PS 提取方法已具备，我们事先自己提取，准备好盐酸氨溴索葡萄糖注射液。

(3) 手术器材和设备均为实验室常用，手术方法我们也相对熟练。

4. 预期效果

(1) 外源性 PS 能够在肺水肿的防治更具优势，作为一种较为理想的内源性 PS 不足的替代药物。

(2) 为临床上进一步研制有关外源性表面活性物质的药物提供可靠依据。

(3) 外源性 PS 可以考虑作为临床上一种联合用药治疗肺水肿。

5. 实验设计工作时间安排

(1) 共计 1D 完成药物提取。

(2) 共计 0.5D 完成实验动物模型制备和取材。

(3) 共计 0.5D 完成材料重量分析。

(4) 总共实验在 2D 完成。

三、完成实验的条件

1. 仪器情况　本实验采用机能实验室常用设备：兔台、静脉输液装置、滤纸、婴儿秤、Y 型气管插管、手术器械、注射器。

2. 实验动物情况　健康的家兔 80 只。

3. 药品试剂来源　本实验采用盐酸氨溴索葡萄糖注射液、生理盐水、戊巴比妥钠、外源性肺表面活性物质（PS)、蔗糖。

四、教研室评审意见

(1) 实验设计是否合理，可否达到预期目标。

(2) 实验设计和技术路线安排是否恰当。

(3) 实验条件是否具备。

机能学教研室

第九章　药物的剂型及处方学

第一节　药物的制剂及剂型

剂型系指按药典或处方配制成的具有一定规格的药物制品。根据药物的性质和用药目的不同，可将药物制成各种适宜的剂型以便充分发挥疗效，减少不良反应。制剂除应保证含量准确、均匀稳定、便于临床应用和储存外，还应具有较高的生物利用度。

常用剂型按形态分为固体剂型、半固体剂型、液体剂型和气雾剂等。近些年来，一些新的剂型，包括药物载体制剂如微型胶囊、脂质体、微球剂、磁性微球、前体药物制剂、膜剂等不断用于临床。下面主要介绍一些常用的药物剂型。

一、固体剂型

1. 片剂（tablet）　片剂是将药物加入赋形剂经压制而成的小圆片。片剂的制造、分发和服用都很方便。片剂一般在胃液中崩解和开始吸收，是临床应用最多的一种制剂。此外，片剂可根据需要制成下列不同类型：

（1）多层片：外层为速释部分药物，内层为缓释部分药物。如多酶片。

（2）植入片（经过灭菌）：埋藏于皮下，起长效作用。如睾丸素植入片。

（3）肠溶片：是在片剂外层包有耐酸的肠溶包衣，能完整地通过胃部而到达肠内才崩解。如氨茶碱肠溶片。

（4）含毒药的外用片剂：应着色，并压制成与内服片剂能够明显区别的片型。如高锰酸钾外用片剂。

2. 丸剂（pill）　通常是将药物细粉（多为中草药，100目以上）或药物提取物加适宜的黏合剂或辅料制成的圆球形固体制剂，专供内服用。黏合剂可用蜂蜜、水、米糊或面糊，所制成的丸剂分别称为蜜丸、水丸、糊丸。如银翘解毒丸。

3. 散剂（powder）　散剂系指一种或多种药物均匀混合而制成的干燥微末状制剂，供内服或外用。如冰硼散。

4. 胶囊剂（capsule）　胶囊剂系将药物装入空硬胶囊或软胶囊中制成的制剂，供内服。如四环素胶囊。

5. 颗粒剂（granule）　颗粒剂是将化学药物制成干燥颗粒状的内服剂。如四环素颗粒剂。近年来，以中草药为原料，根据汤剂特点，创制成一种颗粒性散剂（powder granule）临用时加水冲服，故又称冲剂。冲剂既保留了汤剂发挥药效较快的优点，又便于保存和运输。如感冒退热冲剂。

二、半固体剂型（软性剂型）

1. 软膏剂（ointment）　软膏剂是指药物加入适宜基质（凡士林、液状石蜡、羊毛脂等）制成的半固体外用制剂，如氢化可的松软膏。专供眼疾用的极为细腻的软膏又称眼膏剂。如金霉素眼膏。

2. 硬膏剂（plaster）　硬膏剂系将药物溶解或混合于半固体或固体的黏性基质中，涂于敷背材料上，供贴敷于皮肤上的外用制剂。中药制剂中的硬膏剂称为膏药。如骨健灵贴膏。

3. 栓剂（suppository）　栓剂系药物与适宜基质混合制成的专供塞入人体不同腔道使用的一种软性制剂。重量和形状因用途不同而有差别。如肛门栓剂是圆锥形，重约2克，常用的基质有甘油、明胶和可可豆脂。

4. 浸膏（extract）　浸膏系将药物浸出液浓缩后的粉状或膏状固体剂型。除特别规定外，浸膏的浓度每克相当于2～5g原生药。如颠茄浸膏。

三、液体剂型

1. 溶液剂（solution 或 liquid）　一般为非挥发性化学药物的澄明水溶液，供内服或外用。如10%氯化钾溶液（内服），4%硼酸溶液（外用）。

2. 注射剂（injection）　一般指药物的灭菌溶液或混悬液，亦称安瓿剂（ampoul），供注射用，如盐酸肾上腺素注射液。有的药物在溶液中不稳定，则以其灭菌的干燥粉末封装于安瓿中，通常称为粉针剂，临用时配成溶液，如青霉素G钠盐。注射剂是临床最常用的制剂之一，具有疗效迅速、剂量准确、作用可靠的优点。适用于不宜口服的药物以及不能口服或急症的患者。

3. 合剂（mixture）　合剂是多种药物配制成透明或混悬液的水性液体制剂，供内服。如胃蛋白酶合剂。

4. 煎剂（decoction）　煎剂是用水煎煮的生药煎出液，中草药常用这种剂型。须新鲜制备。

5. 糖浆剂（syrup）　糖浆剂系含有药物、药材提取物或芳香物质的蔗糖近饱和的水溶液。如小儿止咳糖浆。

6. 酊剂（tincture）　酊剂系生药或化学药品用乙醇萃出或溶解而制成的澄清液体制剂。如复方樟脑酊。

7. 醑剂（spirit）　醑剂一般系指含芳香挥发性药物的醇溶液，含醇量一般比酊剂高。如芳香氨醑。

8. 流浸膏（liquid extract）　流浸膏一般是指生药的浸出液经除去部分溶媒而成为浓度较高的液体剂型。除特别规定外，每毫升相当于生药1g。如甘草流浸膏等。

9. 乳剂（emulsion）　乳剂是指互不相溶的两种液体（如油类药物和水），经过乳化剂的处理，制成均匀而较稳定的乳状液体，一般供内服用。如鱼肝油乳剂。目前尚有脂肪乳剂可供静脉注射。

10. 洗剂（lotion）　洗剂主要是指含有不溶性药物的混悬液，专供外用。如炉甘石洗剂。

四、气雾剂

气雾剂（airosol）是指药物与抛射剂（液化气体或压缩气体）一起装封于带有阀门的耐压容器内的液体制剂。使用时借助于气化的抛射剂增加器内压力，当阀门打开后，能自动将药液以极细的气雾（颗粒直径一般在 $10\mu m$ 以下）喷射出来。患者顺势吸入药物直达肺部深处，就能很快发生作用。

五、新剂型

1. 缓释剂（retarder）　将药物制成小的颗粒，分作数份，少数不包衣为速释部分，其他分别包上厚薄不同的包衣为缓释部分。取上述颗粒以一定比例混合，制成各种剂型。服用后药物按包衣厚薄不同，在需要时间内依次释药，不断发挥疗效，减少或避免药物浓度的"峰谷"波动。

2. 控释片（controlled release tablet）　一般先把药制成片芯，然后，在片芯外面包上一定厚度的半透膜，再采用激光技术在膜上打若干小孔。患者服用后，药片与体液接触，水从半透膜进入片芯，使药物溶解，当药片内部的渗透压高于外部时，药物便从小孔中徐徐流出，能控制药物释放速度，使药物较平稳地持续发挥疗效。

3. 泡腾片（effervescent tablet）　它与普通片剂的不同之处，就在于它还含有泡腾崩解剂，当泡腾片放入饮水中之后，在泡腾崩解剂的作用下，即刻产生大量气泡（二氧化碳），使片剂迅速崩解和融化。泡腾片剂崩解快速、服用方便、起效迅速，生物利用度高，能提高临床疗效。泡腾片特别适用于儿童、老年人以及吞服药丸困难的患者，经过调味后的泡腾片，口味更佳，良药不再苦口，使病人更乐于接受。由于崩解产生的大量泡沫增加了药物与病变部位的直接接触，更好地发挥其疗效作用，所以泡腾片还用于口腔或阴道疾病等的防治用药。

4. 微型胶囊（microcapsule）　药物被包裹在囊膜内制成微小的无缝胶囊。外观呈粒状或圆珠形，直径为 $5\sim400\mu m$。囊心可以是固体或液体药物，包裹材料是高分子物质或共聚物，如氯乙烯醇、明胶及乙基纤维素等。微型胶囊的优点在于可防止药物的氧化和潮解，控制囊心药物的释放以延长药效。如维生素 A 微囊。

5. 脂质体（liposomes）　脂质体又称类脂小球，液晶微囊，是一种类似微型胶囊的新剂型。脂质体是将药物包封于类脂质双分子层薄膜中制成一种超微型球状体制剂，直径不超过 $5\mu m$。所谓载体，可以是一组分子，包蔽于药物外，通过渗透或被巨噬细胞吞噬后，载体被酶类分解而释放药物，从而发挥作用。脂质体广泛用作抗癌药物载体，具有增强定向性、延缓释药、控制药物在组织内分布及血液清除率等特点。

6. 微球剂（microspheres）　微球剂是一种适宜的高分子材料制成的凝胶微球，其中含有药物。微球的粒径很小（$1\sim3\mu m$），经常悬于油中。微球对癌细胞有一定的亲和力，能够浓集于癌细胞周围，特别对淋巴系统具有指向性。

7. 磁性微球（magnetic microspheres）　磁性微球是将药物（大多是抗癌药）与超微磁铁粒子包封于生物降解聚合物（如聚氨基酸）膜中而制成的微球剂，直径为 $1\mu m$。

服用这种制剂后，在体外适当部位用一适宜强度磁铁吸引，将磁性微球引导到体内特定靶区，使达到需要的浓度。这种载体具有用量少、局部作用强，提高疗效的优点。

8. 前体药物制剂（pro-drug preparations）　前体药物制剂是将一种具有药理活性的母体药物，导入另一种载体形成一种新的化合物，在人体内经过生物转化，释放出母体药物而显疗效。如双嘧达莫磷酸腺苷酸是双嘧达莫与嘌呤核苷酸生物结合成的分子化合物，在消化道中吸收好。增强了双嘧达莫的护冠作用，而且也加强了核苷酸对心肌作用。

9. 膜剂（sheet）　膜剂又称药膜，是将药物溶解于或混悬于多聚物的溶液中，经涂膜、干燥而制成。按给药途径分为口服膜剂（如地西泮膜剂），眼用膜剂（如毛果芸香碱眼用膜剂）：阴道用膜剂（如避孕药膜），皮肤、黏膜外用膜剂（如冻疮药膜）等。膜剂是近年国内外研制应用的一种新剂型，具有体积小、重量轻以及便于携带和储存的优点。

第二节　处　方　学

一、处方的意义

处方（prescription）是医师写给药剂师的书面通知，指示取何种药物和剂量，以及调配方法和服用方法。因此，处方是医师和药师共同对患者负责的一项重要的书面文件。凡是由于开写处方或配制、发药的差错而造成的医疗事故，处方便是重要的证据之一，借以确定医师或药师应负的法律责任。为了正确开写处方，医师不仅应具有丰富的临床医学知识，而且要通晓药物的药理作用、毒性、剂量、用法、配伍禁忌以及药剂学等方面的知识。

二、处方的结构与书写要求

一般医疗单位都有印好的统一处方笺，便于应用和保存，处方时只需把应写的项目填好即可。完整的处方可分作 6 部分，其排列顺序如下。

1. 处方前项　处方前项包括医院全名、患者的姓名、年龄、性别、住院号或门诊号、处方日期等。

2. 处方头　凡写处方都以 R 或 Rp 起头。R 为拉丁文 Recipe 的缩写，是"请取"的意思。此部分已印在处方笺上，不必另写。

3. 处方正文　这是处方的主要部分，包括制剂和药量。制剂为药名、剂型及规格的全称。如果一张处方开写两种或两种以上的药物，则每种药物均应另起一行书写。药品数量一律用阿拉伯数字表示，药量应写在各药的后面，纵横对齐。处方中的药量单位一律按药典规定的公制单位开写。固体或半固体药物以 g 或 mg 为单位，液体药物以 ml 为单位，其他单位如国际单位（U）等。小数点前如无整数，必须加零，如 0.5，以免出错。

4. 配制法　完整处方开完药物后，还要写明调配方法。简单处方没有这一项。

　　5. 用法　用法是告诉患者用药的方法，通常以 sig 或 S. 标志（拉丁文 signa 或 signeture 的缩写）；内容包括每次用量、给药途径、给药时间、给药次数等。如为口服，可省去给药途径；饭后服用，可省去给药时间。除每次用量外，其余各项常用外文缩写表示。一般药物以开 3 天量为宜，最多不超过 7 天量（慢性病或特殊情况可适当增加）。限剧药总量一般不超过 2 天极量。麻醉成瘾药品一般不超过 3 天用量，并应单独以专用处方笺（红色）书写。如果病情需要超过限用量或极量时，医师在剂量或总剂量旁边加示惊叹号，如 3.0!，并在此总剂量处盖章或签名，以示负责。

　　6. 医生签名（或盖章）　书写处方时，字迹要工整、清楚。不得用铅笔书写。急诊处方须立即取药者，一般用急诊处方笺书写，或在处方左上角加"急!"字。需做过敏试验的药物应注明"皮试!"。写完处方应仔细核对保证无误，并向患者做适当说明后交给患者（或护士）到药房取药。药师有责任检查处方，如发现错误，有权退还医师改正。确认无误后，才能进行配制和发药，并在处方笺上签名。

　　过去，在开写处方时常用拉丁文。即处方的 3、4 项用拉丁文开写。其中制剂名称均用单数属格。现在则常用英文开写，当然，也有用中文书写的。至于用那种文字书写，各医疗单位常有自己的规定。

三、处方类型及中、英文处方实例

　　处方类型主要有完整处方和简化处方两大类。考虑到当前国内的实际情况，这里只介绍简化处方，简化处方是开写已经制成各种剂型的药物，在处方正文中，药物的名称、剂型、规格、取用量一行即可写完，并将第 4 项的配制方法省略。简化处方目前又可分为单量处方和总量处方两类。

　　1. 单量处方　有些药物剂型每次用量独立可分，如片剂，每片单量是一定的。注射剂、胶囊剂亦然。此类处方的通式是：

　　剂型及药名　单量×总个数（片、支等）

　　用法：每次用量　给药途径　给药时间　给药次数

举例：

　　（1）四环素片　0.25×16

　　　　S　每次 0.5　每 6 小时 1 次

　　　　Tab. Tetracycline　0.25×16

　　　　S　0.5　q 6 h

　　（2）青霉素　400 000U×6

　　　　S　皮试阴性后，一次肌内注射 400 000U，每日 2 次

　　　　Inj. Penicillin　400 000U×6

　　　　S　400 000U　im　AST　bid

　　（3）盐酸肾上腺素注射剂　1mg×1

　　　　S　立即皮下注射 1mg

　　　　Amp. Adrenaline Hydrochloride　1mg×1

　　　　S　1mg　SC st

2．总量处方　有些药物剂型每次用量需从总量中取出，处方时制剂后应写总量。如溶液剂，糖浆剂，酊剂，软膏剂等。此类处方的通式如下。

剂型及药名　浓度-总需要量　（浓度也可写在药名前面）

用法：每次用量　给药途径　给药时间　每日次数

举例：

(1) 胃蛋白酶合剂　100ml

　　S　每次 10ml　每日 3 次

　　Mixt. Pepsin　100ml

　　S　10ml　tid

(2) 氯化钾溶液　10～100ml

　　S　每次 10ml　每日 3 次

　　Sol. Potassium Chloride　10～100ml

　　S　10ml　tid

3．极量处方　极量处方指药物用量超出极量时开写的处方，既可见于单量处方中，又可见于总量处方中，因此未将其算为一类。与上述两类处方的区别是：医师在剂量或总剂量旁边加示惊叹号，表示我认为病情需要超过极量，并在此总剂量处盖章或签名，以示负责。

如：阿托品注射液　2mg×5

　　S　立即静脉注射 10mg

　　Amp Atropine　2mg×5

　　S　10mg!　iv　st

4．简易处方　在实际工作中，在医院内部取得共识的前提下，有时会以较为简单的方式书写处方，省略掉正式处方中的某些部分，现举例如下：

(1) 住院长期医嘱：只写药名（和剂型）、每次用量、给药途径、（给药时间）、给药次数。

如：Penicillin G　400 000U　im　bid

(2) 住院临时医嘱或门诊病历：较住院长期医嘱增加一项用药天数。

如：Sol. Potassium Chloride　10%—10.0　tid×3

(3) 一次性多药混合注射给药：分行写出所用各药的药名（和剂型）、用量后，在右侧画一斜线，然后写出给药途径（或）和使用说明。

如：　　　　　　　　Inj. Glucose　5～500ml

　　　　　　　　　　Gentamicin　160 000U/iv gtt

四、处方常用缩写字

1．剂型　Tab 片剂，Caps 胶囊，Loz 喉片，Pil 丸，Gran 颗粒剂，Amp 安瓿，Inj 注射剂，Sol 溶液，Emul 乳剂，Extr 浸膏，Syr 糖浆，Tr 酊剂，Dec 煎剂，Ung 软膏，Ocul 眼膏，Lot 洗剂，Mixt 合剂，Nabula 滴鼻剂，Ol 油剂，Past 糊剂，Pulv 散剂，Supp 栓剂

2．剂量单位　gtt 滴，U 国际单位，qs 适量。

3．给药途径　im 肌注，iv 静脉注射，iv gtt 静脉滴注，PO 口服，Pr 灌肠，SC 皮下注射。

4．给药次数　qd 每日 1 次，bid 每日 2 次，t i d 每日 3 次，qid 每日 4 次，qod 隔日 1 次，q3d 3 日 1 次，qh 每小时 1 次，q4h 每 4 小时 1 次，q6h 每 6 小时 1 次，q8h 每 8 小时 1 次……

5．给药时间　qm 每晨，am 上午，pm 下午，qn 每晚，HS 睡前，AC 饭前，PC 饭后，st 立即，sos 必要时，prn 必要时（长期医嘱），AST 皮试后。

6．其他　aa 各，ad 加至，aq dest 蒸馏水，Co 复方，etc 等。

2 内重 克纳 以 BP值情格 改 进理
8 各种变化 加 服药 分钟测 PF的或 面后服而。PO值服 E 值减 SOSF 下
良素
4 毛坡草来 qd 各种记度 各种 qd, 酮素 G 1次, qd 或
R 1次, qd 3 日 1 次, 每晨起床站 1 次, 每日 3 次每次 1 次, 每隔 1 天
8 周 1 次。
5 各种药用同 qm 各种 ero 给予 1 次 pm 药 分钟速, FHS 睡起、 AC 给柄、 PO 值
值 BOS 起加索, pm 量减药 GT, 明随 A。AST 医减量。
6 各地 aq 各, 如饭后, pl 时随加 eco eco 素起随

第十章　病案讨论

病例一

患者，男，50 岁。

腹泻 3 个月，腹胀 1 个月，加重一天。

患者于 3 个月前无明显诱因出现腹泻，每日 2～3 次，为黄色稀水样便，无畏寒、发热、反酸、嗝逆、腹痛、腹泻、呕血、便血、咳嗽、咳痰、牙龈出血，求治我院经 B 超等检查诊断为肝硬化，给予保肝对症治疗症状好转出院。一个月前开始感腹胀不适、乏力、食欲减退、恶心，半月前患者感全身乏力、精神不振、纳差明显，进食后感上腹饱胀不适、恶心，偶尔解黑色大便，无呕血、畏寒、发热，无明显腹痛，曾在我科住院治疗，给予利尿、保肝、放腹水等治疗，病情有所缓解，患者要求出院。一天前，腹胀明显加重，今日求治于门诊，再次收入我科。发病以来，患者精神、食欲、睡眠差，小便少。

预防接种史不详。

嗜酒 30 年。

查体：

T：36.5°，P：80 次/分，R：21 次/分，BP：17.3/10.7kPa（130/80mmHg）。

发育正常，营养差，消瘦，自动体位，轻度贫血貌，神清语晰，查体合作，面色黧暗无光泽，可见颈部及上胸部蜘蛛痣、肝掌，无皮疹、皮下淤血，出血点，全身浅表淋巴结未扪及肿大。头颅无畸形，结膜稍苍白，巩膜轻度黄染，双瞳孔等大等圆约 3mm，对光反射灵敏，唇稍苍白，牙龈肿胀，扁桃体无肿大，咽无充血，颈无抵抗感，颈动脉搏动正常，颈静脉无怒张，甲状腺未扪及肿大；胸廓无畸形，呼吸运动正常，叩诊清音，呼吸规整，呼吸音正常，无干湿性罗音，无胸膜摩擦音，无心前区隆起，心尖冲动位于剑突下，心尖冲动正常，未扪及震颤，无心包摩擦感，心界无扩大，心率 80 次/分，律齐，未闻及杂音，无心包摩擦音，无异常血管征；腹膨隆，可见腹壁静脉曲张，全腹无压痛，无反跳痛，肝未满意们及，脾在肋下 10cm，质地中，移动性浊音（＋），肾区无叩痛，肠鸣音无减弱，无血管杂音；脊柱（－）；双下肢水肿明显；肌力肌张力正常，病理征未引出；肛门及外生殖器未查。

辅助检查：

血常规：Hb 96g/L，WBC 7.1×10^9/L、RBC 1.65×10^{12}/L。血糖 5.4mmol/L。

电解质：Na^+ 128.9mmol/L，K^+ 3.3mmol/L。

肝功：ALT（谷丙转氨酶）574U/L（增高），AST（谷草转氨酶）213U/L（增高），LDH（乳酸脱氢酶）263U/LC（增高），ALP（碱性磷酸酶）328U/L（增高），GGT（r 谷氨酰转移酶）427U/L（增高），ChE（胆碱醋酶）28UKat/L（下降），

TEIL（总胆红素）65.9μmol/L（增高），DBIL（直接胆红素）49.1μmol/L（增高），IBIL（间接胆红素）16.8μmol/L（增高），D/T（直胆/总胆）0.75，HBsAg（＋），ALB（白蛋白）34.56g/LC（下降），CEA（癌胚抗原）2.89ng/ml（正常），AFP（甲胎蛋白）6.07U/ml（正常）。

肾功：BUN（尿素氮）8.44mmol/L，Cr（肌酐）73μmol/L，UA（尿酸）450μmol/L。尿常规正常。

大便隐血（＋）。

腹水：黄，清，比重1.015，李凡他（－），蛋白4～8g/L，细胞少，革兰染色未见细菌。

彩超：门静脉血流反向，门静脉宽1.8cm。

临床主要诊断：肝硬化失代偿期；门脉高压；腹水形成；营养不良性贫血。

临床主要处理措施：丰富维生素、低盐饮食；保肝；利尿；放腹水；输注蛋白质。

思考题

（1）肝性水肿的特点和形成机制？全身性水肿水钠潴留的发生机制？

（2）对该类严重肝病患者应该注意那些问题？为什么？

病 例 二

患者，男，37岁。

因右踝部肿痛2天，局部见脓性分泌物而入院。5天前局部曾有蚊虫叮咬史，在外院肌注青霉素，未坚持治疗。

入院查体：T37.2℃，P80次，R20次/分，BP110/70mmHg，一般情况好，心肺正常，腹（－），右踝部有一3.5×3.5cm大小红肿区，表面见脓性分泌物，局部有压痛。诊断为"右足蜂窝炎"，给予局部外用消毒杀菌药处理，做青霉素皮试（－）后，给予青霉素800万单位加5%葡萄糖溶液250ml中静脉滴注，当液体滴入不敷50ml后患者突感呼吸困难、胸闷、心慌、四肢发凉，继之烦躁不安，神志不清。

查体：T37℃，P85次，R30次/分，BP85/50mmHg，神志不清，口唇发绀，双肺（－），HR85次/分，心音稍减弱，四肢末梢凉，发绀。

临床主要诊断：青霉素过敏性休克。

临床主要处理措施：立即停止滴入青霉素，分别给予肾上腺素1mg，地塞米松5mg，异丙嗪25mg立即肌注，并给予吸氧，10分钟后血压仍不升，烦躁未缓解，听诊心率110次/分，给予多巴胺20mg，间羟胺10mg加入5%葡萄糖溶液200ml中静滴，半小时后血压恢复正常，呼吸平稳，查心电图正常，患者仍有烦躁，给予维生素C2.0，维生素$B_6$0.2，地塞米松10mg加入液体250ml中静滴维持，2小时后患者完全恢复。

第2天改用红霉素1.25g加入液体静滴治疗7天后痊愈。

思考题

（1）青霉素过敏性休克的特点及发病机制？

（2）如何防止青霉素过敏性休克的发生？

病 例 三

女性，67 岁，多饮、多食、消瘦十余年，下肢浮肿伴麻木一个月。

十年前无明显诱因出现烦渴、多饮，饮水量每日达 4000ml，伴尿量增多，主食由 6 两/日增至 1 斤/日，体重在 6 个月内下降 5kg，门诊查血糖 12.5mmol/L，尿糖（＋＋＋＋），服用降糖药物治疗好转。近一年来逐渐出现视物模糊，眼科检查"轻度白内障，视网膜有新生血管"。一个月来出现双下肢麻木，时有针刺样疼痛，伴下肢浮肿。大便正常，睡眠差。既往 7 年来有时血压偏高，无药物过敏史，个人史和家族史无特殊。

查体：T36℃，P78 次/分，R18 次/分，BP160/100mmHg，无皮疹，浅表淋巴结未触及，巩膜不黄，双晶体稍混浊，颈软，颈静脉无怒张，心肺无异常。腹平软，肝脾未触及，双下肢可凹性水肿，感觉减退，膝腱反射消失，Babinski 征（一）。

辅助检查：血 Hb123g/L，WBC6.5×10⁹/L，N65％，L35％，plt235×10⁹/L，尿蛋白（＋），尿糖（＋＋＋），WBC0-3/高倍，血糖 13mmol/L，BUN7.0mmol/L。

临床主要诊断：

（1）糖尿病Ⅱ型：白内障，糖尿病周围神经病变，糖尿病肾病。

（2）高血压病Ⅰ期。

临床主要处理措施：

（1）积极治疗糖尿病：控制饮食、调整降糖药、适当运动。

（2）对症治疗：肾脏、神经、眼科等并发症的处理。

（3）控制血压：降压药物，低盐饮食。

思考题

（1）Ⅰ型糖尿病与Ⅱ型糖尿病的区别。

（2）糖尿病人体内物质代谢如何变化？多饮，多食，多尿，消瘦的原因？

病 例 四

张某，男性，40 岁，患有上消化道溃疡病史。因受寒、饮食不当等诱发中上腹部胀闷、疼痛、呕吐。给予肌注氯丙嗪 25mg 和阿托品 0.25mg 后，呕吐及疼痛缓解，患者起床行走，突然头晕眼花，跌倒在地。查患者面色苍白，出冷汗，血压 10.6/8.0kPa，诊断为体位性低血压。嘱患者卧床休息，饮糖水 1 杯，约 1 小时后，面色转正常，但仍然感到心慌气短，血压 14.6/10.6kPa。再观察 4 小时，完全恢复正常，出院。

思考题

患者为什么会产生体位性低血压？如何预防？如果经上述处理血压不能恢复，可用何药治疗？能否使用肾上腺素？

病 例 五

某女，45 岁。患者上腹部绞痛，间歇发作已数年。入院前 40 天，患者绞痛发作后有持续性钝痛，疼痛剧烈时放射到右肩及腹部，并有恶心、呕吐、腹泻等症状，经某医院诊断为：胆石症，慢性胆囊炎。患者入院前曾因疼痛注射过吗啡，用药后呕吐更加剧烈，疼痛不止，呼吸变慢，腹泻却得到控制。患者来本院后，用抗生素控制症状，并肌内注射哌替啶50mg、阿托品0.5mg，每3～4小时一次，并行手术治疗。术后患者伤口疼痛，仍继续应用哌替啶50mg、阿托品0.5mg，10天后痊愈出院。出院后仍感伤口疼痛，继续注射哌替啶。患者思想上很想用此药，如果一天不注射，则四肢怕冷、情绪不安、手脚麻木、气急、说话含糊、甚至发脾气、不听劝说，用药后就安静舒服。现每天要注射哌替啶4次，每天300～400mg，晚上还需加服巴比妥类药物方能安静入睡。

思考题

(1) 患者在入院前用吗啡，入院后用哌替啶，依据何在？如此应用是否合适？

(2) 患者出院后为什么要继续应用哌替啶？

(3) 为什么用吗啡后呕吐更剧烈、呼吸变慢、疼痛不止而腹泻却得到控制？

(4) 为什么在使用哌替啶时合用阿托品？

病 例 六

某女，39岁。患者自1994年起出现喘息，间断发作并逐渐加重。1999年，患者偶用阿司匹林治疗感冒，用药后30分钟哮喘严重发作，大汗、发绀、强迫坐位，经抢救（使用大量皮质激素和氨茶碱等）4小时后逐渐缓解。2002年，患者误服APC1片，哮喘再次加重，经抢救6小时后缓解。患者自患病以来，经常出现鼻痒、打喷嚏、鼻塞症状，并有鼻息肉自行脱落入鼻前庭。体检：鼻黏膜充血水肿，左右中鼻道各有蚕豆大一块息肉。唇甲轻度发绀。双肺可闻及哮鸣音，胸片肺纹理粗乱，轻度肺气肿征，肺功能FEV_1为57.9%。心电图及超声心动图均示右心室肥厚。

临床主要诊断：阿司匹林诱发哮喘。

临床主要处理措施：入院后经抗感染、平喘等治疗，症状时轻时重。后于12月16日及30日分两次行鼻息肉摘除及筛窦双侧开放手术，术后继续使用上述抗炎平喘药治疗，喘息发作次数及严重程度逐渐减轻，术后3周查肺功能FEV_1为85%。服用近10年的皮质激素减至每周1.5mg地塞米松，基本康复出院。出院后5个月追访患者，已停用激素2个月，偶有轻度喘息，间断使用少量平喘药。

思考题

(1) 阿司匹林诱发或加重哮喘的机制是什么？

(2) 应用阿司匹林时应注意什么问题？

(3) 如何防治阿司匹林哮喘？

病 例 七

某女，53岁。患者9年前开始有发热、双膝关节疼痛、劳动后心悸气短。近3年来，患者活动后心慌气短加重，剧烈活动后尤甚，仅能胜任一般轻工作，还经常伴有全身疼痛。当地医院诊断为"风湿性心脏病"。近半年来，患者病情加重，经常心慌、气促、咳嗽、下肢水肿，有时痰中带血。患者曾在当地医院用青霉素、链霉素、氢氯噻嗪、呋塞米、地高辛治疗，症状有所缓解。近日来，症状较前明显加重，稍动即喘、呼吸困难、不能平卧。颈静脉怒张，肝于肋下 4cm，肝颈逆流征（＋）。心率 96 次/分，心尖部可闻及 II 级收缩期杂音和中度舒张期杂音。二尖瓣面容（两颊紫红，口唇轻度发绀），尿少。当地医院诊断为：风湿性心脏病，二尖瓣狭窄和心力衰竭。用毒毛花苷 K 和毛苑苷丙抢救，并给予双氢克尿噻。3 天前因转院，为防止途中劳累症状加重，患者开始口服地高辛 2 片，每日 3 次，泼尼松 5mg，每日 3 次。昨天，患者感觉心悸、胸闷不适，恶心呕吐 2 次。今晨，病人继续口服地高辛和泼尼松 1 次，恶心呕吐更甚，来院就诊。

心电图显示心律不齐，二联律，心率 140 次/分。

临床主要诊断：风湿性心脏病（二尖瓣狭窄），心功能不全 II 级，洋地黄中毒。

临床主要处理措施：当日即用利多卡因 200mg，静脉滴注，未见效果。加用氢化可的松 12.5mg，口服 10％枸橼酸钾 20ml，5％葡萄糖溶液 500ml 内加 10％KCl 15ml 静脉滴注。查：血钾 3.22mmol/L，血钠 90mmol/L。次日，心率仍快，继续补钾。

思考题

（1）诊断洋地黄中毒的依据是什么？应用泼尼松时应注意什么问题？

（2）洋地黄中毒时应使用何药对抗？其对抗机制是什么？

（3）对该患者所患疾病如何继续治疗？可选用哪些药物？

参 考 文 献

丁延楷，唐亦奇. 1987. 肺血管外肺水量的重量分析法及其应用. 中国病理生理学杂志，4：254-255.

胡还忠，王建枝，郭莲军，管茶香，万瑜. 2010. 医学机能学实验教程. 第3版. 北京：科学出版社.

揭克敏. 2008. 医学生物化学与分子生物学实验教程. 北京：科学出版社.

金惠铭. 2012. 病理生理学. 第7版. 北京：人民卫生出版社.

金立，徐锦，孙家娥. 1997. 应用不同配方磷脂预防大鼠肺出血和肺水肿的研究. 中华儿科杂志，35（2）：71-73.

廖纪元，王希君. 2012. 医学免疫学实验教程. 北京：科学出版社.

柳君泽. 2006. 病理生理学实验教程. 西安：第四军医大学出版社.

柳忠辉. 2008. 医学免疫学实验技术. 北京：人民卫生出版社.

梅岩艾，王建军，王世强. 2011. 生理学原理. 北京：高等教育出版社.

欧芹，林雪松. 2010. 生物化学与分子生物学实验教程. 北京：北京大学医学出版社.

孙军. 2008. 医学生物化学与分子生物学实验. 武汉：华中科技大学出版社.

涂自智，刘欣. 2012. 病理生理学实验. 武汉：华中科技大学出版社.

王洁，王芙艳. 2005. 医学免疫学实验教程. 长沙：中南大学出版社.

王庭槐. 2004. 生理学实验教程. 北京：北京大学医学出版社.

解景田，刘燕强，崔庚寅. 2009. 生理学实验. 第3版. 北京：高等教育出版社.

邢泉生，张善通，陈张根. 1999. 体外循环影响内源性表面活性物质的机制. 上海医科大学学报，26（1）：1-3.

徐建洪，周继红，杨军民. 2004. 表面活性物质在创伤性肺水肿的作用. 中华现代临床医学杂志，2（5B）：33-34.

杨德兴. 2010. 病理学与病理生理学实验教程. 武汉：华中科技大学出版社.

杨秀平，肖向红. 2009. 动物生理学实验. 第2版. 北京：高等教育出版社.

姚泰. 2010. 生理学. 北京：人民卫生出版社.

叶春玲. 2007. 药理学实验教程. 广州：暨南大学出版社.

张更荣，王雁，曹勇. 1996. 肺表面活性物质防治急性肺水肿作用的实验. 江西医学院学报，36（1）：17-20.

张晓莉. 2010. 医学免疫学实验教程. 北京：北京大学医学出版社.

郑珊，张文颖，孙波. 2001. 一氧化氮治疗小肠缺血再灌注所致肺损伤的实验研究. 中华小儿外科杂志，22（3）：177-179.

朱大年. 2008. 生理学. 上海：复旦大学出版社.